U0251712

口腔固定修复图谱

Color Atlas of Fixed Prosthodontics

第1卷

（日）萩原 芳幸 编 著

董 岩 黄 鹂 主 译

李 芳 田 敏 副主译

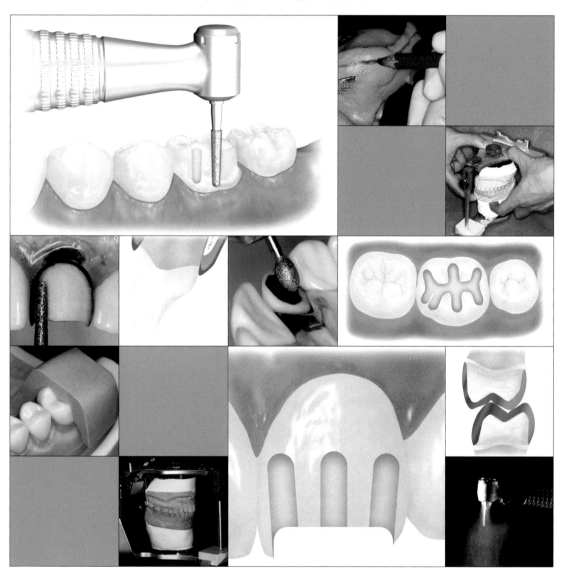

北方联合出版传媒（集团）股份有限公司

辽宁科学技术出版社

沈 阳

图文编辑

刘 菲 刘 娜 康 鹤 肖 艳 赵 森 李 雪 刘玉卿 张 浩 曹 勇 杨 洋

This is translation edition of Color Atlas of Fixed Prosthodontics by Yoshiyuki Hagiwara.

© 2013 by Quintessence Publishing Co., Ltd. Tokyo

©2021，辽宁科学技术出版社。
著作权合同登记号：06-2018第386号。

图书在版编目（CIP）数据

口腔固定修复图谱 /（日）萩原 芳幸编著；董岩，黄鹏
主译.—沈阳：辽宁科学技术出版社，2021.9
ISBN 978-7-5591-2125-7

Ⅰ.①口… Ⅱ.①萩… ②董… ③黄… Ⅲ.①口腔矫形
学—医学美学 Ⅳ.①R783-05

中国版本图书馆CIP数据核字（2021）第128238号

出版发行：辽宁科学技术出版社
　　　　　（地址：沈阳市和平区十一纬路25号　邮编：110003）
印 刷 者：上海利丰雅高印刷有限公司
经 销 者：各地新华书店
幅面尺寸：210mm×285mm
印　　张：30.25
插　　页：4
字　　数：600千字
出版时间：2021年9月第1版
印刷时间：2021年9月第1次印刷
策划编辑：陈　刚
责任编辑：金　烁　殷　欣　苏　阳
封面设计：袁　舒
版式设计：袁　舒
责任校对：李　霞

书　　号：ISBN 978-7-5591-2125-7
定　　价：498.00元（1、2卷）

投稿热线：024-23280336
邮购热线：024-23280336
E-mail:cyclonechen@126.com
http://www.lnkj.com.cn

译者名单

董　岩　空军军医大学第三附属医院

黄　鹂　空军军医大学第三附属医院

李　芳　空军军医大学第三附属医院

田　敏　空军军医大学第三附属医院

赵　雯　空军军医大学第三附属医院

余　凡　中国人民解放军联勤保障部队第920医院

许荣宸　中国人民解放军总医院第三医学中心

王　博　空军军医大学第三附属医院

刘富伟　空军军医大学第三附属医院

于　海　空军军医大学第三附属医院

夏雨凝　新疆医科大学第一附属医院（附属口腔医院）

陈　莉　空军军医大学第三附属医院

作者简介

萩原 芳幸

●教育经历及从业经历

　　1985年　日本大学牙科学院　牙科临床医学博士

　　1989年　日本大学牙科学院研究生院（修复学专业）　博士学位

　　1990年　日本大学牙科学院，固定修复学教研室　助教

　　1993—1995年　俄亥俄州立大学牙科学院　访问学者

　　2002年至今　日本大学牙科学院，固定修复学教研室　副教授

　　2002年至今　日本大学牙科学院附属牙科医院　口腔种植科主任

●地址

　　日本东京都千代田区神田骏河台1-8-13（邮编101-8310）

●参加专业团体

　　日本口腔修复学学会

　　日本口腔种植学学会

　　国际牙科研究协会

　　骨整合学会

　　美国口腔固定修复学学会

　　国际口腔修复学学会

　　卡尔·鲍彻口腔修复学学会

前言

年轻医生在口腔修复临床实践中会遇到各种各样的问题，对此，我将一系列相关临床解决方案进行汇编，出版了此书，以期为修复医生的日常工作与学习提供指导。口腔医生如何构建自己的专业知识体系？是通过在校学习的基础知识及临床前的技能培训，还是依靠日常临床工作的积累？口腔医学临床知识和技能的掌握需要长时间的积累与沉淀，因此就业后的继续教育至关重要。我意识到，在日常临床实践中，不断积累和巩固专业基础知识，对于提升个人临床能力与水平具有重要意义，因此编写了此书，并力求其**"易于理解，富有逻辑，并能够真正地应用于临床实践"**。

为了便于理解和应用，本书结合大量的图片讲述了固定义齿修复临床相关知识。本书的基本内容与大家在学生时代读到的口腔修复学教科书或实习指导手册没有重大的区别，可能并不符合渴求最先进美学修复或种植修复知识的年轻医生的胃口。但是，当你了解过一些著名专家或家喻户晓的医生后，毫无例外，他们都会强调掌握基础理论、基本技能与正确治疗理念的重要性。不论何种职业，一流的人才都会通过日常经验的积累获得扎实的专业基础，在从事高端事业的同时让自己具有回旋的余地，能够随时应对面临的各种问题。

特别贡献

我的导师，日本大学牙科学院五十岚孝义教授（1938—2007）倾其所有向我传授了口腔修复学的基础知识、基本技能和治疗理念。为将火炬传递下去，我希望通过本书为年轻医生在提升口腔修复临床水平方面提供帮助。

致谢

在此向Quintessence出版社的佐佐木一高先生与Megumi Hata女士在本书出版过程中的支持致以诚挚的感谢，并衷心感谢若林茂树先生在摄影和图片编辑方面提供的帮助。本书的顺利出版离不开各位的支持与帮助！

萩原 芳幸 D.D.S., Ph. D.

2013年

中文版序一

看见案头这本装帧精美的《口腔固定修复图谱》，蓦然让我想起了多年前的一段往事。那是25年前，我前往日本名古屋的爱知学院大学齿学部，师从日本著名的口腔修复学专家平沼谦二教授，在他的指导下进行临床和科研工作。在那里，我第一次真实地走进了现代口腔修复学，完成了我现代修复技术的基础训练，让我的临床技术和诊疗能力得到了显著的提升。想到当时的国内口腔修复理念和修复技术整体落后的状况，我萌发了一个想法，希望能够编写一本以图例为主体的现代口腔修复基本技术的书，将日本先进、规范的口腔修复技术带回中国，带给我的同事和学生们。于是我开始收集、整理相关资料，收集临床病例，制作了步骤模型，拍摄过程照片（先后拍摄了2000多张），写出了近10万字的手稿。在我回国之后很长一段时间里，都在从事着这项工作。后来因为我的研究方向转向了颌面缺损的修复和数字化技术的研究，不得不将这项自己钟情的工作停下来，于是这个梦就与我渐行渐远，最后停留在自己的回忆和遗憾中。今天看到这本书感到非常亲切，日本大学齿科部的萩原芳幸医生完成的这本书替我还了这个心愿，又由我的学生董岩副教授和他同事将它翻译、介绍到了中国，帮助我实现了我的梦想，让我感到欣慰。

原作者是一位有着25年临床经验的修复医生和教师，经过了漫长的学习、实践、成长，他从自己切身经历中深刻地感悟到，基础知识对于一位青年医生成长的特别重要性，于是他选择了固定修复体这样一种最常见的修复方式进行了挖掘。把这个我们司空见惯的修复程序、修复技能和修复方法细致、深入地展示给我们，让我们得到提升，获得新知。

本书具有两个突出的特点。首先就是强调基础。作者从最基础的训练过程开始，从器械准备、印模制取这样最基本的环节开始，每一个环节又从最基本的步骤做起，从最基本的要求讲起，可以说是基础中的基础，为每一位青年医生基础技能的学习画上了深深的印记。其次是注重细节。这本书除了常规的教科书讲述的各种基本知识和基本技能之外，特别强调了细节。从很多操作的细枝末节上，强调修复工作的细腻、严谨，让我们在读本书的过程中，能够补充我们日常工作中那些常常容易忽略、忘记的细小重要的细节，并由此而受益。

对广大的中国读者，本书有一个重要的关注点，作者用了大量的篇幅讲述固定修复体的咬合调整的基本技能和基本理论，而这部分知识对很多的青年医生是欠缺的，也缺乏相关专著，形成我们知识上一个缺陷和难点。本书还通过大量的图例展示，较深入地介绍关于咬合调整的知识，可以帮助我们扩充这方面知识，提升能力。

作者在本书中还通过他的老师之口，传递了这位口腔修复前辈对口腔修复治疗精髓的理解，即口腔修复的3条基本原则：第一，未能预见最终修复效果之前不要开始治疗；第二，修复体设计要关注后期修理和重新修复的问题；第三，咬合的长期稳定是保持远期修复效果的最重要因素。这3条原则是他在一生临床实践中获取的真知灼见，对我们提升临床思维能力、提升临床修复水平具有重要的启示和引导作用。

把本书介绍给我国青年医生是一项很有意义的工作，对我国的口腔修复学教育具有重要的补充作用。目前，在我国的口腔医学教育中，一定程度上存在着对基本理论、基本知识和基本技能的忽略。在一些青年医生成长路上出现了一些浮躁和功利的色彩，急于求成、求新、求尖，而常常忽略这些最基础的学习和训练，这就使他们在未来的成长路上形成了自己学识上的缺陷和短板，难以攀得更高、走得更远。我至今还记得当年在爱知学院大学齿学部，著名修复专家田中贵信教授的示教表演，他在不到10分钟的时间内，能用自凝树脂在患者口内完成一副美观、准确的暂时桥，面对我们惊诧、钦佩的眼光，他告诉我们：这是他当学生时练就的"童子功"。是坚实、良好的基础知识、基本技能助推了这位医生大家的成长，让他最终具有完备、良好的整体素养，走向更高的学术殿堂。

根深才有叶茂，叶茂才有硕果。青年医生一定要高度关注基础知识、基础理论和基本技能的学习，努力地系好专业成长的第一粒纽扣，把这个基础打牢。我希望更多的中国青年医生和医学生乃至从事口腔修复学教学工作的教员们来读本书，在反复的咀嚼和体验中去解决我们常常忽略的、常常想做而没做好的问题和不足，为未来的整体成长和发展打下一个坚实的基础。

董岩副教授是一位优秀的修复医生，拥有近20年的临床经历，勤于思考，善于学习，他高度重视作为一名医生的整体素质养成和临床综合能力的培养，关注青年医生基本技能的训练。本书是他历经3年的努力，奉献给中国青年医生和医学生的一件礼物。希望大家珍视他的劳动，珍视他的这份心意。在深入的阅读中使自己得到成长、得到提高，为中国患者提供更高水平的修复治疗。我想，这应是董岩副教授翻译这本书的最大心愿。

赵铱民

2021年3月13日于西安

中文版序二

最近，董岩副教授把他和同事一起翻译完成的《口腔固定修复图谱》一书交给我，让我在该书出版时写几句话作为序言，我理解这是对我的信任，但更是一次学习的机会。

既然是写序言，必然要对书的内容有一个全面的了解。因此，我认真翻阅了该书的各章节内容，包括作者在前言里提到的编写此书的目的和希望实现的目标，从而对本书有了比较全面的了解。这本书没有涉及当下十分流行的美学修复技术和种植技术，数字化技术相关的内容占的篇幅也不大，但阅读该书后你仍然会得出"非常实用"的结论！

"年轻医生在口腔修复临床实践中会遇到各种各样的问题，对此，我将一系列相关临床解决方案进行汇编，出版了此书，以期为修复医生的日常工作与学习提供指导"，这是作者编写此书的初衷。如果认真阅读书中所写内容，读者会发现作者认真归纳、总结的这些基本理论、基本知识和基本技能，完全满足口腔修复医生临床"三基"培训的要求；是年轻修复医生在进行固定修复技术系统临床训练时，不可多得的兼具"系统性、完整性与科学性"的训练手册。这正是作者基于"一些著名专家或家喻户晓的医生，毫无例外，他们都会强调掌握基础理论、基本技能与正确治疗理念的重要性"这样的理念，才实现的目标。

全书采用大量图片，把每一步操作细节都完整展示出来，大大增加了可读性。在书的最后一章，作者强调了提升基础知识与基本技能的关键；突出了良师对青年医生成长的重要性和修复治疗需要掌握的基本原则。充分强调一名优秀医生，不仅需要技术过硬，还需要具备全面的人文素养，这也是决定青年医生最终能走多远的重要因素！

近年来，国家卫健委十分强调住院医师及专科医生的培训，人民卫生出版社也组织编写了系列规培和专培教材。其实，本书就是一本非常实用的规培参考书，对专科医生培训也会有积极参考价值。

要感谢董岩副教授等具有使命感的年轻医生们，能及时把有价值的资料介绍给国内同行，这是对推动和促进我国修复事业发展的积极贡献！相信本书一定会受到年轻修复医生的广泛欢迎！

陈吉华

空军军医大学口腔医院 教授 主任医师

中华口腔医学会口腔修复学专业委员会 主任委员

目　录

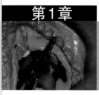
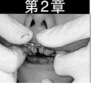

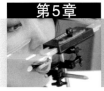

第5章

面弓转移

第6章

利用面弓转移将上颌模型固定于殆架

第7章

牙尖交错位颌位关系记录和下颌模型上殆架

目　录

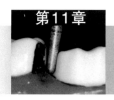
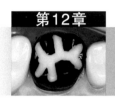
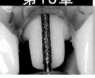
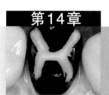

目　录

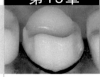

第1章

初印模（下颌）

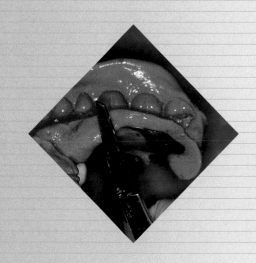

1 初印模的目的

2 应用藻酸盐印模材料制取初印模的技术要点

3 初印模制取方法图解

本章学习目标 ✍

关于下颌初印模……

1. 操作者站位
2. 肌功能修整
3. 口内试托盘的要点

4. 印模制取要点（托盘就位、加压、肌功能整塑）
5. 理想的初印模
6. 准确印模的基础

1 初印模的目的

初印模的目的是用来制作研究模型，为诊断、检查及病例展示提供信息。

研究模型可以提供以下信息：

（1）牙齿数量（包括缺牙情况）。

（2）牙齿形态、大小。

（3）牙齿排列情况。

（4）牙齿咬合特征，例如磨损、磨耗。

（5）牙弓的形状。

（6）缺牙区的特征、软组织及系带附着等。

将上下颌模型上𬌗架，可以全面地展现出咬合情况（详细的内容将在第6章~第8章介绍）。

2 应用藻酸盐印模材料制取初印模的技术要点

制取初印模是口腔修复临床中最基础的操作。所有本科院校的口腔修复学基础教育中都对初印模的制取方法有详细介绍。尽管制取初印模是重要的基础技能，但在临床中并没有得到足够的重视。印模制取过程中常出现以下问题：①患者不适；②口内解剖标志复制不够全面、准确。

对于初诊患者来说，制取初印模有可能是他们的第一次口腔就诊经历。作为医生要意识到，第一次就诊的体验会严重影响到患者后期对治疗的接受程度和预期。

初印模制取过程中有很多因素可能给患者带来不良体验，例如：①托盘不合适，导致软组织压痛；②印模材料接触上腭后部，导致咽反射、恶心；③印模材料过多，流入咽部引发呼吸困难；④印模失败，反复多次制取。

成功制取下颌初印模的技术要点汇总见表1。

成功制取下颌初印模的技术要点

	要点	建议
托盘选择的要求（图4、图6、图7）	1. 有孔托盘或无孔托盘均可 2. 调整托盘大小和形状，使牙弓内外容纳印模材料的空间尽量均匀 3. 托盘后端覆盖不足时用蜡或印模膏加长 4. 涂布托盘粘接剂，防止脱模	选择能适应口腔软硬组织外形的最大号托盘
印模材料调拌要点（图8）	1. 依据材料厂家指导的水粉比 2. 水温：20℃ 3. 根据季节，调整水温及适当调整水粉比 4. 充分混匀并排气	稍硬的印模材料更便于操作，并且印模更精细
托盘就位及加压（图5、图9、图10）	1. 托盘就位是非常关键的步骤 2. 托盘旋入、就位、加压等步骤要连贯	取模时患者的肌肉要放松
确保边缘及系带部位印模的完整性（图5、图9）	1. 先确定托盘后部的位置，再确定托盘的中线及角度 2. 先从托盘后部开始加压，前后形成一定角度，将多余印模材料往前挤压 3. 检查托盘边缘，印模材料要溢出全部托盘边缘 4. 如果边缘个别部位印模材料没有溢出，前后左右轻微抖动托盘使印模材料流动、溢出 5. 使多余的印模材料从前部溢出，以复制前牙区边缘、系带等结构 6. 嘱患者放松，操作者用手进行肌功能整塑：牵拉颊部前后运动以复制颊系带形态；牵拉唇部使其覆盖托盘外侧以复制唇系带形态 7. 肌功能整塑用一只手进行，另一只手要稳定住托盘	整个过程在直视下完成；患者唇部放松并覆盖托盘外侧面，不能被托盘边缘顶起；操作者通过牵拉患者口唇来控制多余印模材料的移动
确保印模的准确性（图9~图13）	1. 制取印模前要彻底清洁患者口腔 2. 制取印模前保持患者口内相对干燥（但不要过于干燥，避免印模材料附着在牙齿表面） 3. 托盘就位前，在𬌗面与邻间隙等细节部位提前涂布印模材料 4. 托盘就位加压等步骤尽量迅速连贯 5. 操作者要在材料固化过程中保持托盘稳定 6. 遵循材料厂家推荐的固化时间（可比推荐时间稍长） 7. 材料固化后，顺牙列方向将托盘快速一次性取出 8. 用锋利的刀修整印模上多余的部分	将手套略微湿润更利于操作 印模材料固化过程中一定要保持托盘位置稳定

表1　成功制取下颌初印模的技术要点

3 初印模制取方法图解

患者初次就诊时可能会比较紧张，操作者也不清楚取模时患者是否会出现恶心等反应，因此建议对于初诊患者首先制取下颌初印模。取下颌印模时材料不会阻碍气道，相比取上颌印模，患者的感觉相对舒适，一般不会出现明显的咽反射。取模之前需要进行初步的口腔检查，确认患者口内是否有不利于取模的情况。取模过程中要注意不要过度按压托盘，以免托盘边缘对软组织的挤压给患者带来疼痛或损伤。

以下结合图1~图13讲解下颌印模制取的方法和要点。

1 操作者站位

操作者位于患者8~10点钟方向

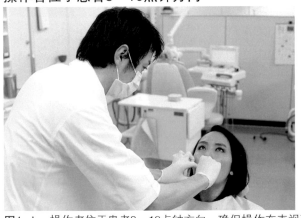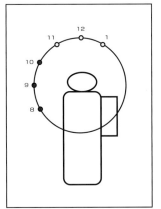

图1a,b 操作者位于患者8~10点钟方向，确保操作在直视下进行。 a | b

【小贴士】操作者一般呈站立姿势取印模，正确站位也很重要

2 操作前对患者的唇部护理

擦除口红

涂布凡士林保护唇部

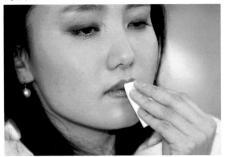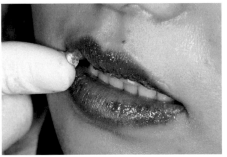

图2a,b 擦除患者口红，在唇部涂布凡士林，防止牵拉引起唇部疼痛或开裂。 a | b

③ 试托盘前准备工作

试托盘前先让患者放松口唇肌肉

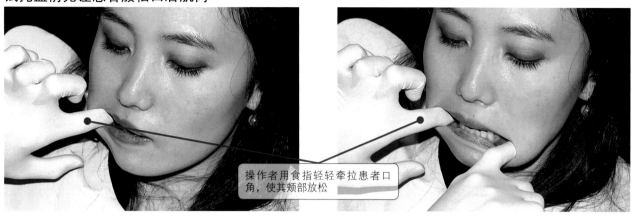

> 操作者用食指轻轻牵拉患者口角，使其颊部放松

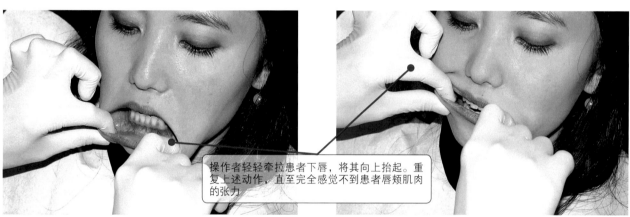

> 操作者轻轻牵拉患者下唇，将其向上抬起。重复上述动作，直至完全感觉不到患者唇颊肌肉的张力

图3a~d 放松患者肌肉，特别是唇颊部肌肉（a~d）。图示操作者的动作，模仿了取模时对患者唇颊部的牵拉动作，该步骤对印模的顺利制取非常重要。

a	b
c	d

【小贴士】 制取印模前一定要试托盘

4 托盘的种类和选择

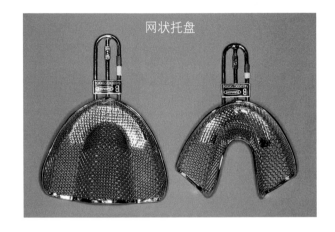

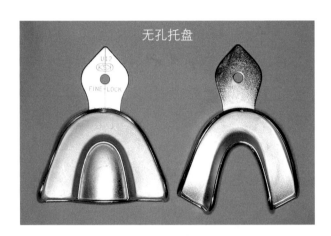

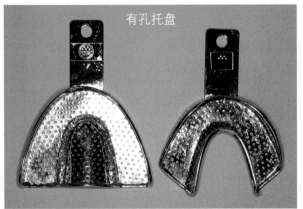

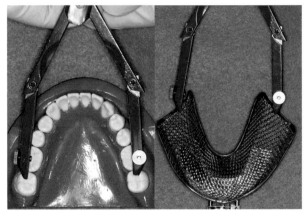

图4a~e 初印模可选的托盘:(a)网状托盘;(b)无孔托盘;(c)有孔托盘。其中网状托盘在日本最常用,无孔托盘在欧美更受欢迎。选择托盘前要了解各类托盘的特点,简介如下:

a	b
c	d	e

(a)网状托盘

强度低,易于根据牙弓形态相应地调整托盘形状。由于存在网眼,藻酸盐材料能很好地固位,不需要使用托盘粘接剂。缺点是强度不足,口中取出时若力量较大可能会导致托盘变形。

(b)无孔托盘

优点是强度高,不会变形。缺点是无法调整托盘形状,与牙弓的适应性差,特别是患者存在明显牙列不齐的情况下;此外,如不使用托盘粘接剂,印模材料容易脱模。

(c)有孔托盘

折中了上述两种托盘的特点。

(d,e)根据患者牙弓的大小选择合适的托盘是很关键的步骤。如果操作者经验不足,难以通过目测选择托盘大小,可用测量尺测量患者双侧末端磨牙之间的距离,据此选择合适的托盘。

⑤ 口内试托盘

口内试托盘时对唇颊部的操作

（红色箭头：牵拉唇颊的方向；蓝色箭头：托盘运动的方向）

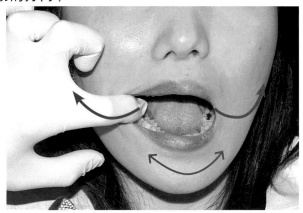

图5a　操作者通过牵拉动作使患者口角和下唇肌肉放松。

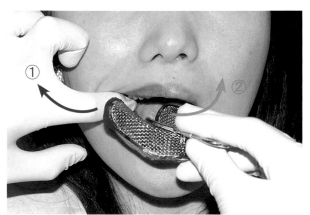 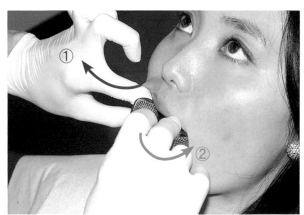

图5b,c　操作者用左手食指或口镜牵拉患者右侧口角（①），用托盘推开左侧口角，旋转放入托盘（②）。　b | c

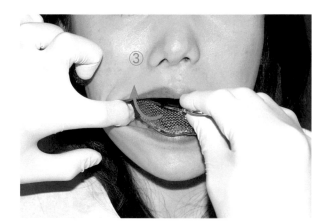

图5d　旋转放入托盘同时左手食指沿着托盘边缘向下滑动（③）。

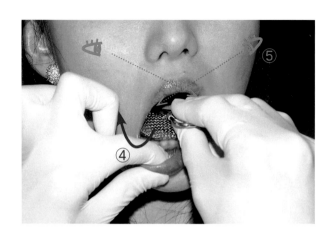

图5e　左手食指滑动至下唇黏膜转折处，与拇指共同向外、向上牵拉下唇，避免下唇被托盘边缘压住（④）；操作者要从不同角度观察托盘位置（⑤）。

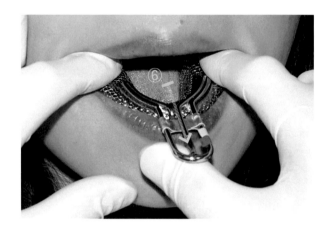

图5f　托盘处于正确位置后，嘱患者抬舌并伸舌（⑥）。

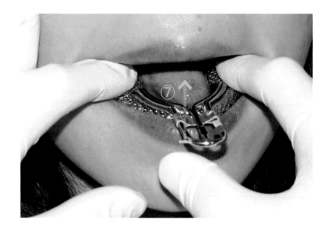

图5g　托盘就位、患者抬舌后，嘱患者轻轻闭口，目的是使印模材料能够流动填满空隙。患者闭口动作要放松，不是做咬合动作（⑦）。

【小贴士】这些试托盘的重复性动作可以使患者放松，使后续取模过程得以顺利完成

调整托盘形状

通过加蜡等方法解决托盘边缘过短的问题

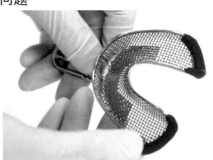

图6　可在托盘边缘加印模膏或加蜡，以调整托盘外形及大小，使其符合牙弓形状。

印模制取前的其他准备工作

涂布托盘粘接剂

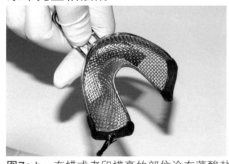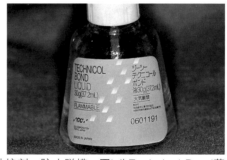

图7a,b　在蜡或者印模膏的部位涂布藻酸盐粘接剂，防止脱模。图b为Technicol Bond藻酸盐印模材料粘接剂（GC公司）。　　　　　　　　　　　　　　a | b

调拌印模材料

使用调拌机调拌印模材料能避免产生气泡

图8　按照厂家推荐的水粉比，快速调拌印模材料。调拌中要注意排气动作，避免材料中存在气泡。根据环境温度和水温，适当调整水粉比。如表1中所述，印模材料稍稠、稍硬更利于操作，有助于边缘部位的成形，制取的印模更准确。

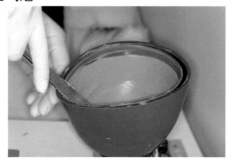

制取印模

具体步骤（红色箭头：手指和托盘运动方向；黑色箭头：印模材料流动方向；蓝色箭头：唇颊运动方向）

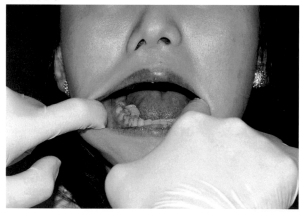

图9a 口内清洁干燥后，操作者用手指在最末端磨牙的骀面、颊舌侧和远中涂抹少量印模材料。

【小贴士】托盘放入口内前，口内涂抹印模材料的部位

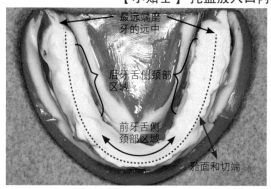

最远端磨牙的远中
后牙舌侧颈部区域
前牙舌侧颈部区域
骀面和切端

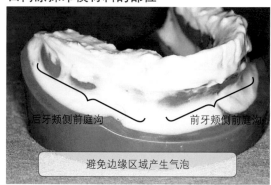

后牙颊侧前庭沟
前牙颊侧前庭沟
避免边缘区域产生气泡

图9b,c 模型演示托盘放入口内前，可能需要提前涂抹印模材料的部位。托盘就位前涂抹印模材料的操作必须迅速，防止托盘尚未放入口内印模材料已固化。

b | c

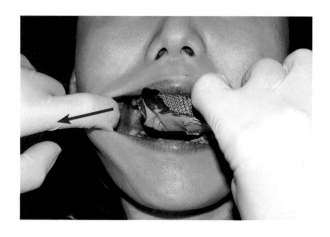

图9d 左手食指牵拉口唇，托盘旋转进入口内。

图9e　下压托盘时托盘倾斜，先就位后部，再就位前部，使多余印模材料由后向前流动，覆盖整个前庭沟。前部就位时要拉开下唇，为印模材料提供充足的空间（图10）。

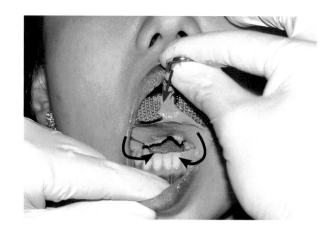

图9f　确保多余的印模材料向前流动（①）；检查唇颊侧填充有足够的印模材料（②）；向上拉起下唇，覆盖托盘唇侧（③）。

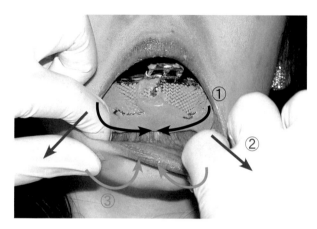

图9g　确认托盘在口内的位置，垂直向下轻压托盘。

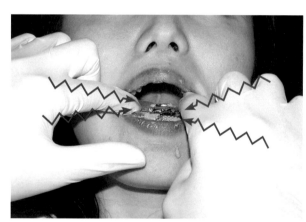

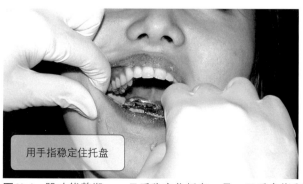

用手指稳定住托盘

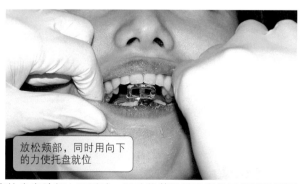

放松颊部，同时用向下的力使托盘就位

图9h,i　肌功能整塑。一只手稳定住托盘，另一只手食指和拇指牵拉患者脸颊上下活动。肌功能整塑时患者的唇颊舌肌需要完全放松，印模才能获取准确的形态信息。

h｜i

11

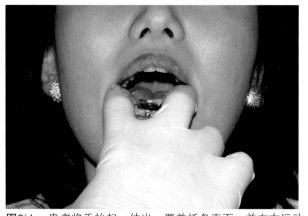
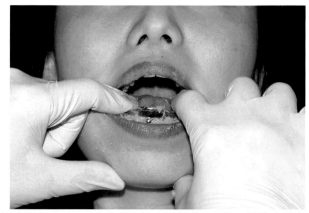

图9j,k 患者将舌抬起、伸出，覆盖托盘表面，并左右运动。舌的动作完成后，嘱患者轻轻闭口以放松唇颊部。操作者稳定住托盘至印模材料固化。可用两种方式固定下颌托盘：用一只手食指和中指分别按住托盘左右两侧；或用两只手的食指按住托盘两侧。两种方法都需要用拇指托住患者下颌。

j | k

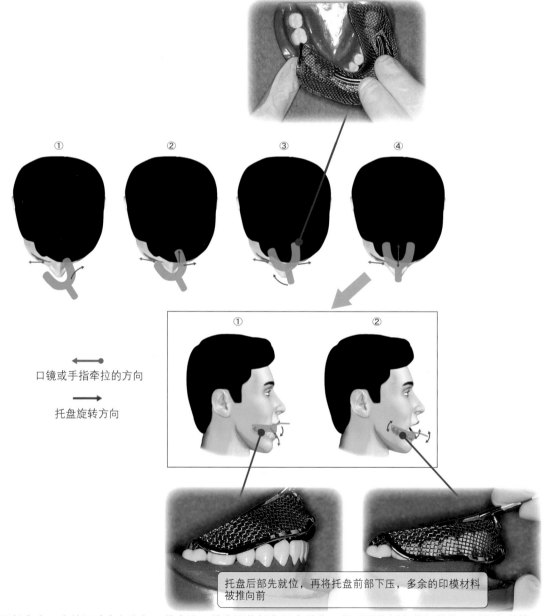

口镜或手指牵拉的方向

托盘旋转方向

托盘后部先就位，再将托盘前部下压，多余的印模材料被推向前

图10 本图展示了托盘在口内的运动方向和加压的方法。首先要将托盘远中就位，然后再将托盘前部就位，以便向前挤压出多余的印模材料。

10 从口内取出托盘

解除印模材料形成的边缘封闭

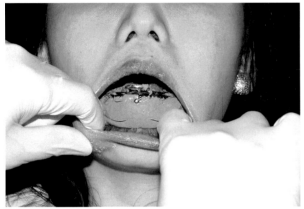

图11a 印模材料固化后，牵拉唇颊以解除边缘封闭。

顺牙齿方向快速取出托盘

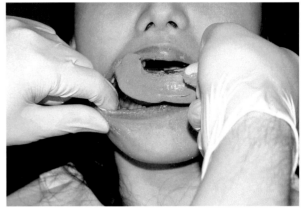

图11b 严格遵守印模材料的固化时间；取出托盘动作要迅速。

11 下颌初印模完成

检查印模上的主要解剖标志

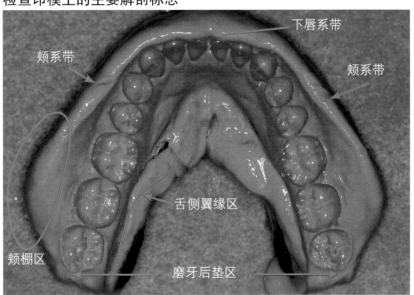

下唇系带

颊系带

颊系带

舌侧翼缘区

颊棚区

磨牙后垫区

图12 图示印模完成需要检查的关键部位。

⑫ 修整印模多余部分并标记外部边缘线

用锋利的刀修整印模多余部分

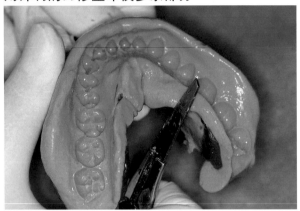

图13a 根据模型用途确定修整范围。印模上没有托盘支撑的区域一般需要修整掉。临床中很多人会忽略印模修整的步骤,但它对于研究模型的准确性是很重要的。

标记外部边缘线

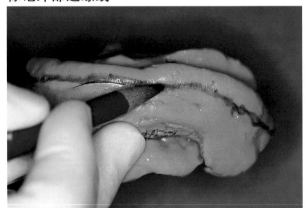

图13b 用记号笔画出外部边缘线,为模型灌注提供止点。如果不能尽快灌制石膏模型,要保存在保湿箱中,注意不能直接泡在水里。

Summary

本章小结

制取藻酸盐初印模和灌制研究模型是修复治疗的基础,但目前该技术的重要性没有得到足够的重视,临床中老师对学生进行正确制取藻酸盐印模的指导与训练都有不足。患者可以通过这些最基础的操作来评估操作者的临床水平,医生需要意识到这些操作会影响患者就诊感受,以及对医生的信任程度。同行之间也能通过观察藻酸盐印模制取过程以及灌制研究模型的情况评判对方的临床基本功。因此藻酸盐印模和研究模型制取这些基础的操作应该引起足够的重视。

第2章

初印模（上颌）

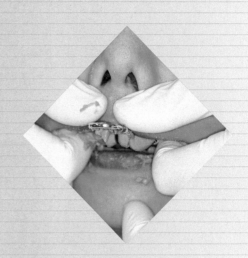

1 上颌初印模比下颌初印模的操作要求更高

2 上颌初印模制取方法图解

本章学习目标 ☞

关于上颌初印模……

1. 操作者站位
2. 肌功能修整
3. 口内试托盘的要点

4. 印模制取要点（托盘就位、加压、肌功能整塑）
5. 理想的初印模
6. 咽反射的应对

1 上颌初印模比下颌初印模的操作要求更高

本章将探讨制取上颌初印模的方法。

上颌印模制取过程中，操作者无法直视患者上颌，所以要重点掌握正确的试托盘和托盘就位的方法。

临床中，初学者常出现由于印模材料溢出不均而无法完整获取边缘形态的情况，其主要原因如下：

（1）托盘就位位置不正确。

（2）托盘下压的角度错误或时机不合适；唇颊部的肌功能整塑不及时。

由于操作者不能在直视下操作，加之患者可能出现咽反射或呼吸困难，制取上颌初印模与下颌相比要困难一些。成功制取上颌初印模的技术要点见表1。

成功制取上颌初印模的技术要点

	要点	建议
医患的位置要求（图1）	1. 患者坐直，防止印模材料向后流入咽部 2. 操作者位于患者10 ~ 12点钟位置。椅背略倾斜，以便操作者观察患者口内情况 3. 操作者的站位要便于移动，以应对患者因呕吐反射而突然地移动	与制取下颌印模相比，制取上颌印模时操作者站位更为重要
选托盘、试托盘要点（图2 ~ 图4）	1. 选托盘方法同下颌初印模的制取 2. 托盘形状适应牙弓的形状 3. 最远端磨牙的远中需要被完全覆盖 4. 如存在未覆盖区域，添加印模膏或蜡来延长托盘 5. 注意腭隆突位置	1. 试托盘时观察患者咽反射的情况 2. 在硬腭区添加托盘止点
模型制取的要点（图5 ~ 图9）	1. 合适的托盘和正确的就位十分重要 2. 托盘旋入和就位的动作要快速连贯 3. 托盘末端先就位，检查中线和托盘的位置 4. 患者轻微闭口，以便托盘后部能顺利就位 5. 放置托盘从后向前倾斜，以便多余印模材料向前流动 6. 确保有足够的印模材料充满托盘整个边缘区域，如有不足的部位，轻轻抖动托盘使材料流动 7. 要有足够多的材料复制唇系带和前庭沟的形态 8. 稳定住托盘，前后牵拉加颊部复制颊系带形态 9. 上下牵拉口唇复制唇系带形态	为了让印模材料在托盘与牙列空隙充分流动，托盘放入患者口内初步就位后，嘱患者缓慢闭口

咽反射的应对 （图10）	1. 使用局部麻醉喷雾 2. 托盘末端添加后堤区 3. 让患者唾液及时流出口外，避免留在口内反复刺激咽部 4. 印模材料调拌得硬一些，缩短固化时间 5. 缩短托盘在口内放置时间 6. 操作者用手稳定住托盘至印模材料固化，随时观察患者反应	**1. 托盘就位后调直椅背** **2. 嘱患者低头，下颌内收，用鼻呼吸** **3. 嘱患者腹部肌肉收缩，避免用嘴呼吸**
印模材料调拌要点（与下颌模型制取相同）	1. 依据材料厂家指导的水粉比 2. 水温：20℃ 3. 根据季节，调整水温及适当调整水粉比 4. 充分混匀并排气	**稍硬的印模材料更便于操作，并且印模更精细**
确保印模的准确性（与下颌模型制取相同）	1. 制取印模前要彻底清洁患者口腔 2. 制取印模前保持患者口内相对干燥（但不要过于干燥，避免印模材料附着在牙齿表面） 3. 托盘就位前，在殆面与邻间隙等细节部位提前涂布印模材料 4. 托盘就位加压等步骤尽量迅速连贯 5. 操作者要在材料固化过程中保持托盘稳定 6. 遵循材料厂家推荐的固化时间（可比推荐时间稍长） 7. 材料固化后，顺牙列方向将托盘快速一次性取出 8. 用锋利的刀修整印模上多余的部分	**将手套略微湿润更利于操作** **印模材料固化过程中一定要保持托盘位置稳定**
灌制石膏模型前的准备	1. 用锋利的刀去除多余的部分 2. 将印模表面的血或唾液冲洗干净 3. 用记号笔标记印模边缘线 4. 尽快灌制石膏模型，如果不能尽快灌制，需要保持在保湿箱中，不能直接泡在水里	**去除多余印模材料的目的：** **1. 便于重现边缘的解剖形态** **2. 便于观察石膏模型的厚度** **3. 便于石膏模型从印模中脱出** **4. 便于打磨修整模型边缘**

表1　成功制取上颌初印模的技术要点

2　上颌初印模制取方法图解

操作者的站位和患者的体位对于顺利制取上颌初印模非常重要。因为印模材料放入口内后，操作者难以直视患者后牙区，所以前期选托盘、试托盘的步骤很关键，要根据牙弓外形与大小提前调整好托盘的外形与大小。此外，托盘放入和就位的时机以及肌功能整塑等步骤对于印模的成功也很重要。

以下结合图1～图10讲解上颌印模制取的方法。

1 操作者站位

操作者位于患者10～12点钟方向

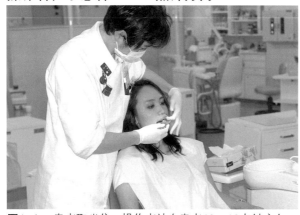

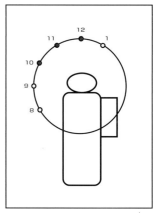

图1a,b　患者取坐位，操作者站在患者10～12点钟方向。　　　　a|b

【小贴士】要注意制取上颌印模和下颌印模操作者的站位不一样

2 试托盘前准备工作

放松患者肌肉（红色箭头：手指控制唇颊运动的方向）

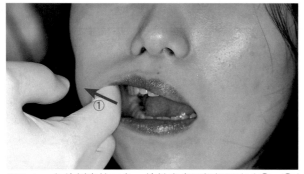

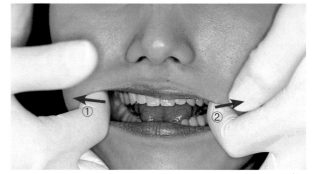

图2a,b　向外侧牵拉口角，放松患者唇颊部肌肉（①，②）。　　　　a|b

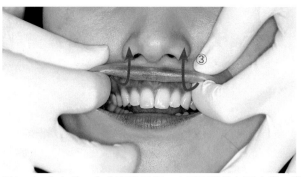 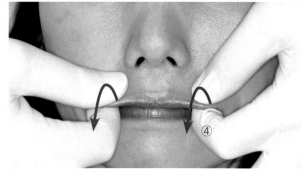

图2c,d　先向前、向上牵拉唇部，之后再转为向下（③，④）。重复上述动作直至患者无对抗。　　　　c｜d

【小贴士】在制取上颌印模时，如果患者唇部张力过大，其口腔前庭难以保证有足够的空间。唇部放松后，能够被充分向前牵引，对于印模材料向前流动非常重要

3 口内试托盘

口内试托盘时对唇颊部的操作

（红色箭头：牵拉唇颊的方向；蓝色箭头：托盘运动的方向）

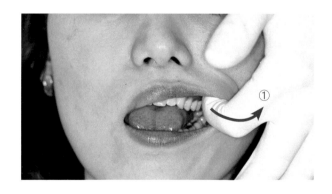

图3a　嘱患者身体放松。操作者通过牵拉动作使患者上唇和口角放松（①）。

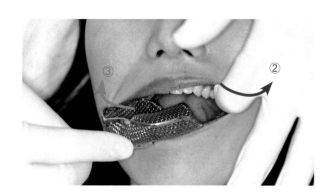

图3b　操作者左手食指向外侧牵开患者左侧口角（②），用托盘外侧撑开对侧口角，托盘旋转放入口内（③）。

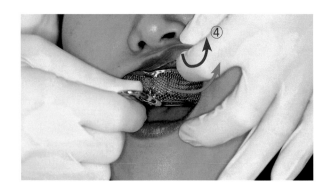

图3c 将托盘旋入时左手食指沿着托盘边缘滑动（④）。

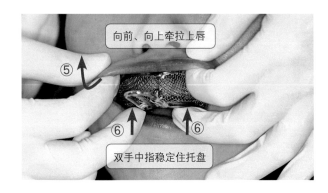

图3d 用双手的食指和拇指牵开上唇，至可以观察到黏膜反折线（⑤）；同时要用中指稳定住托盘（⑥）。

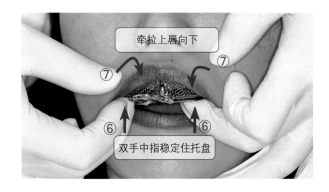

图3e 用中指稳定住托盘（⑥），将上唇向下牵拉，使上唇完全覆盖托盘外侧（⑦）。

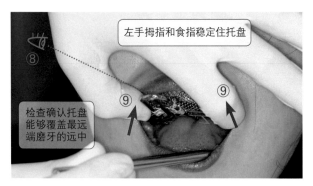

图3f 用左手拇指和食指按住托盘的第一磨牙区来稳定住托盘（⑨）；用口镜检查确认托盘完全就位（⑧）。

【小贴士】 要掌握灵活运用各个手指稳定住托盘的方法。图3f中稳定住托盘的手法与本书后续章节讲解的颌位关系记录时固定咬合记录蜡片的手法一致

调整托盘形状

托盘末端设置后堤

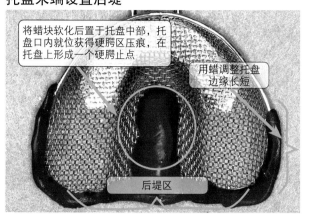
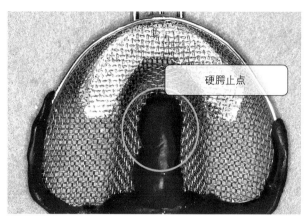

将蜡块软化后置于托盘中部，托盘口内就位获得硬腭区压痕，在托盘上形成一个硬腭止点

用蜡调整托盘边缘长短

后堤区

硬腭止点

图4a,b　加印模膏或蜡调整托盘形状与大小，使托盘覆盖全上颌牙列（a）。将蜡块软化后置于托盘中部，就位于口内获得硬腭区压痕，再形成一个硬腭止点（b）。

a｜b

【小贴士】后堤区和硬腭止点可避免印模材料向后流入咽喉

制取印模

具体步骤（红色箭头：手指和托盘运动方向；黑色箭头：印模材料流动方向）

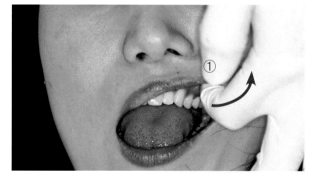

图5a　口内清洁干燥后，操作者位于患者10～12点钟方向，左手食指向外侧牵拉口角（①）。

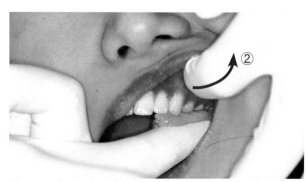
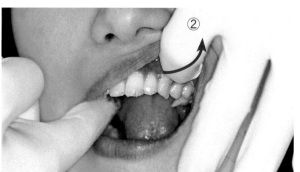

图5b,c　在后牙颊舌侧、𬌗面和最远端磨牙的远中涂抹少量印模材料（②）（图5e,f）。

b｜c

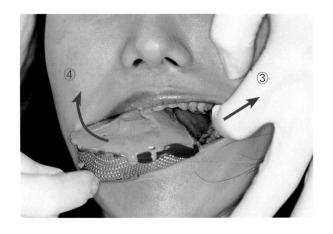

图5d 左手食指向外侧拉开口角（③），将托盘旋转放入口中（④）。

【小贴士】托盘放入口内前，口内涂抹印模材料的部位

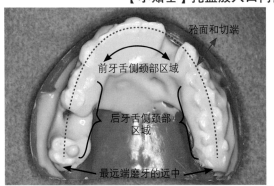
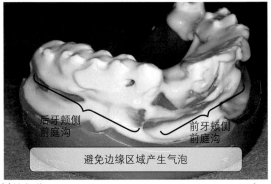

图5e,f 模型演示托盘放入口内前可能需要提前涂抹印模材料的部位。　　　　　e | f

【小贴士】用注射器注射印模材料

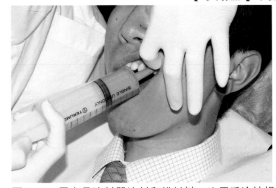
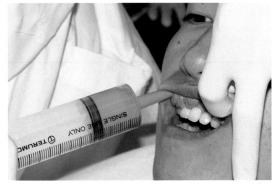

图5g,h 用大号注射器注射印模材料，比用手涂抹操作更简单，以避免产生气泡。　　　　g | h

图5i　将上唇向上拉开（⑤），确认上颌托盘就位位置（⑥）。

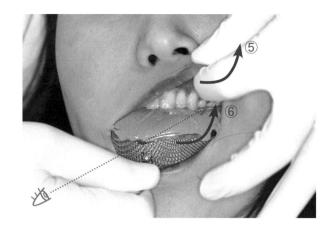

图5j　将托盘就位于上颌牙列，通过控制托盘下压的角度，使印模材料从后向前流动（⑦）。托盘下压时要拉开患者上唇，为印模材料提供空间（⑧），让多余材料流向托盘颊侧（⑨）。

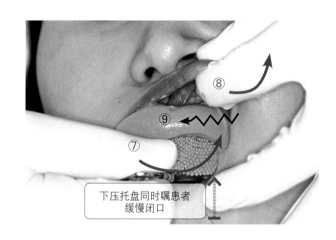

下压托盘同时嘱患者缓慢闭口

【小贴士】　下压托盘时患者缓慢闭口对于复制后牙区形态非常重要

闭口

开口

- 印模材料厚度不足
- 与托盘接触

图5k~m　患者大开口时，下颌升支喙突向下运动，此时上颌后牙区颊侧与喙突之间距离很近，可能阻挡托盘无法完全就位，或导致印模材料厚度不足。因此托盘下压时要嘱患者缓慢闭口。　　　　k｜l｜m

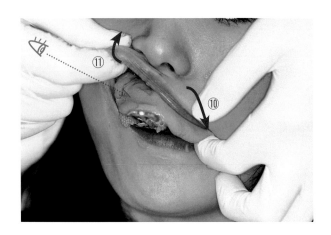

图5n　用左手稳定住托盘（⑩），右手牵开右侧口角，让印模材料充满右侧前庭沟前部（⑪）。

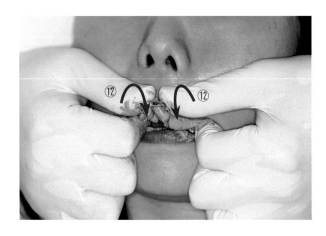

图5o　双手中指稳定托盘两侧，拇指和食指向下牵拉上唇，覆盖托盘唇侧，将多余的印模材料挤出（⑫）。经过图5h～o的操作，上颌前庭沟内可充满印模材料。

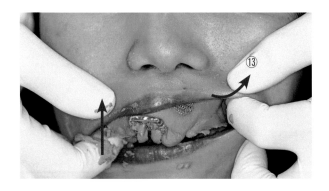
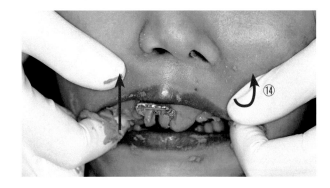

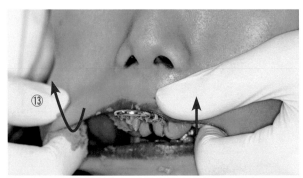
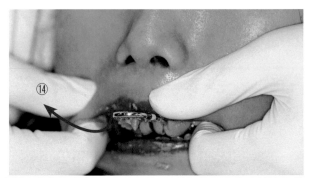

图5p～s　肌功能整塑。操作者站在患者11点钟方向，一只手的食指和中指稳定住托盘，另一只手的拇指和食指牵拉患者脸颊上下活动（⑬），反复数次（⑭）。肌功能整塑过程中患者要放松，不能对抗操作者牵拉的力。图5p、图5q为左侧肌功能整塑，图5r、图5s为右侧肌功能整塑。

p│q
r│s

图5t　两侧肌功能整塑完成后，双侧拇指和食指牵拉上唇，使其向下移动覆盖住托盘外侧（⑮）。双手食指稳定住托盘，至印模材料完全固化。

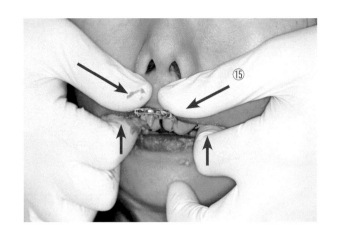

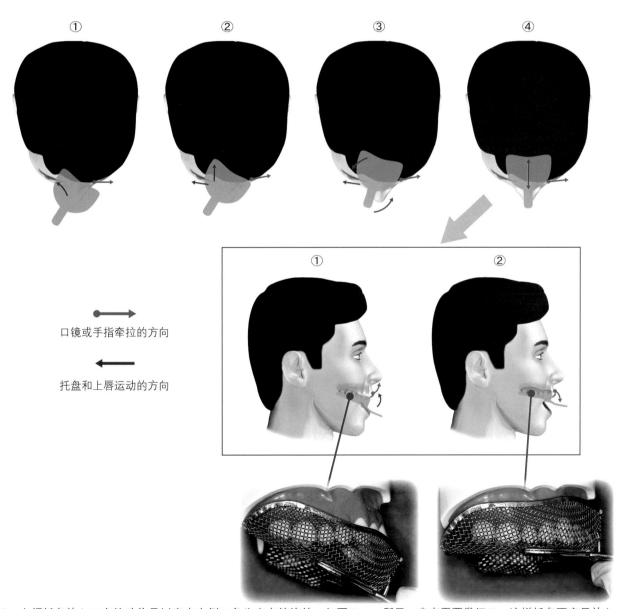

　　　　　　　口镜或手指牵拉的方向

　　　　　　　托盘和上唇运动的方向

图6　上颌托盘放入口内的动作是以患者右侧口角为支点的旋转。如图5k～m所示，患者需要微闭口，这样托盘更容易放入口内并就位。托盘就位时先在磨牙区加压，之后前牙区加压，将多余的印模材料向前推。

从口内取出托盘

向边缘缝隙吹气解除边缘封闭

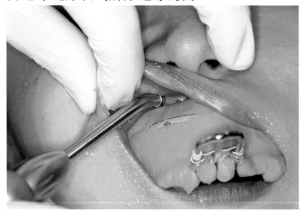

图7　待印模材料固化后，牵拉上唇及颊部以解除边缘封闭，取出印模。如边缘封闭紧密，可采用向缝隙吹气的方法来解除封闭。印模材料按照推荐时间固化后，应尽快取出，以减轻患者不适。

上颌初印模完成

印模上清晰可见上颌的解剖标志

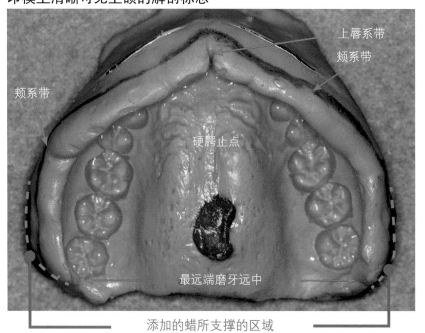

图8　完成的上颌初印模，上颌的解剖结构复制清晰。

修整印模多余部分并标记外部边缘线

修整印模多余部分

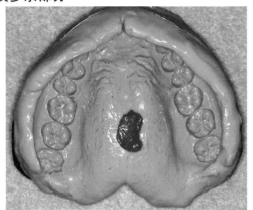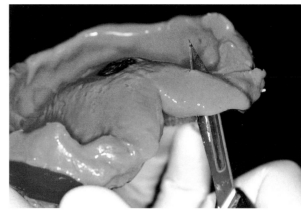

图9a,b　修掉后部无托盘支撑的印模材料，使模型灌制过程更简单，且保证模型的准确性。　　a│b

标记外部边缘线

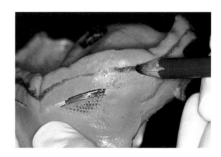

图9c　用记号笔画出外部边缘线，为模型灌注提供止点。

咽反射的应对

控制患者的体位、嘱其腹肌收缩是应对咽反射的有效方法，同时注意让唾液尽快流出

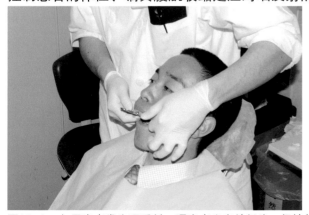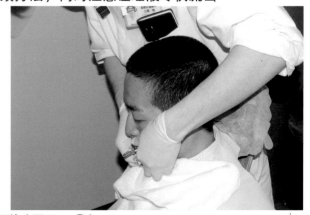

图10a,b　如果患者发生咽反射，嘱患者坐直并低头，保持气道开放（图10c，①）。　　a│b

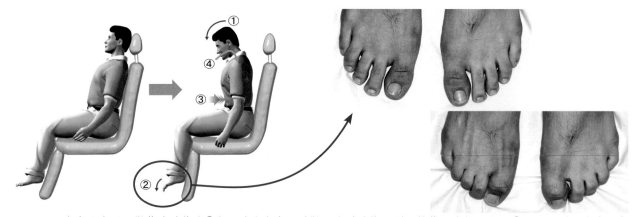

图10c～e 患者坐直后，做收腹动作（③）。建议患者同时做屈脚趾动作，利用其收紧腹部肌肉（②）。同时嘱患者用鼻缓慢呼吸（④）。以上操作（①～③）可使患者通过鼻进行呼吸，减轻不适感。

c | d
  | e

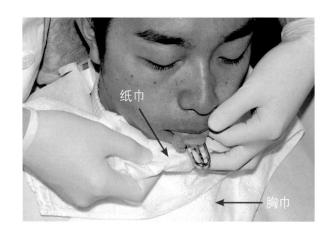

纸巾

胸巾

图10f 一旦咽反射发生，患者分泌的唾液会大量增加，要让患者低头使唾液及时流出口外，避免留在口内反复刺激咽部。操作者需要注意清理流出的唾液，避免弄脏患者衣物。

Summary

本章小结

上颌初印模制取过程中很多操作手法可以应用到临床的其他操作中，例如全口义齿边缘整塑、颌位关系记录等。初印模的制取是修复治疗过程的第一步，也是非常重要的一步。操作者需要意识到，顺利流畅地完成初印模制取对于患者形成良好的就诊体验非常重要，是后续治疗顺利开展的基础。

第3章

研究模型制作

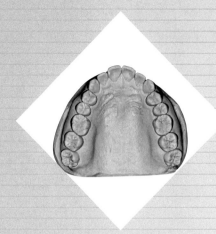

1 修复治疗中进行研究模型分析的目的

2 研究模型制作方法

本章学习目标 ☞

关于研究模型……

1. 灌注方法
2. 模型修整
3. 检查要点

1 修复治疗中进行研究模型分析的目的

研究模型分析是修复治疗中临床检查和诊断的基础步骤。结合X线影像学检查，可以全面了解患者口腔的整体情况，包括：

（1）单颗牙情况（解剖形态、位置、磨损、磨耗）。

（2）牙齿排列（牙弓形态、𬌗曲线、错𬌗畸形）。

（3）咬合情况（咬合接触、咬合类型、覆𬌗、覆盖）。

（4）缺牙区情况（缺牙数量、位置、间隙、对颌牙有无伸长）。

此外，还可以将研究模型经面弓转移上𬌗架，以分析患者咬合接触情况。相关内容后续章节会详细讲解。

在为患者制订修复计划之前，首先要进行详细的口腔检查，此外还要了解患者的主观诉求，随后进行模型分析并结合X线影像学检查结果，最终为患者制订出修复方案。对于复杂的病例，需要制订全面详尽的综合治疗方案，包括正畸或正颌手术等。在综合治疗方案实施前或实施过程中，修复医生还要尽量为患者提供临时修复治疗，以满足患者的美观及功能需求。当然，如果患者无明显咬合问题，只进行个别牙齿修复，没有必要进行研究模型分析。

参考书或文献中可能会提到"咬合分析"的概念，"模型分析"与"咬合分析"二者分析的内容有重合的部分，而又有所区别，所以临床中容易混淆。前者是基于模型对患者口内情况进行全面分析，后者是将模型准确上𬌗架后检查患者咬合状况和功能问题。

2 研究模型制作方法

完整准确的印模是制作模型的基础，严格的模型灌制过程也是模型准确的关键，包括精确的水粉比、彻底消除气泡、精细修整模型等。以下结合图1～图15讲解研究模型的制作方法。

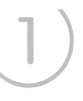

检查藻酸盐印模

上颌印模检查要点

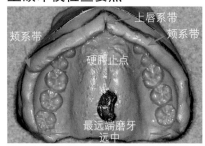

颊系带　上唇系带　颊系带
硬腭止点
最远端磨牙远中

下颌印模检查要点

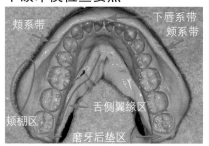

颊系带　下唇系带　颊系带
舌侧翼缘区
颊棚区
磨牙后垫区

图1a,b　图示本书第1章和第2章制取的上下颌印模。完整、准确的印模是模型制作的基础。

a | b

不合格的印模

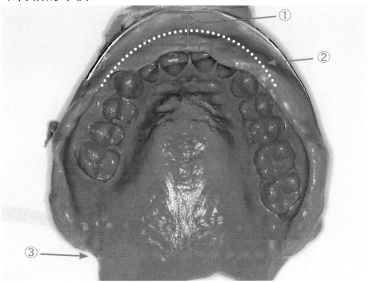

图2　①托盘前后位置放置不当；②颊侧印模材料不足；③后部无支撑的印模材料没有修整。

②　封闭下颌印模舌侧区域

下颌印模

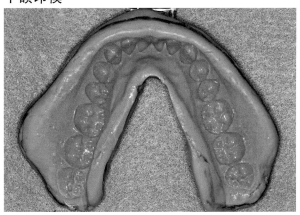

	a	
b		c

图3a~c　封闭下颌印模舌侧区域。图3b显示用湿纸巾来封闭下颌印模舌侧区域，这种方法简单、成本低，但灌模时石膏可能渗入边缘。图3c用藻酸盐材料封闭下颌印模舌侧区域，虽略麻烦，但灌制的模型更为精良。

湿纸巾封闭

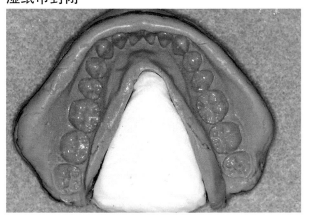

藻酸盐材料封闭

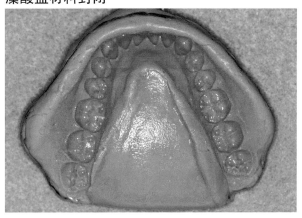

3 灌模前其他准备工作

修补印模缺陷

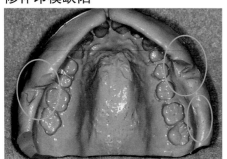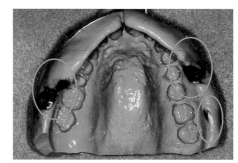

图4a,b 图示为印模边缘小的缺陷（a），用蜡或印模材料进行修补（b）。 a│b

印模表面涂布少量石膏，润湿印模并去除表面玷污层

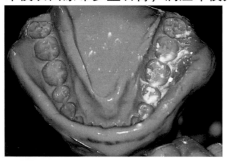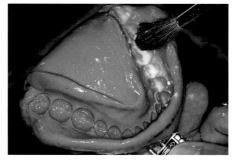

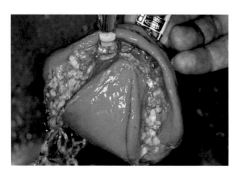

a│b
c│

图5a~c 正式灌制石膏之前，在印模表面涂布少量石膏（a），反复涂刷以中和藻酸（b），之后再冲洗干净（c）。目前的印模材料性能已有很大提升，该步骤不是必须进行。但是这种方法可以提高材料的润湿性并去除污染和玷污层。

【小贴士】精确称量水与石膏的比例

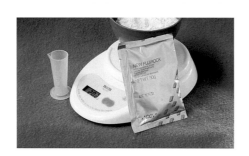

图6 灌注模型推荐使用超硬石膏。通常灌注一个单颌模型需要石膏大约200g，水的量一定要遵循厂家推荐的粉液比。石膏储藏要保持干燥，避免结块或发生性能改变。

4) 灌注石膏

排出气泡

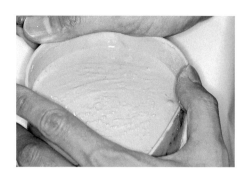

图7　排出石膏内气泡。使用真空搅拌机可以有效避免气泡产生。

从一侧最后端注入石膏，使石膏向前流动（箭头表示石膏流向）

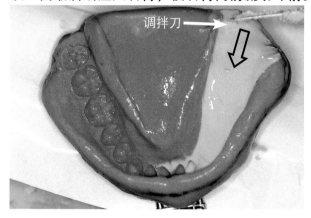

调拌刀 →

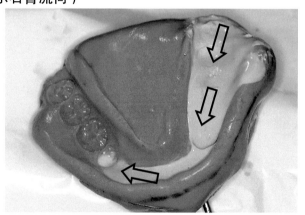

a	b
c	

图8a　用调拌刀将石膏从印模一侧最后端注入牙列区域，倾斜印模使石膏沿牙列向前流动。

图8b　如果直接将石膏倒入整个牙列，很容易产生气泡。因此要让石膏沿着一个方向流动。

图8c　直至石膏覆盖所有牙列区域。

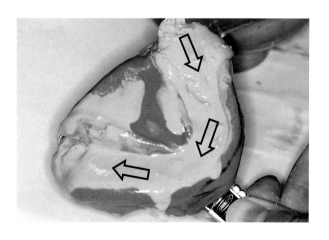

底座塑形

熟练掌握调拌刀的使用是底座塑形成功的关键

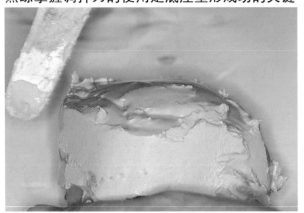
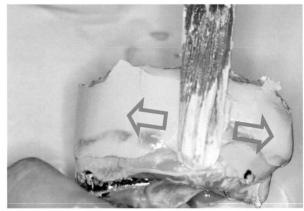

图9a,b　添加石膏底座并塑形。调拌刀使用的熟练程度是塑形的重要因素。在模型的边缘和底面交替修整，防止石膏流下。

a｜b

及时清理调拌刀

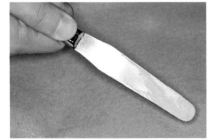
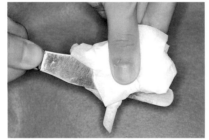
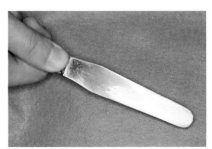

图10a～c　用湿毛巾或纸巾及时清理调拌刀上的石膏。调拌刀不干净无法将模型外形修整光滑。

a｜b｜c

石膏固化的注意事项

模型固化过程中需要储存在保湿箱内

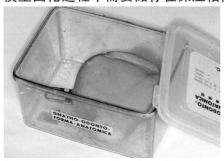
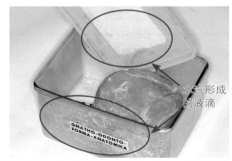

水汽形成的液滴

图11a,b　保存于保湿箱中的模型结固前（a）和结固后（b）。石膏固化时会产热，将模型放在保湿箱中可防止藻酸盐干燥变形，并且使模型更容易脱模。

a｜b

固化过程中托盘要置于模型下方

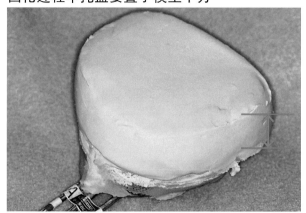
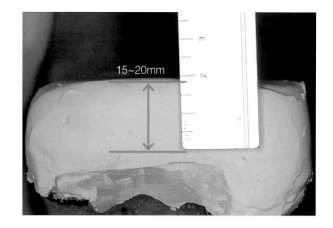
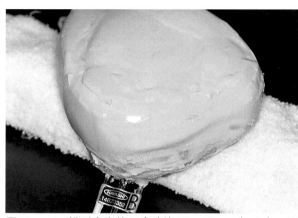
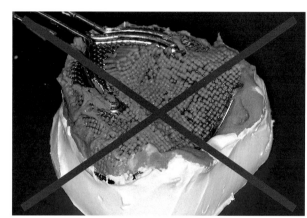

图12a～d　模型底座的厚度建议15～20mm（a,b）。石膏固化时要把托盘放在下面，石膏放在上面，托盘尽量与地面平行，可用湿毛巾或其他物品垫在托盘下面，以稳定模型（c）。石膏固化前不要将托盘朝下放置（d）。

a	b
c	d

【小贴士】如果石膏未完全固化就翻转托盘，重力作用下石膏中水分会沉积，石膏颗粒变明显，模型表面变得不光滑。因此建议刚灌完的模型放置时要将托盘置于底部[1]

模型制作完成

从印模中脱出的模型

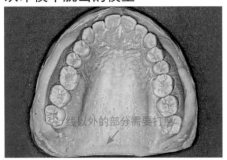 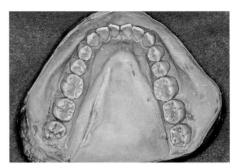

图13a,b 图示为刚从印模中脱出的石膏模型。即使灌注过程中经过认真的底座塑形，边缘还是会有多余的石膏。图示蓝色印记为印模上的边缘线被印在石膏模型上，沿着边缘线打磨多余的部分。 a|b

用锋利的刀去除小石膏瘤

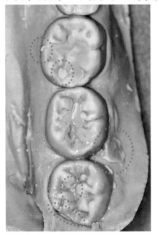 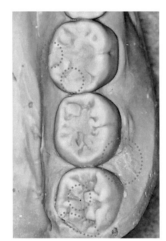

图14a,b 在殆面和颈部区域的小石膏瘤需要用锋利的刀去除。 a|b

修整后的模型

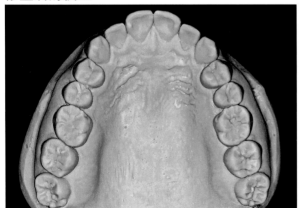 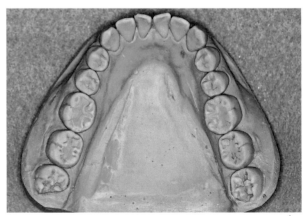

图15a,b 使用石膏打磨机修整完成的上颌和下颌模型。 a|b

Summary

本章小结

日常临床工作中经常需要使用研究模型，因此研究模型的制作应该得到足够的重视。在本章和本书第8章和第9章，介绍了研究模型的重要性，以及如何利用研究模型为制订治疗方案提供足够的信息。

本书前两章介绍了印模制取的方法，本章讲授了模型的灌制，用很大篇幅介绍了这些口腔修复最基础的内容。这些操作是各类复杂治疗（如全口咬合重建等）的基础。修复体需要有很高的准确性，不仅是与基牙的适合性，而且要与人的口颌系统准确协调。而获得准确修复体的基础，就是前期的模型分析、诊断性修复这些基础的治疗过程。

本章中介绍了影响模型准确性的一些因素：①印模的准确性；②石膏的良好储存；③严格的粉液比；④灌石膏的操作细节；⑤模型结固与储存条件等。每一步操作，都会影响到最终的修复效果，因此，作为修复医生，无论面对简单还是复杂的操作，都要严格按照标准实施。

第4章

𬌗架的选择

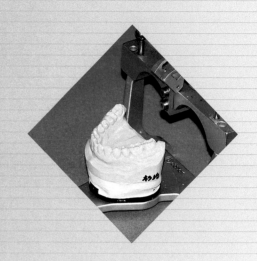

1 什么是𬌗架？ 𬌗架的种类和选择

本章学习目标 ☞

关于𬌗架……

1. 定义
2. 分类和选择方法

1　什么是𬌗架？𬌗架的种类和选择

本章将介绍𬌗架的定义与分类，以及所对应面弓的应用方法（图1～图10）。利用模型可以分析牙齿外形及牙齿排列的信息，但在孤立的模型上无法进行下颌功能运动时的咬合分析。利用𬌗架，可以模拟下颌运动，将模型上𬌗架后就可以再现出下颌功能运动状态下的咬合接触情况。

𬌗架具有诊断和治疗的功能，是修复临床的基本工具。掌握𬌗架的相关知识，可以加深对咬合的认识与理解，不仅可以提高修复治疗质量，而且可以减少戴牙时修复体口内调𬌗的时间。𬌗架根据其模拟下颌运动程度的不同进行分类（表1，表2）。本书以半可调𬌗架为例，讲解𬌗架的原理和基本结构，利用这些知识可以进一步掌握其他类型𬌗架的使用。

𬌗架的定义和作用

定义	模拟下颌运动的机械装置
作用	通过转移模型到𬌗架，可以对上下颌牙齿的解剖外形、牙齿排列和咬合关系进行检查、分析和诊断 经过咬合分析与诊断，所制作的修复体能够与下颌运动相协调

表1　𬌗架的定义和作用

𬌗架分类	特点 用途	机械运动参数的可调节性，下颌运动模拟能力			品牌/型号
		髁突间距	前伸和侧方髁导斜度	重现下颌功能运动的能力	
不可调𬌗架	全部下颌运动相关参数均设置为平均值 𬌗架上的铰链运动与实际下颌运动存在差异 ⇒制作的修复体可能存在𬌗干扰 用于简单修复体的制作（嵌体、单冠等）	×	×	×	Handy Dental hobby
半可调𬌗架	前伸髁导斜度和Bennett角（侧方髁导斜度）可调，能够以线性运动模拟下颌前伸和侧方运动 ⇒影响修复体𬌗面解剖形态 用于各种修复体的制作 用于咬合分析和诊断	解剖式 (Arcon型) ○/× 非解剖式 (Condylar型) ×	○ ○	× ×	Whip-Mix（图3） Denar Mark II （图5） SAM Panadent Hanau（图7） Dentatus ARI （图9）
全可调𬌗架	前伸髁导斜度和Bennett角（侧方髁导斜度）可调，工作侧的迅即侧移可调，能够以接近真实的情况再现下颌运动 用于各类修复体的制作 用于咬合分析和诊断	○	○	○	Stuart Denar D5A TMJ Panadent

表2　𬌗架分类及在修复治疗中的应用

殆架的基本原理

基本原理：Bonwill三角的复制

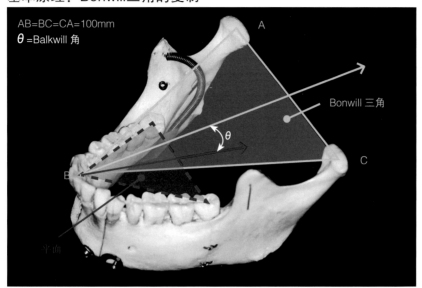

AB=BC=CA=100mm
θ =Balkwill 角

Bonwill 三角

平面

图1 殆架的一个基本原理是在殆架模拟Bonwill三角。Bonwill三角是边长为100mm的等边三角形，由下颌中切牙近中邻接点、双侧髁突三者连线构成。Balkwill角是殆平面与Bonwill三角所成的角度，为26°。

在殆架上模拟Bonwill三角

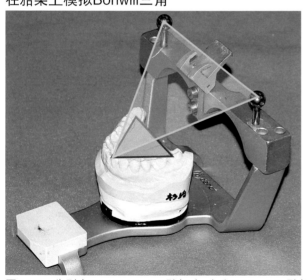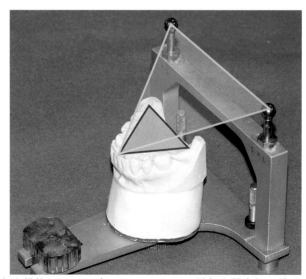

图2a,b 分别在Denar Mark II殆架（a）和Whip-Mix殆架（b）上模拟Bonwill三角。Denar Mark II殆架上髁突间距值为110mm；Whip-Mix殆架上髁突间距有3个数值可调：S=96mm，M=110mm，L=124mm。多数殆架上髁突间距值在105～120mm之间。

a | b

② 典型的半可调𬌗架与面弓

*面弓使用的具体细节将在第5章介绍

Whip-Mix 8500𬌗架和配套面弓

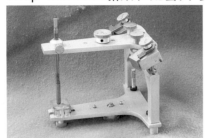 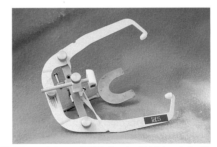

图 3a,b Whip-Mix 8500𬌗架（a）和配套的Quick Mount面弓（b）（Whip-Mix公司）。

a|b

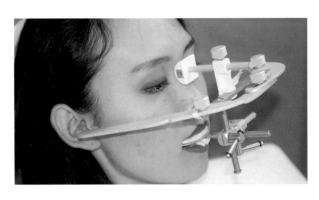

图4 Quick Mount面弓在患者头部就位情况。Quick Mount面弓、Denar Mark II面弓和Hanau H2-O面弓都是外耳道式面弓，利用外耳道作为参考点来确定铰链轴，前部通过鼻托放置在鼻根部来模拟Frankfurt平面。

Denar Mark II 𬌗架和配套面弓

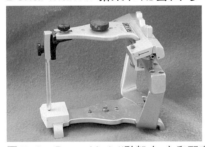 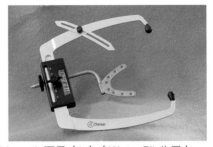

图 5a,b Denar Mark II𬌗架（a）和配套的Slidematic面弓（b）（Water Pik公司）。

a|b

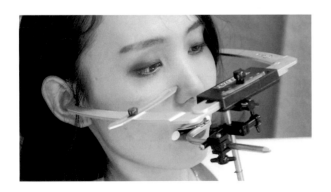

图6 Slidematic面弓在患者头部就位情况。前部参考点选择右侧中切牙切缘上43mm，这是Denar𬌗架所选的独特的参考平面，比Frankfurt平面略低。

Hanau H2-O殆架和配套面弓

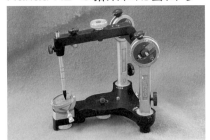 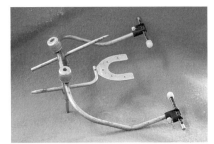

图7a,b　Hanau H2-O 殆架（a）和配套的Hanau 153-16面弓（b）（Water Pik公司）。　　　　　　　　　　　　　　　　　　　　　　　　　　　a|b

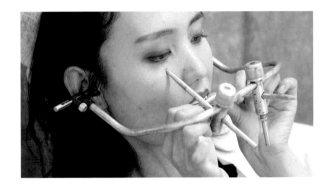

图8　Hanau 153-16面弓在患者头部就位情况。前部参考点为右眶下点，参考平面为Frankfurt平面。

Dentatus ARL殆架和配套面弓

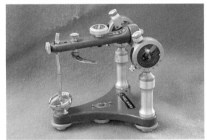 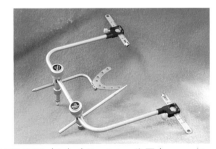

图9a,b　Dentatus ARL殆架（a）和配套的 AEB 面弓（b）（Dentatus公司）。　a|b

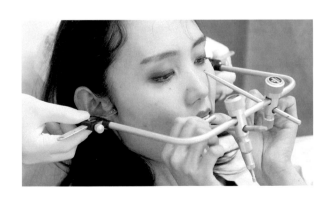

图10　AEB面弓在患者头部就位情况。操作者根据经验在患者皮肤上标记确定后部参考点，前部参考点为右眶下点。AEB也有外耳道式面弓。

Summary

本章小结

随着咬合治疗理念的发展，𬌗架也在不断改进。但𬌗架的实用性和重要性至今尚未得到足够重视。作者在长期修复临床实践过程中，越发认识到咬合的重要性。即便是目前年轻医生追求的种植修复与美学修复，其最终效果也要建立在理想的咬合基础上。

不管临床技术怎么发展，𬌗架作为一种基础工具，对于治疗前检查、治疗计划的确定、诊断蜡型、临时修复体、永久修复体的制作都是不可或缺的。把模型正确上𬌗架，使其与真实的患者颌位关系一致，可以让我们收集到更多的信息，并以此为基础进行效果可期的修复治疗。

第5章

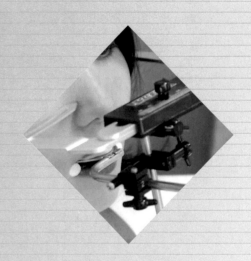

面弓转移

本章学习目标

- -

关于面弓转移……

1. 定义、作用、类型
2. 前部参考点、后部参考点、水平参考平面
3. 面弓转移操作方法

1　面弓转移的定义

面弓转移的定义在大多数本科院校的口腔修复学课程中都有相关介绍（表1）。面弓类型以及参考平面的选择要取决于𬌗架的种类（表2，图1~图5）。多数半可调𬌗架及其配套的面弓以Frankfurt平面作为水平参考平面，后部参考点选择平均值铰链轴位置。不同品牌与型号的𬌗架和面弓，所定义的平均值铰链轴位置稍有不同（图5b）。为便于操作，多数面弓以外耳道为基础来确定后部参考点，是外耳道式面弓，也被称作平均值面弓。

目前，面弓在临床的使用率并不高，主要有以下原因：①面弓转移的重要性没有被充分认识；②医生和技师之间沟通存在问题；③面弓转移需要耗费一定的临床时间。

对于修复体来讲，特别是种植修复和全口义齿修复等复杂的修复，不仅修复体的精确性很重要，其咬合与功能的协调也非常重要。因此，面弓转移是非常关键的临床操作。

面弓定义、作用、类型

定义与作用	面弓可以记录患者上颌与颞下颌关节的相对位置关系，利用该关系将上颌模型上𬌗架，可以使上颌模型相对于𬌗架上髁突铰链轴的位置关系，与患者上颌相对其颞下颌关节的位置关系相同（图1）
类型	1. 外耳道式面弓（平均值面弓）：通常与半可调𬌗架配套使用 后部参考点⇒平均值铰链轴（图2） 2. 铰链式面弓（运动面弓）：精确度高，通常与全可调𬌗架配套使用，也可配套半可调𬌗架使用 后部参考点⇒真实髁突铰链轴点（图3）

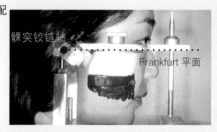

图1　通过将𬌗架的上颌体与患者的Frankfurt平面匹配，上颌模型在𬌗架上的位置与患者上颌实际的位置相匹配。

表1　面弓定义、作用和类型

外耳道式面弓（平均值面弓）

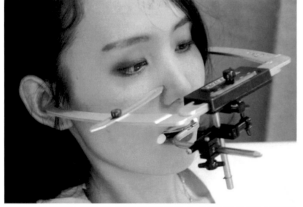

图2　外耳道式面弓（平均值面弓）在患者头部安装就位。

铰链式面弓（运动面弓）

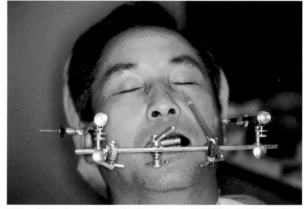

图3　铰链式面弓（运动面弓）在患者头部安装就位。在患者皮肤标记铰链轴点，作为后部参考点；选择眶下点作为前部参考点。（Denar𬌗架选择上颌右侧中切牙切缘上43mm作为前部参考点）

面弓转移的参考点和参考平面

参考平面	解剖标志点	临床意义、特征、相关解释
		临床选择方法
Frankfurt平面	· 前部参考点⇒眶下缘 · 后部参考点⇒外耳道上缘	· 多数殆架所选的参考平面 · 与地平面平行，随时间的变化小，相对稳定 · 与Camper's平面夹角为10°～15°（平均11.3°） · 需要根据颌骨的解剖标志点确定
		· 前部参考点⇒触诊左右眶下缘确定 · 后部参考点⇒平均值铰链轴点，一般通过外耳道确定
Frankfurt平面和Camper's平面的中间位置		· Denar殆架及配套的Slidematic面弓选择该平面作为参考平面 · 前部参考点由Denar参考点定位器确定 · 可以利用定位器确定上颌的三维位置⇒不需要使用面弓
		· 前部参考点⇒上颌右侧前牙切缘上43mm · 后部参考点⇒平均值铰链轴点，一般通过外耳道确定
Camper's平面	· 前部参考点⇒鼻翼下缘 · 后部参考点⇒外耳道上缘	· 是个假想平面，全口义齿的上颌殆平面选择与其平行 · 仅少数殆架选择该平面作为参考平面
		· 前部参考点⇒鼻翼下缘 · 后部参考点⇒外耳道上缘

表2　面弓转移的参考点和参考平面

颅骨模型上的前部参考点、后部参考点和参考平面

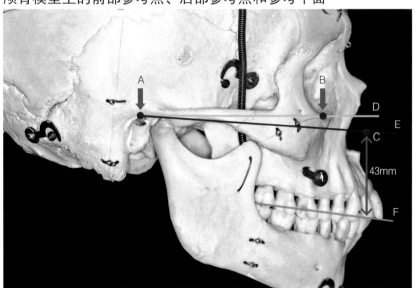

图4　颅骨模型上的前部参考点、后部参考点和参考平面：A：外耳道上缘；B：眶下点；C：上颌切牙切缘上方43mm；D：Frankfurt平面；E：Denar殆架参考平面，F：殆平面。

临床的前部参考点、后部参考点和参考平面

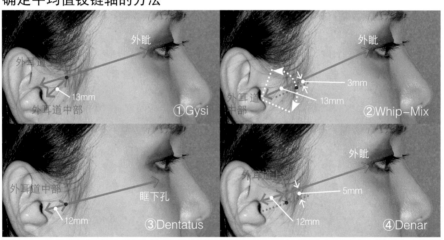

图5a　在面部软组织上标记的参考点及参考平面与解剖学的标定位置稍有差异。

确定平均值铰链轴的方法

图5b　不同𬌗架确定平均值铰链轴的方法不同。多数𬌗架选择双侧外耳道前12～13mm的位置作为平均值铰链轴，其高低的定位取决于前后部参考点。配套应用外耳道式面弓的𬌗架，𬌗架上外耳道的定位和铰链轴的定位有结构上的补偿。𬌗架的铰链轴要尽量与实际髁突铰链轴一致，对此，全可调𬌗架的铰链轴是能够调节的。但是大部分半可调𬌗架的铰链轴位置是不可调的，因此模型上𬌗架后，围绕𬌗架铰链轴发生的运动与实际下颌运动存在差异。

【小贴士】前部参考点、后部参考点以及参考平面对于𬌗架上𬌗平面的确定非常重要

2　面弓转移的方法

各类面弓转移的基本方法是类似的，掌握了一种面弓的使用方法，由此类推也就会使用其他的面弓。面弓转移包括以下3个基本步骤：①确定并标记参考点；②就位𬌗叉；③面弓就位。

在本章，以Slidematic面弓（Water Pik公司）为例来介绍面弓转移的步骤（图6～图9）。

1 确定和标记参考点

确定前部参考点

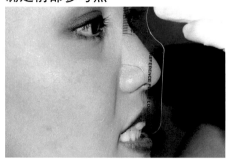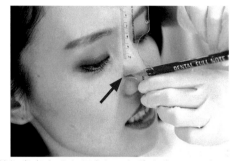

图6a,b 使用Denar参考平面定位器定位并标记前部参考点（上颌中切牙切缘上方43mm）。后方基于外耳道确定平均值铰链轴。 a | b

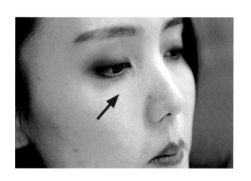

图6c 如果面弓以Frankfurt平面为参考平面，需要标记眶下点。该点可以通过触诊眶下缘来确定。

2 准备殆叉

选择与面弓相匹配的殆叉

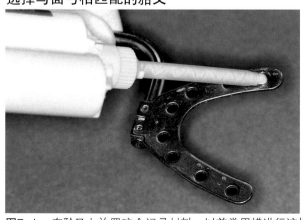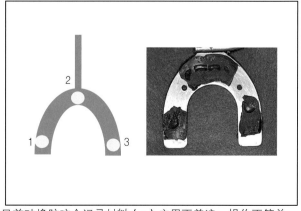

图7a,b 在殆叉上放置咬合记录材料。以前常用蜡进行该操作，目前硅橡胶咬合记录材料（a）应用更普遍，操作更简单。要至少在殆叉3个部位放置材料，一般选择前牙区和双侧磨牙区（b），以保持模型就位后的稳定。 a | b

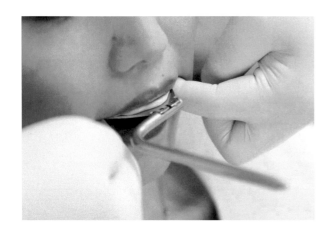

图7c　咬合记录材料固化前，将𬌗叉在口内就位。

修整𬌗叉上咬合记录

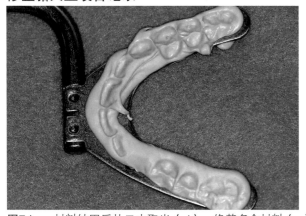
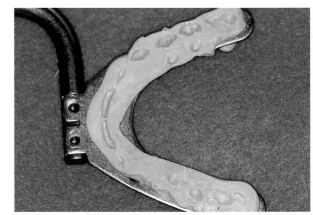

图7d,e　材料结固后从口内取出（d），修整多余材料（e）。其上只留下牙尖印记，以便于上颌模型就位时及时发现模型变形和气泡等缺陷。

d | e

【小贴士】𬌗叉的准备

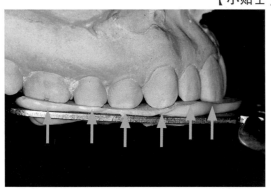
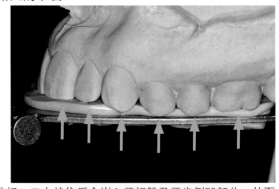

图7f,g　硅橡胶咬合记录材料操作简单，但是由于流动性好，口内就位后会嵌入牙间隙及牙齿倒凹部分，从而影响模型就位。因此，模型就位前需要对咬合记录进行修整，仅留下牙尖的印记，以便于检查模型是否与咬合记录贴合。如模型不能完全就位，则需要考虑模型变形的可能。

f | g

3 殆叉的就位与稳定

殆叉稳定就位于牙列

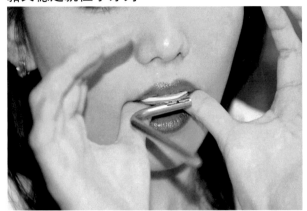 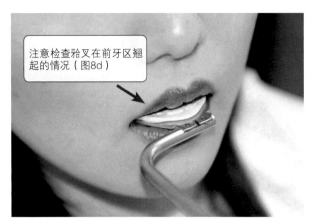

注意检查殆叉在前牙区翘起的情况（图8d）

图8a, b 安装面弓前，要将殆叉完全准确地就位于上颌牙列，并维持稳定。稳定殆叉有两种方法：①让患者双手扶稳；②让患者轻咬住殆叉。

（a）患者双手拇指按住殆叉的后牙区，无牙颌患者转移颌位关系时常用该方法。

（b）采用患者咬住殆叉的方法，由于Spee曲线影响，患者咬合时下颌后牙能够接触殆叉，而下颌前牙咬不到殆叉，可能会出现殆叉前部从上颌前牙翘起的情况（图8d）。此时，可在前牙区垫入棉卷，来使殆叉稳定在就位的位置（图8e,f）。

殆叉前部就位不稳的原因及相应处理方案（红色箭头：下颌牙的咬合作用；绿色箭头：殆叉受力及移动的趋势）

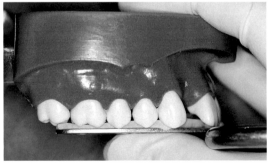

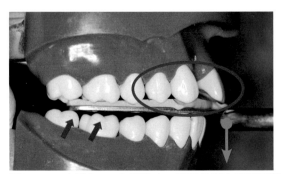 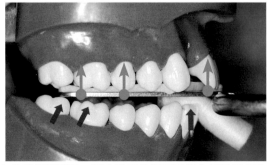

图8c～e 由于Spee曲线影响，并不是所有下颌牙都能均匀地接触到殆叉，因此殆叉前部区可能会出现翘起的情况（d），发生这种情况时，可在前牙区垫入棉卷，使咬合力均匀地作用于殆叉，维持其稳定（e）。

咬棉卷以防止殆叉前部翘动

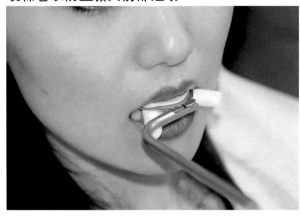

图8f 放置棉卷来保持殆叉稳定。

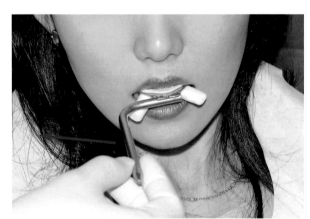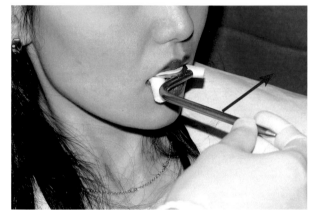

图8g,h 面弓转移过程中，对殆叉稳定性要求极高。即使外力作用于殆叉手柄，殆叉也不能移动。　g│h

④ 面弓就位

面弓安装步骤

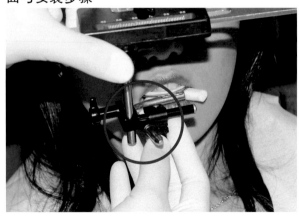

图9a 将殆叉柄连在面弓的万向关节上。

图9b 松开万向关节固定螺丝，面弓弓体与殆叉连接部分可以自由调节。

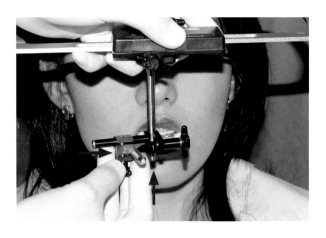

图9c 外耳道支撑球插入外耳道，操作过程中要注意安全。提前告知患者在面弓调整过程中可能有不适和轻微的疼痛。

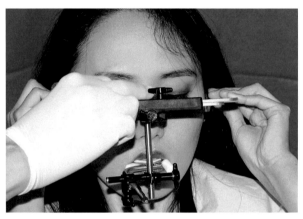

图9d 眶点指针对准前部参考点。
图9e, f 拧紧万向关节的2颗螺钉。当用力拧螺丝时，可能会导致面弓或殆叉移位，为避免发生这种情况，正向拧紧螺丝（红色箭头）时，操作者另一只手要扶住万向关节，以防止面弓和殆叉倾斜（蓝色箭头）。

d
e	f

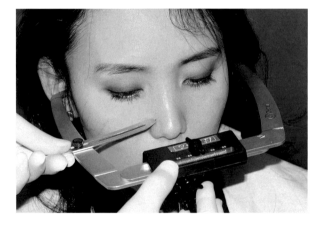

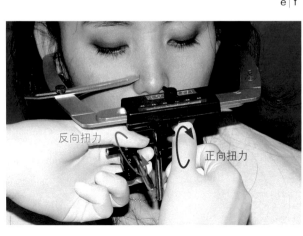

反向扭力 正向扭力

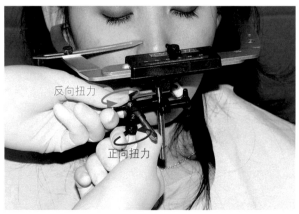

反向扭力 正向扭力

面弓就位完成

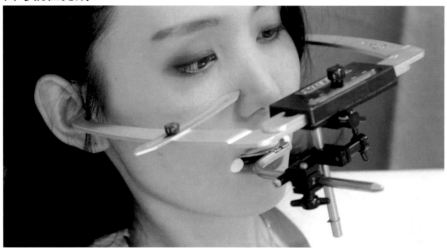

图9g　Denar Slidematic面弓就位完成。

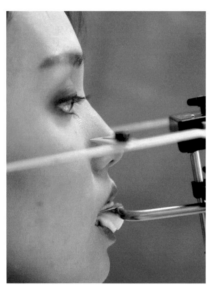
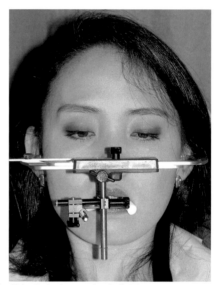

图9h,i　面弓就位后侧面观（h）可见：面弓与前部参考点及面部参考平面匹配。正面观（i）可见：瞳孔连线、面弓弓体、万向关节水平杆都相互平行，且与面中线垂直。

h｜i

Summary

本章小结

　　第4章已经介绍过，𬌗架的应用在修复临床中具有重要意义。将模型准确地上𬌗架，能够用于诊断与分析咬合情况、修复体𬌗面形态、前牙排列及舌侧形态等，并在修复体制作中必不可少。后续章节将继续介绍相关内容。

　　面弓转移是将模型准确上𬌗架的重要步骤，是模型在𬌗架上能够准确再现咬合关系与模拟下颌运动的基础。

　　经过反复训练，临床工作中面弓转移一般在5分钟内即可完成。

第6章

利用面弓转移将上颌模型固定于 架

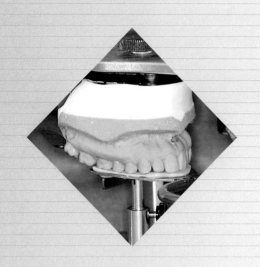

本章学习目标 ☞

关于模型上 架……

1. 面弓转移将上颌模型上 架
2. 模型上 架的相关术语

1 模型上𬌗架的定义

上下颌模型需要安装在𬌗架上，用来进行诊断分析或制作修复体。模型在𬌗架上的位置，以及上下颌模型的相对位置关系，要真实地复制患者上下颌与其颞下颌关节的位置，才能准确模拟下颌运动并进行相关诊断分析。本书第5章讲解了面弓转移的目的，就是将患者上颌相对于其颞下颌关节的实际位置转移至𬌗架。接下来本章和第7章，将讲解模型上𬌗架的基本操作方法。

上下颌模型上𬌗架的基本流程如下：先用面弓将上颌模型转移并固定于𬌗架；之后利用下颌牙列与上颌牙列的咬合关系来确定下颌模型在𬌗架上的位置，并将下颌模型固定于𬌗架。

2 上颌模型上𬌗架的方法

上颌模型上𬌗架需要利用面弓。不同的𬌗架，要使用配套的面弓（图1，图2）。上颌模型上𬌗架过程中，由于上颌模型的重量，可能会导致面弓发生移位，也可能因万向关节的固定螺丝不紧而导致𬌗叉相对面弓弓体移位（图3）。为了避免上述情况发生，很多种𬌗架都配有模型支持装置，用于支持稳定模型（图4），提升上𬌗架的准确性。

需要注意的是，平均值面弓由于后部参考点

并不是患者真实铰链轴的位置，因此并不能完全真实地在𬌗架上复制患者上颌相对于其髁突铰链轴的关系。尽管如此，利用面弓转移上颌模型，与上颌模型安装在𬌗架的随意位置相比，模拟的下颌运动要精确很多。

3 下颌模型上𬌗架的基本概念

将下颌模型上𬌗架最关键的是确定下颌相对于上颌的位置关系。下颌相对上颌的位置关系叫作"颌位关系"。这个相对位置关系由"颌位关系记录"确定。临床中还常见"咬合记录"的术语，指上下牙列之间的咬合关系与记录（表1）。在口腔修复领域，"颌位关系记录"和"咬合记录"是同一个意思，二者均可以作为动词使用，表示记录颌位关系的临床步骤；也可以作为名词使用，表示临床中所获取的用于上下颌对位用的硅橡胶或蜡记录。在本书中，"颌位关系记录"指临床操作过程，"咬合记录"指用于上下颌模型对位的物品。

本书第7章将介绍颌位关系记录和下颌模型上𬌗架的过程。

4 上颌模型上𬌗架的临床操作

以下结合图5～图7讲解面弓转移及上颌模型上𬌗架的临床操作。

下颌模型上𬌗架的基本概念

术语	解释
颌位关系记录	• 用上颌位置来确定下颌位置的记录 • 上、下颌之间垂直以及水平相对位置关系的记录，用于： 1. 确定𬌗架上下颌相对于上颌的位置关系 2. 获取𬌗架的髁导斜度等运动参数
咬合记录	• 上、下牙列间咬合关系的记录 • 用于将下颌模型对位于上颌模型

表1　下颌模型上𬌗架的基本概念

面弓安装于半可调𬌗架

面弓和半可调𬌗架

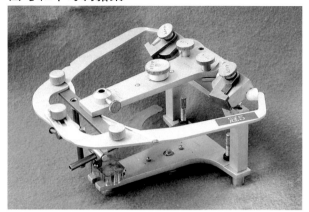

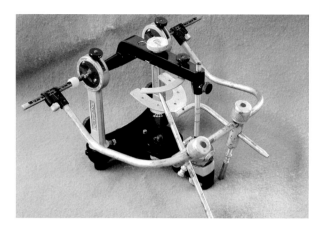

$$\frac{a\ |\ b}{c}$$

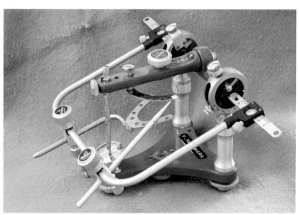

图1a~c　安装在半可调𬌗架上的面弓。（a）Whip-Mix 8500𬌗架和Quick Mount面弓（Whip-Mix公司）；（b）Hanau H2-O𬌗架和Hanau 153-16面弓（Water Pik公司）；（c）Dentatus ARL𬌗架和AEB面弓（Dentatus公司）。

Denar面弓与𬌗架系统借助转移台将上颌模型上𬌗架

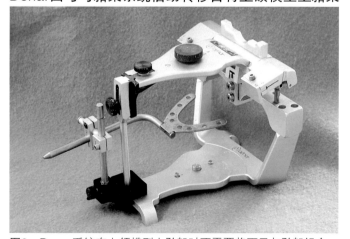

图2　Denar系统在上颌模型上𬌗架时不需要将面弓与𬌗架组合。在患者头部完成面弓记录后，从面弓上卸下𬌗叉和万向关节，固定在与切导盘相连的转移台上，将上颌牙列与Denar参考平面的相对关系转移至𬌗架。

避免殆叉在上殆架时移位

模型重量和螺丝松动会导致上殆架不准确

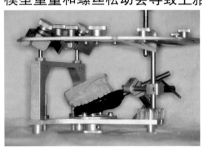

图3　模型重量和螺丝松动会导致上殆架不准确。

模型支持装置

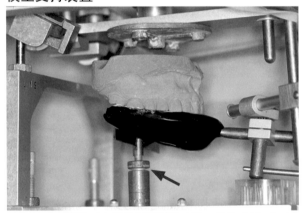

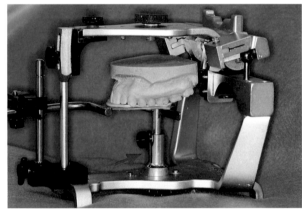

图4a,b　应用模型支持装置可以防止殆叉移位（**图3**）（红色箭头）。支持装置能够稳定殆叉，避免因为模型重量、石膏膨胀等原因发生位移或形变。大部分殆架都配有相应的模型支持装置，如Whip-Mix 殆架（a）和 Denar殆架（b）。　　a|b

应用面弓将上颌模型上殆架

石膏与抗膨胀液混合用于固定模型

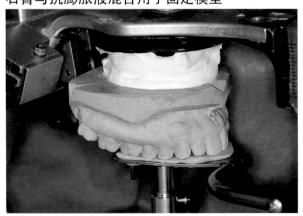

图5　上颌模型固定于 Denar Mark II 殆架。使用普通石膏与抗膨胀液混合来初步固定上颌模型。

添加石膏并将表面处理光滑

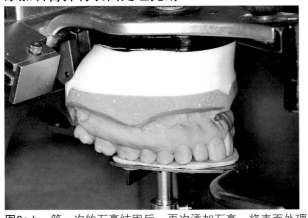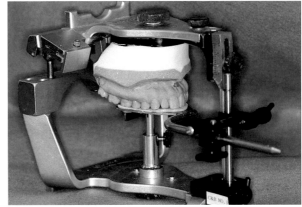

图6a,b 第一次的石膏结固后，再次添加石膏，将表面处理光滑。虽然上殆架的准确度与表面是否光滑无关，但技工室操作的每一步都应达到细致与准确的标准。

a | b

Denar Slidematic面弓与其他殆架配合使用

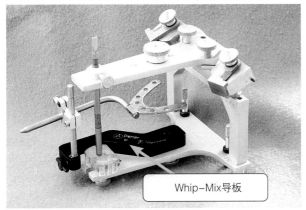

Whip-Mix导板

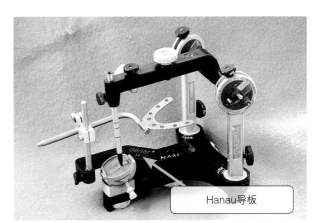

Hanau导板

图7a,b 如果想借助Denar Slidematic面弓将上颌模型上到其他系统的殆架，如Whip-Mix殆架（a）、Hanau殆架（b）、SAM殆架等，需要定制专门的导板。作者建议同一系统的殆架与面弓配套使用，如遇特殊情况，条件不具备时可采用上述方法。

a | b

Summary

本章小结

对于复杂修复病例，包括种植修复与美学修复等，使用面弓将研究模型准确地上殆架，并在此基础上制作精良的诊断蜡型和临时修复体是非常重要的。

但是，很多临床医生忽略了面弓转移及上殆架的临床流程。很多情况下，上殆架的过程都交给技师完成。对于修复医生来说，掌握基本的技工操作知识，特别是如何应用殆架来进行诊断与治疗设计是非常重要的。

第7章

牙尖交错位颌位关系记录和下颌模型上𬌗架

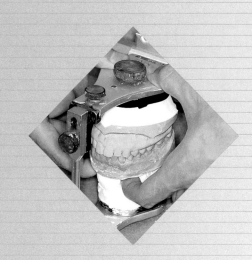

本章学习目标 ☞

关于颌位关系记录……

1. 临床上常用的颌位
2. 颌位关系记录的要点

关于下颌模型上𬌗架……

1. 下颌模型在牙尖交错位上𬌗架

1 颌位关系记录的目的

颌位关系记录的目的：记录上颌牙列与下颌牙列相对位置关系，用于将上颌模型和下颌模型按照口内上下牙列的相对位置关系安装在𬌗架上。

2 修复临床相关颌位

牙尖交错位是常规修复治疗中最常用的颌位。如果需要全口咬合重建治疗，要选择正中关系作为起始的治疗颌位（表1）。正中关系的相关概念与临床应用将在第2卷第27章和第28章详细介绍。本章主要讲解在牙尖交错位进行颌位关系记录和下颌模型上𬌗架的步骤。

3 咬合记录材料

蜡是以前最常用的咬合记录材料，目前硅橡胶材料的应用越加广泛。用于进行颌位关系记录的材料，都应满足以下要求：

（1）记录咬合时要有较好的流动性，不能改变颌位关系。

（2）材料结固时间适中，结固后形变小。

（3）结固后要有一定的强度。上𬌗架过程中模型可能会给咬合记录一定压力，咬合记录要在压力作用下不变形。

临床常用咬合记录材料见表2。

修复临床常用颌位关系

	牙尖交错位（ICP）	正中关系（CR）
状态	下颌处于上下牙列尖窝相对且正常稳定的状态	髁突在关节窝的最上、前位时下颌的位置。与牙齿接触无关
定义	稳定地建立在牙齿的尖窝关系上，上下颌牙齿达到最广泛紧密接触	髁突位于关节窝的最上、前位，关节盘最薄的无血管部分位于髁突与对应关节结节之间。在这个位置，下颌可以进行铰链运动
其他称呼	中心咬合位（CO）、最大牙尖交错位（MIP）、牙尖咬合位（IOP）	髁突稳定位

表1 修复临床常用颌位关系[2]

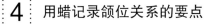

咬合记录材料

蜡	模型蜡、铜蜡、铝蜡、石蜡
氧化锌丁香油糊剂	咬合记录膏、印模膏
硅橡胶或聚醚	Exabite（GC公司）、Take 1 Bite（Kerr公司）、Mush Print（Dentply公司）、Futal（Kettenbach公司）、Memogil（Heraeus–Kulzer公司）等
其他	石膏、树脂、复合物
混合物	根据不同位置混合应用上述材料

表2　咬合记录材料

4　用蜡记录颌位关系的要点

咬合记录材料应具有良好的流动性，以避免颌位关系记录不准确。用蜡记录颌位关系，操作简单、成本低，因此应用广泛。但是，蜡的准确性尚有不足。以下结合图1～图7讲解使用蜡进行颌位关系记录的要点。

用蜡记录颌位关系的准备

切取4cm宽的蜡片

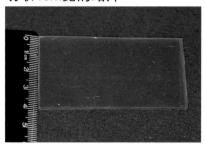

图1 切取4cm宽的蜡片，大小要求可以覆盖从尖牙至第二磨牙。

加热软化蜡片两端，获取上颌牙列的咬合印记

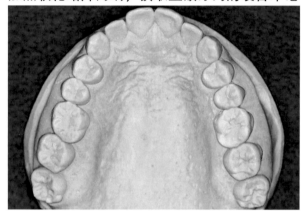
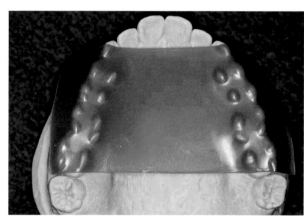

图2a,b 加热软化蜡片两侧，将其压在上颌模型，以记录上颌牙列殆面的解剖形态。　　a│b

修去多余的蜡

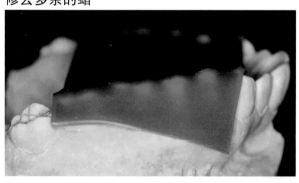
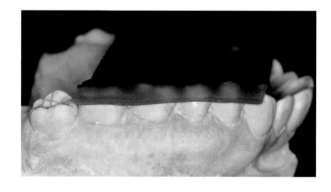

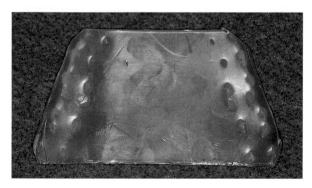

$$\frac{a│b}{c│}$$

图3a,b 用锋利的刀修剪颊侧多余的蜡。

图3c 蜡咬合记录准备完成。呈梯形，印有上颌牙列的咬合印记。

② 记录牙尖交错位

蜡片复位于上颌牙列

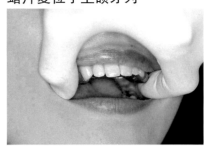

图4　酒精灯烤软蜡片两面，之后复位于上颌牙列，确保就位在原来的位置。用拇指和食指在上颌牙列颊侧将蜡固定，使其稳定。

蜡未硬固前嘱患者咬合

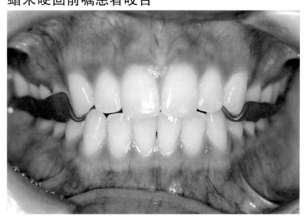

图5　趁蜡尚软时嘱患者咬合。蜡必须足够软，确保下颌不发生移位。

③ 检查蜡咬合记录的准确性

不准确的蜡咬合记录：𬌗面上还有一薄层蜡

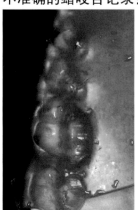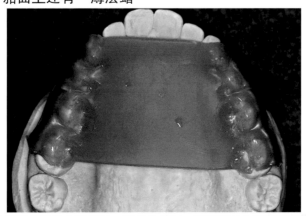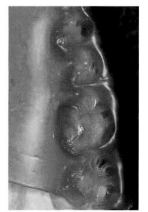

图6a~c　牙尖交错位需要上下牙齿发生广泛接触。图中的情况，牙齿𬌗面上还存在完整的一薄层蜡，所记录的牙尖交错位不准确。

a | b | c

准确的蜡咬合记录

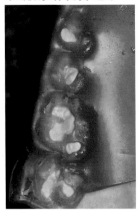 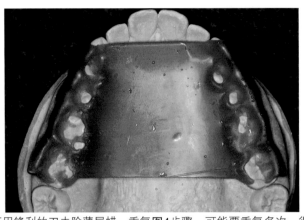 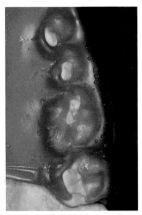

图7a~c 重新软化蜡片，可用锋利的刀去除薄层蜡，重复**图4**步骤，可能要重复多次，得到牙尖交错位的咬合记录。图中可见蜡片在咬合接触区被穿透，这才是准确的牙尖交错位咬合记录。 a | b | c

【小贴士】蜡及硅橡胶是最常用的牙尖交错位咬合记录材料。当然，如果上下牙列牙尖交错位很明确，上下颌模型直接对位稳定，可不用咬合记录

5 用硅橡胶记录颌位关系的要点

硅橡胶咬合记录材料自问世以来广受欢迎，特别是混合枪的发明使其应用更广泛。硅橡胶材料使用简便、准确度高，但有些情况下在与模型对位时可能会遇到一些问题。一般用于上下牙列间有空隙的情况（例如预备后的牙或个别牙咬合不紧），不适用于记录全牙列的咬合关系。以下结合图8~图11讲解使用硅橡胶进行颌位关系记录的要点。

1 用硅橡胶材料记录牙尖交错位

硅橡胶材料固化过程中，嘱患者保持牙尖交错位

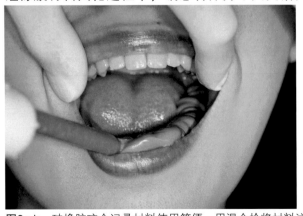 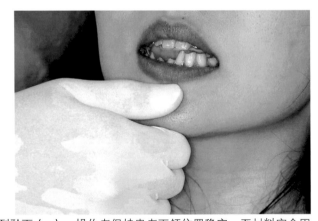

图8a,b 硅橡胶咬合记录材料使用简便。用混合枪将材料注射到𬌗面（a），操作者保持患者下颌位置稳定，至材料完全固化，完成咬合记录。建议操作者用手将患者下颌引导至牙尖交错位，并保持至材料固化（b）。 a | b

② 确保硅橡胶咬合记录的准确性

检查硅橡胶咬合记录的准确性

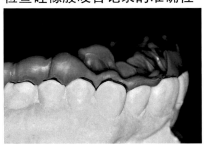
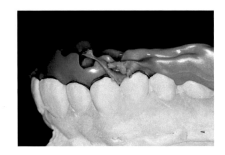
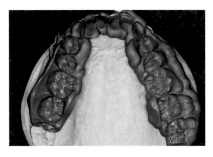

$$\frac{a \mid b}{c}$$

图9a～c　图中可见𬌗面覆盖有整层的硅橡胶材料，表明记录的牙尖交错位不准确。

修整硅橡胶咬合记录多余部分

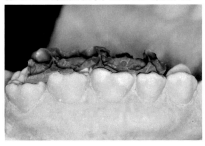
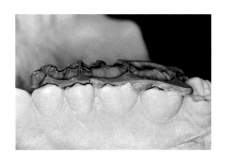
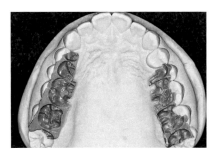

$$\frac{a \mid b}{c}$$

图10a～c　临床常出现硅橡胶咬合记录难以复位于模型的情况。其原因除模型不准确外，主要是因为硅橡胶流动性好，在口内容易流入牙间隙或倒凹处，固化后难以复位于模型。因此需要用锋利的刀修整进入邻接区和倒凹区的材料。

硅橡胶咬合记录复位于模型是操作难点

图11　特别是对于上下颌牙列间无间隙的咬合关系，咬合记录在𬌗面存在大量孔洞，将进入倒凹区和邻接区的部分修整后，余留部分缺乏足够的体积与强度，难以完成在模型上的复位，导致无法使用。因此硅橡胶材料一般用于上下牙列间有空隙的情况。

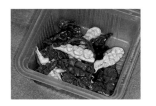

6　下颌模型在牙尖交错位上𬌗架

　　将下颌模型以牙尖交错位同上颌模型准确对位并固定于𬌗架是最常规的技工室操作。操作虽然简单，但过程中仍可能存在误差，导致患者真实的咬合接触情况不能准确复制到𬌗架上。引起误差的原因有：①模型变形；②模型有气泡或缺损；③咬合记录不准确；④上𬌗架所用石膏膨胀。此外，如果患者在牙尖交错位时咬合接触非常紧密，利用咬合记录上𬌗架也可能导致抬高或改变咬合，造成误差。以下结合图12～图16讲解上𬌗架过程。

① 在没有咬合记录的情况下，检查上下牙列的对位情况

用垂直于𬌗面的力来稳定模型

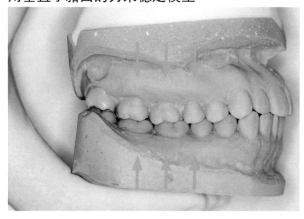
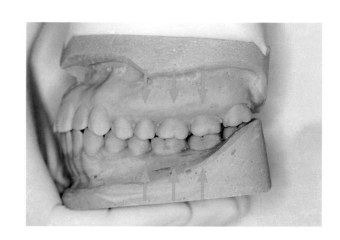
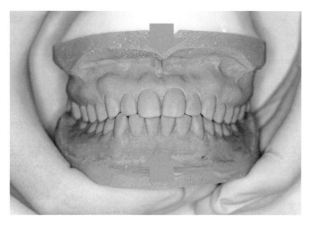

a	b
c	

图12a～c　将上下颌模型以牙尖交错相对，用拇指、食指、中指托住基底，均匀施加垂直于𬌗面的力，保持模型稳定。如前述，如果无咬合记录且上下牙列可以准确、稳定对位于牙尖交错状态时，可以不用咬合记录直接上𬌗架。

用咬合记录将上下颌模型对位于牙尖交错位

模型与咬合记录严密贴合

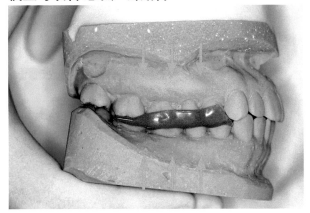 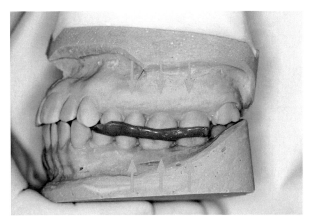

a	b
	c

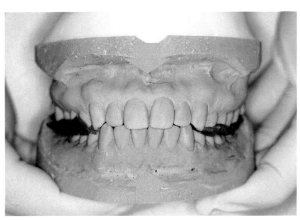

图13a～c　在模型的殆面放入咬合记录，确保上下颌模型与咬合记录严密贴合。以**图12**所示方法保持上下颌模型相对位置稳定。

上下颌模型固定于牙尖交错位的方法

左右两侧各粘4块粘蜡，用小木棍将模型固定于牙尖交错位

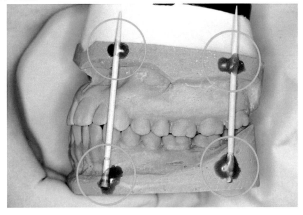

图14　两侧各粘4块粘蜡，用小木棍将模型固定于牙尖交错位。按照**图12**所述稳定模型的手法，保持模型稳定至粘蜡完全固化。注意模型需要干燥，以使粘蜡能粘住模型。

4 用手固定上下颌模型上𬌗架

牙尖交错位稳定的条件下，上𬌗架过程中可用手来固定上下模型

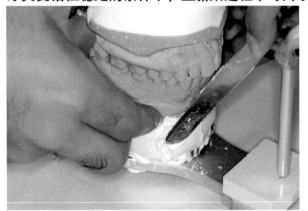

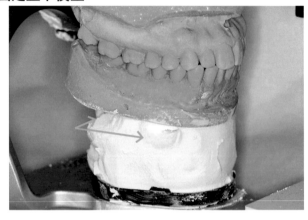

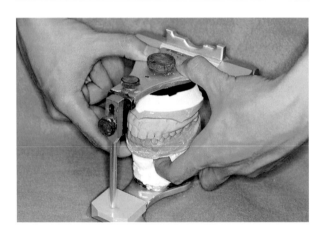

a | b
c

图15a～c 上𬌗架过程中，按图12所示手法用手固定上下颌模型，这是口腔修复临床最常用的方法。操作时一个人固定住模型，另一个人涂抹石膏。图15c为用手固定模型的方法，操作者必须保持该状态至石膏结固。当然，按图14所示的方法，将上下颌模型粘在一起操作更简单。

⑤ 上𬌗架完成

模型上𬌗架完成

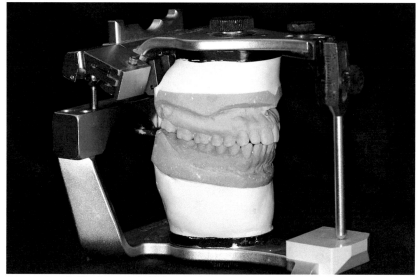

图16　上下颌模型以牙尖交错位固定在Denar Mark II 𬌗架上。

Summary

本章小结

将模型准确上𬌗架可为修复医生提供治疗所需基本信息。本书从第1章到第7章，分别对印模技术、面弓转移和模型上𬌗架进行了介绍。临床中，这些操作一般需要在30分钟内完成。准确完成上述步骤仅仅是治疗的开始，通过模型检查、X线检查等收集完整相关信息后，才能制订整体治疗计划。

此外，为顺利完成上述步骤，应在初步检查后就能迅速确定进行何种颌位关系记录、选择何种咬合记录材料。

第8章

模型分析

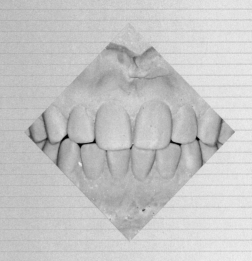

本章学习目标

关于模型分析……

1. 模型分析的顺序
2. 模型分析和咬合分析的异同

1 模型分析的准备

本章将讨论模型分析的方法，及相应治疗计划的制订。

修复治疗计划因缺牙的数量和位置差异有所不同，所以模型分析前应采用X线检查了解口腔整体情况；此外，要了解患者的主诉和期望。基于上述信息，再进行模型分析，制订综合治疗方案，包括整体修复方案和正畸治疗方案等。

2 哪些情况需要上𬌗架后进行模型分析

模型分析的定义是：把上下颌模型以适当的颌位关系上𬌗架，在此基础上检查咬合功能和咬合问题。临床所有患者都需要进行口内咬合检查，但并不是所有患者都需要进行模型分析。需要进行模型分析的情况有：

（1）咬合问题引起早期TMD症状（弹响）。

（2）过度磨耗造成垂直距离改变。

（3）两颗牙以上的咬合错位或排列不齐。

（4）旋转、错位和倾斜的牙齿。

（5）多颗牙齿需要通过修复治疗来改善咬合

状况。

如果患者无明显咬合问题，只进行个别牙齿修复，没有必要进行模型分析。要注意𬌗架上模型分析与口内咬合检查的适应证是有差别的。

3 模型分析的步骤

模型分析之前，需要用X线检查了解口腔整体情况。模型分析需要检查并记录的内容如下：

（1）单颗牙情况（解剖形态、位置、磨损、磨耗）。

（2）牙齿排列（牙弓形态、𬌗曲线、错𬌗畸形）。

（3）咬合情况（咬合接触、咬合类型、覆𬌗、覆盖）。

（4）缺牙区域情况（缺牙数量、位置、间隙、对颌牙有无伸长）。

上述很多信息可以在模型上直接观察到，不需要上𬌗架。尽管如此，将模型上𬌗架后，模拟出口内上下牙列及与颞下颌关节的相对位置关系，可以获得更多、更准确的信息（图1～图9）。

1 模型准备

检查所用模型

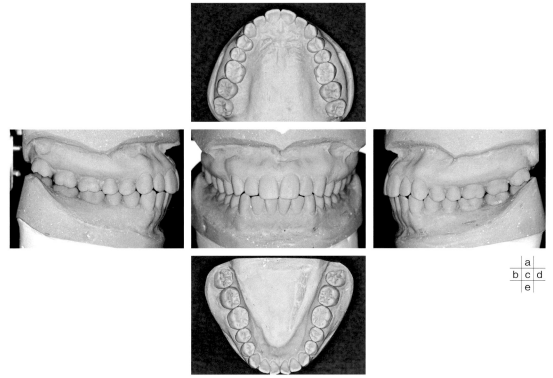

	a
b	c	d
	e

图1a～e　本图中模型是本书第1章～第7章中制作和使用的。图6～图9的口内照片及曲面断层片与模型来自同一名患者，该患者具有理想的咬合状况。通过检查获取患者全面的口腔内部和外部信息是制订治疗计划的基础。如果条件允许，尽量收集以下资料：①已上𬌗架的模型（和口内咬合情况一致）；②X线全景片；③口内照片。利用上述资料，即便患者就诊结束后，医生也能够对患者的情况进行再次评估。

2 正面观检查

前牙美学修复的3个影响因素

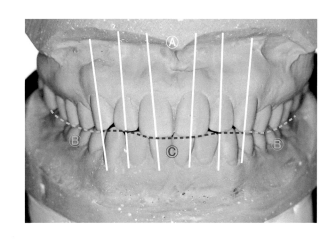

图2　前牙美学修复的3个影响因素：Ⓐ牙齿形态、排列、对称性；Ⓑ上颌后牙区也要有协调的𬌗曲线以及覆𬌗、覆盖；Ⓒ前牙切缘协调，覆𬌗正常。

③ 矢状面检查

磨牙区到前牙区的整体状况

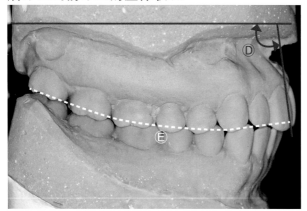 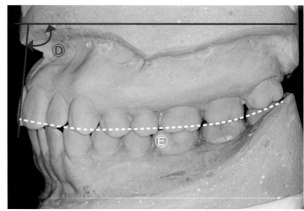

图3a,b 矢状面检查磨牙区到前牙区的整体情况：Ⓓ中切牙与参考平面的倾斜角度；Ⓔ殆平面以及Spee曲线。　　a | b

④ 殆面检查

上下牙弓整体情况

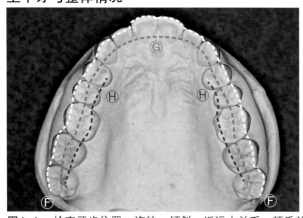 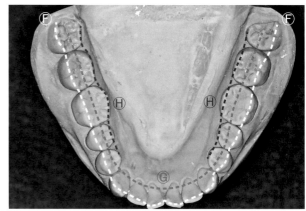

图4a,b 检查牙齿位置、旋转、倾斜、近远中关系、颊舌关系、接触点等。如有缺失牙，需检查缺牙区位置、间隙大小及相邻牙齿情况。Ⓕ牙弓外侧线：磨牙、前磨牙颊尖和前牙切缘连线；Ⓖ牙弓中央线：磨牙、前磨牙中央窝和前牙舌侧连线；Ⓗ牙弓内侧线：磨牙、前磨牙舌尖连线。　　a | b

磨耗状况检查

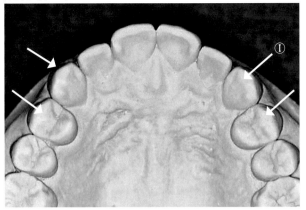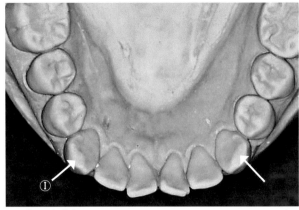

图5a,b 检查磨损和磨耗情况，并分析造成这些状况的口腔副功能。①牙齿磨耗面。　　　　　　　　　　　　　a│b

5 结合口内照片和X线全景片检查

口内正面照检查

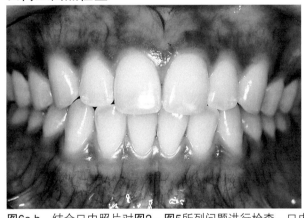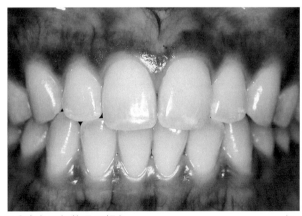

图6a,b 结合口内照片对**图2～图5**所列问题进行检查。口内照片可反映出牙龈状况及颜色。　　　a│b

X线全景片检查

图7 X线全景片能够显示患者口腔全貌，对检查、诊断和治疗方案制订非常重要。X线检查能够为修复治疗提供以下重要信息：①牙齿情况：牙冠形态、牙根形态、龋坏、根管治疗、冠根比、现有修复体等；②软硬组织情况：牙槽骨吸收、根分叉病变等；③缺牙区以及无牙颌的牙槽骨状况（参见第9章表2）。

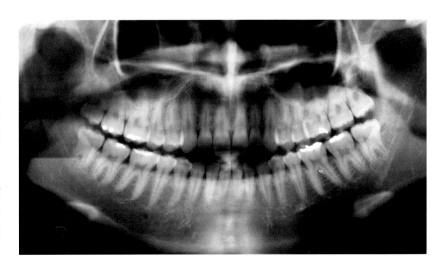

结合口内照片检查前伸和侧方运动

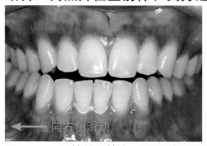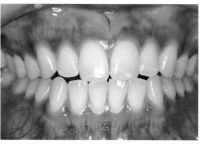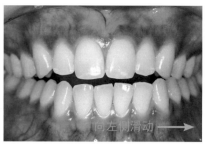

向右侧滑动　　　　　　　　　　前伸运动　　　　　　　　　　向左侧滑动

图8a～c　尽管模型精确，且已利用面弓转移上𬌗架，但模型在𬌗架上模拟的前伸和侧方运动依然不能完全精确复制真实的下颌运动状态。因此，下颌运动时牙齿的接触情况不仅要在𬌗架上进行模型分析，结合口腔内照片检查也很必要。图8a、图8c显示侧方运动起始是尖牙引导，之后变为组牙功能；图8b显示前牙引导的前伸运动。　　　　　　　a | b | c

口内𬌗面照片检查全牙弓情况

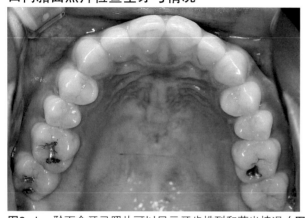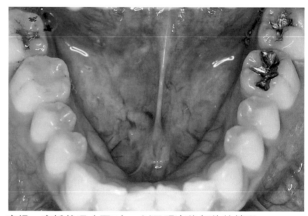

图9a,b　𬌗面全牙弓照片可以显示牙齿排列和萌出情况（图4），磨损、磨耗状况（图5），以及现有修复体的情况。

a | b

Summary

本章小结

　　模型分析的基础是𬌗架上的模型与口内的牙列及咬合状况基本一致。本书从开始至第7章都在介绍口腔修复最基础的临床操作，目的就是实现上述目标。基于准确的模型分析，结合口腔检查以及口内照片、X线检查等获取足够的信息，为全面的诊断以及综合诊疗方案的制订提供依据。

第9章

治疗计划

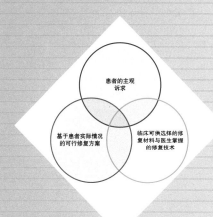

1 制订治疗计划的目的

2 影响修复方案的因素

本章学习目标 ☞

关于制订治疗计划……

1. 制订治疗计划的目的
2. 影响修复方案的因素

1 制订治疗计划的目的

制订治疗计划的目的如下："遵循标准化与系统化的方法制订治疗计划，以期为患者提供最理想的修复效果，获得功能和美学俱佳的口腔状态。"

每个患者都需要依据口腔检查和诊断来制订治疗计划，患者口腔状况越复杂，制订的治疗计划越详细全面。口腔修复是一个涉及多个治疗阶段漫长过程，不同阶段又有不同的治疗内容（图1，图2，表1），只有制订详尽的治疗计划，才能获得最理想的治疗结果。

口腔修复涉及的治疗阶段及其治疗内容包括：

（1）应急处理阶段
  · 急诊相关处置。

（2）基础治疗阶段
  · 初步检查，制订并实施临时或诊断性修复计划。
  · 用于解决炎症和其他病理性变化的基础治疗。

  · 针对牙列不齐或错𬌗畸形的正畸治疗。

（3）正式治疗阶段
  · 重新评估患者状况，制订最终修复方案。
  · 实施最终修复方案。

（4）维护阶段
  · 修复体维护与复诊。

对于复杂修复病例，要分阶段按计划实施治疗，不能直接进行最终修复，应该按照各项治疗的优先级，分步骤完成各项治疗内容。依据前期治疗结果的反馈，完成最终修复方案的制订与实施。

2 影响修复方案的因素

修复诊疗过程是涉及全牙列的美学与功能重建的过程。修复治疗的首要目标应当是恢复患者的口腔功能与美观。此外，修复方案的制订也要考虑修复效果的可预见性、修复体的使用寿命以及后期维护的难易。修复方案的选择详见表2～表4所述。

修复诊疗流程以及影响修复方案的因素

修复相关检查、诊断与治疗的不同阶段

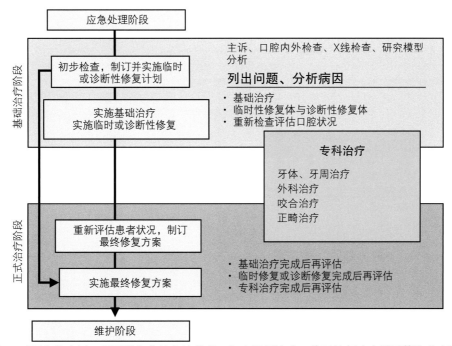

图1 对于有些病例，需要优先实施急诊处理、初步牙周治疗、临时恢复咬合关系等治疗步骤。

影响修复方案的因素

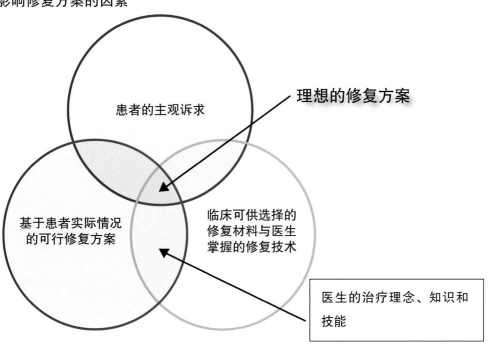

图2 最终的修复方案取决于3个方面的因素：患者的主观诉求、基于患者实际情况的可行修复方案、临床可供选择的修复材料与医生掌握的修复技术。

制订修复治疗计划的基础

制订修复治疗计划的4个基础要素

要素	检查的内容与要点	目的与注意事项
1. 问诊	（1）主诉、病史、现病史 （2）全身及口腔治疗史 （3）患者需求	·与常规牙科治疗相同 ·评估各项辅助检查的需求 ·评估牙科治疗的必要性 ·明确患者的禁忌证 ·初步评估患者心理状况
2. 口内检查	（1）视诊 （2）探诊 （3）叩诊 （4）触诊	
3. 修复专科检查	（1）颞下颌关节检查 （2）咬合检查 （3）𬌗架上进行研究模型分析 （4）诊断蜡型	·𬌗架上进行研究模型分析，全面评估牙体、牙列现有问题 ·诊断蜡型以可视化方式模拟最终修复结果 ·模型分析和诊断蜡型是与患者沟通、获得其知情同意的重要手段
4. 影像学检查	（1）二维影像学检查（X线片、全景片、头影测量等）	·基础检查的重要辅助手段 ·基础治疗开始之前必需的检查
	（2）三维影像学检查（各种CT检查）	·对于常规修复治疗非必需 ·对于种植治疗是必需的 ·结合二维影像学检查可获得更多细节信息

表1　制订修复治疗计划的4个基础要素

确定最终修复治疗方案

确定最终修复治疗方案的5个主要因素

因素		目的与注意事项
1. 患者病情与主观需求	（1）了解患者现病史及既往史	· 结合患者主诉了解患者病史 · 明确病因，并去除病因，如进行菌斑控制等
	（2）预测并预防将来可能发生的问题	· 基于循证医学结论，预测患者病情进展情况 · 基于患者的目的和需求选择治疗方案
	（3）功能问题与修复目标	· 评估咀嚼、语言等功能受损的程度 · 了解患者对于功能恢复的需求
	（4）美学修复相关问题	· 了解患者的美学需求，如面型、牙齿形态与颜色和排列
2. 牙体、牙列与咬合检查结果	（1）口内检查 （2）𬌗架上研究模型分析 （3）下颌功能运动检查	· 单颗牙情况（解剖形态、位置、磨损、磨耗） · 牙齿排列（牙弓形态、𬌗曲线、错𬌗畸形） · 咬合情况（咬合接触、咬合类型、覆𬌗、覆盖） · 缺牙区域情况（缺牙数量、位置、间隙、对颌牙有无伸长）
3. 牙周检查结果/X线检查结果	（1）常规牙周检查	· 牙周袋深度、角化龈厚度与宽度、牙齿松动度、根分叉病变等
	（2）全口X线检查 （3）曲面断层片	· 牙冠与牙根形态、龋、根管治疗、牙槽骨状况、冠根比等
4. 修复材料与类型	（表3、表4）	（表3、表4）
5. 各项治疗的实施顺序	（1）急诊处理（包括应急的美学处理）	· 首先解除疼痛，包括牙折、牙周及牙体急性炎症、TMD急性症状等；前牙缺损或缺失引起的美学问题
	（2）牙周病和龋病的治疗	· 牙周治疗与维护；龋病控制
	（3）口腔外科与正畸治疗	· 修复前外科及正畸治疗
	（4）最终修复	· 依据修复目标实施最终修复治疗

表2 确定最终修复治疗方案的5个主要因素

牙体缺损和牙齿缺失的修复方案

牙体缺损的修复方案

	修复体类型	能否作为固定桥的基牙	注意事项
1. 充填术、嵌体	· 复合树脂充填	×	· 影响选择的因素：龋坏的位置与深度、是否处于美学区、有无磨损磨耗等咬合问题
	· 金属嵌体 · 复合树脂嵌体 · 瓷嵌体	×	· 不同材料选择的依据：牙齿位置、龋坏情况、余留牙体组织、修复是否涉及牙尖、咬合状况、对颌牙材料、美学考量
2. 部分冠	· 贴面	×	· 活髓前牙牙体缺损的修复方法；死髓前牙根据余留牙体组织情况酌情选择 · 改善牙齿变色与牙齿外形不良
	· 开面冠（前牙） 　3/4冠（尖牙） 　4/5冠（前磨牙） 　7/8冠（磨牙）	O	· 开面冠已基本不用 · 适用于修复活随牙，但只有金属材料可选择的情况，该方法可兼顾美学 · 基牙预备以及临时修复体制作困难，临床已不常用
	· 邻面半冠（磨牙）	O	· 多用于固定桥修复基牙倾斜的情况 · 在下颌磨牙可见
	· 高嵌体	O	· 与嵌体适应证的区别：基于龋坏严重程度、修复是否涉及牙尖、咬合力的大小与方向评估 · 与嵌体相比，美学效果及强度好，但需要更多的牙体预备
3. 全冠	· 铸造冠	O	· 恢复牙齿外形与咬合接触 · 强度高，但美学效果差
	· 金属烤瓷冠（烤瓷熔附金属全冠） · 金属烤塑冠（树脂–金属混合全冠）	O	· 需要了解烤瓷与烤塑的区别 · 树脂与瓷相比，二者在机械强度、对颌牙磨耗、色彩稳定性、光泽稳定性、可抛光性、可修理性等方面存在差异
	· 树脂全冠 · 全瓷冠	O	· 树脂与瓷的区别见上格 · 均可用于单个牙冠 · CAD/CAM氧化锆可用于固定桥修复

表3　牙体缺损的修复方案。依据图2和表2的相关因素选择合适的修复方案

牙齿缺失的修复方案

	类型	注意事项
固定桥	· 树脂粘接桥；金属桥；烤瓷桥；纤维增强复合树脂桥；全瓷桥（包括全氧化锆桥）	· 缺失牙数目与基牙数目 · 基牙余留牙体组织、牙周状况、牙槽骨条件 · 缺牙区牙槽骨、牙龈形态；余留牙的倾斜与位移 · 对颌牙状况、殆曲线 · 基牙设计与桥体设计 · 咬合力与修复材料强度
可摘局部义齿	· 树脂基托；金属基托	
种植修复	· 种植单冠；种植联冠；种植桥	· 种植仅是牙齿缺失的一种治疗手段 · 需要进行全面的检查与修复设计 · 需要合理的咬合设计与良好的牙周维护

表4　牙齿缺失的修复方案

Summary

本章小结

　　修复治疗计划制订的基本要求是：遵循标准化与系统化的方法制订治疗计划，以期为患者提供最理想的修复效果，使其口腔在功能和美学两方面都达到最佳状态。理想的修复治疗计划关键点包括：①全面列出现有问题；②明确的治疗目标；③切实可行的治疗流程；④获得患者知情同意（包括费用）。

　　实现理想修复的必备条件包括：①以患者为中心的治疗理念；②基于循证医学的治疗方案；③严格遵循方案实施治疗。此外还需要：①掌握基础知识、提升基本技能；②对个人能力的正确认知；③患者利益至上的观念。

第10章

基牙预备的基本
原则

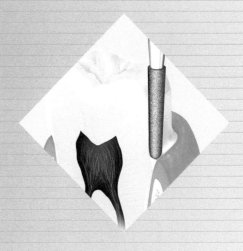

本章学习目标

关于基牙预备……

1. 相关基础知识
2. 基牙预备的原则（特别是生物学原则）

1 基牙预备的定义

基牙预备指基于制作修复体的目的，打磨或切割牙体组织。口腔内科学一般使用洞型预备的概念，用于充填术或嵌体修复；口腔修复学一般使用基牙预备的概念，用于义齿修复。基牙预备的目标是通过牙体预备形成理想的牙齿外形和完成线，为制作就位准确、强度与美学均符合需求的修复体提供条件。

修复体的选择与基牙预备要综合考量以下3方面因素：①生物学因素；②机械因素；③美学因素（图1）。本章主要讨论生物学相关因素，机械与美学因素将随后介绍。

修复体的选择与基牙预备相关因素

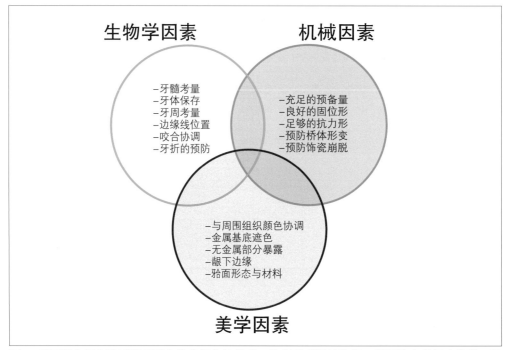

图1 基牙预备是制作理想且耐久的修复体的基础。为实现理想的修复，需要综合考量生物学、机械力学、美学等相关因素，这些对于成功的修复必不可少。（图片引自参考文献3，并进行了部分修改）

2 基牙预备相关术语——"边缘"与"完成线"

文献和参考书中有很多基牙预备相关术语，其中有些容易混淆，例如"边缘（Margin）"与"完成线（Finishing line/ Finish line）"的区别。"边缘"是指修复体的边缘；"完成线"是指基牙上预备过的牙体组织与未预备的牙体组织之间的交界线。以下结合图2讲解本书中相关术语。

基牙预备相关术语

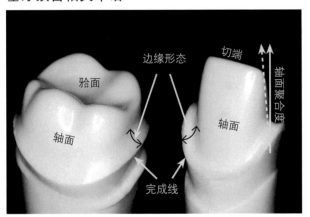
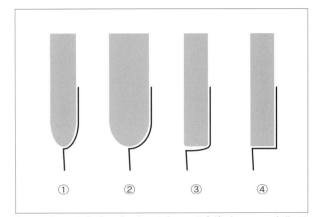

图2a,b 图2a中"轴面聚合度（Axial taper）"不仅存在于近远中面之间，也存在于颊舌面之间。"边缘（Margin）"是指修复体的边缘。"完成线（Finishing line/ Finish line）"是指基牙上预备过的牙体组织与未预备的牙体组织之间的交界线。完成线的位置对于基牙预备非常重要，其形态根据修复体类型也有所不同。图2b显示本书中所提到的完成线类型及其相匹配的车针外形：①凹型（Chamfer）；②深凹型（Deep chamfer）；③圆角肩台型（Rounded shoulder）；④肩台型（Shoulder）。②与③在临床中很难区别。预备时要根据边缘形态的要求，选择匹配的车针。 a|b

---

【小贴士】主要的完成线类型

在国内外的本科生修复教材中，基本的完成线类型为：①刃状（Knife edge）；②凹型（Chamfer）；③肩台型（Shoulder）；④带斜坡肩台型（Beveled shoulder）。本书中深凹型（Deep chamfer）和圆角肩台型（Rounded shoulder）是在此基础上改良的，分别属于凹型（Chamfer）与肩台型（Shoulder）。

铸造全冠的边缘形态一般为凹型（Chamfer）。全瓷修复体的边缘形态多数是深凹型（Deep chamfer）。临床中，深凹型（Deep chamfer）其实就是略倾斜的圆角肩台型（Rounded shoulder），二者难以完全区分。

3 基牙预备的生物学原则

基牙预备的生物学原则如下（图3）：

（1）保护牙髓组织（表2）。

（2）保存牙体组织（表3，表4，图7）。

（3）维护牙周组织健康。

结合表1、图4～图6介绍基牙预备所用手机。

基牙预备的生物学原则

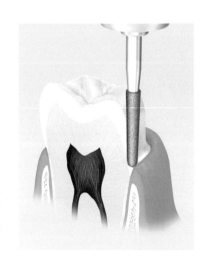

图3 在基牙预备过程中一定要注意：①保护牙髓组织；②保存牙体组织；③维护牙周组织健康。这3个方面彼此紧密关联。

如图2所示，理想的基牙预备需要足够的牙齿预备量，但基牙预备不仅要达到良好的预备形，还要实现修复体与牙周组织之间的协调。完成线的位置与牙周健康密切相关。临床中，需要基于修复体类型、美学需求、牙髓状况等因素综合考量来确定最终的预备形。（图片引自参考文献3，并进行了部分修改）

【小贴士】基牙预备所用手机

名称	转速	特点及用途
涡轮手机	350000～450000r/min	1. 常规基牙预备 2. 初步快速大量磨切 3. 高转速导致局部细节的修整效果具有不确定性
电动马达	弯机 1:1　100～40000r/min x5（1:5）1800～200000r/min x1/5　20～8000r/min	1. 作为涡轮手机的补充 2. 车针摆动小 3. 用于细节修整（例如龈下预备） 4. 用于最终抛光成形
	直机 1:1　100～40000r/min	1. 用于部分上颌切牙和尖牙舌面预备 2. 使用硅橡胶磨头用于最终抛光成形

表1 基牙预备所用手机

用于基牙预备的手机类型

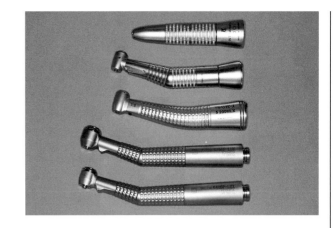

图4 从上至下为：直机、弯机、电动马达、大头涡轮手机、小头涡轮手机。特点及用途见**表1**。

手机的特征

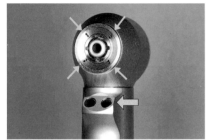 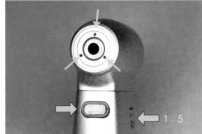 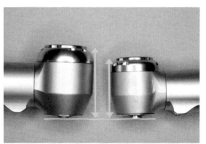

图5a～c 要实现高质量、高效率的基牙预备，需要使用符合生物学与人体工程学的工具。手机需要充足的喷水量、光纤照明及旋转部件。该涡轮手机有4个出水孔，可有效地为牙齿和车针供水降温（a）；光纤照明可以提供清晰的工作环境。×5（1∶5）的电动马达具有充足的供水系统与光源（b）；不同大小的手机工作端（c）。根据治疗位点与患者开口的情况，选择机头的大小及车针长度。

a|b|c

出水孔数量与喷水状态

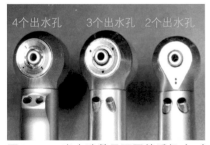 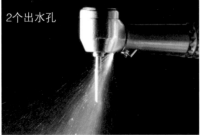 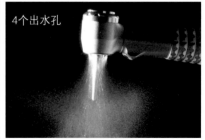

图6a～c 出水孔数量不同的手机（a）。2个出水孔（b）与4个出水孔（c）。为了高效地冷却牙齿并防止车针工作端被封堵，对手机的出水孔数量与出水状态进行了改进。2个出水孔喷水角度有限，水流无法很好地覆盖车针。4个出水孔可以各个角度喷水，为车针和牙齿降温。

a|b|c

保护牙髓组织

导致牙髓损伤的因素及应对措施

导致牙髓损伤的因素	主要原因	解决办法
1. 髓腔形状与大小	（1）不同牙位、年龄、治疗史、修复类型、修复材料	**X线检查的应用**
2. 温度升高	（1）手机车针的摩擦	· **充足的喷水（水量、出水孔数量与分布）** · **使用高效的车针** · **防止磨切下来的杂质包裹车针末端** · **避免车针给基牙过大压力（轻接触）**
3. 龋坏	（1）残留脱矿牙本质 （2）继发龋	· **应用龋齿指示剂** · **应用垫底材料**
4. 基牙的刺激（防止细菌感染）	（1）临时粘固剂的化学刺激 （2）微渗漏	· **临时修复体保护基牙** · **合适的粘接剂防止微渗漏** · **应用牙齿表面保护剂**
5. 牙齿磨切量	（1）基牙预备量与牙髓健康之间的矛盾	· **熟悉各类修复体对于预备量的要求** · **合理决策根管治疗的必要性**

表2　基牙预备的过程与牙髓组织健康密切相关。基牙预备过程中患者可能会有如下症状：①轻微不适感；②疼痛（即刻痛、延迟痛等）；③温度刺激；④咬合痛；⑤跳痛等。如果发生了牙髓暴露，则需要行去髓术。上述问题需要在基牙预备前向患者告知，并说明有牙髓暴露的风险，获得患者的知情同意。临床常规活髓牙的基牙预备建议给予合理的局部麻醉，减轻患者在治疗过程中的不适感。

② 保存牙体组织

基于牙体保存原则的基牙预备

1. 选择部分冠的修复方案
2. 合理的轴面聚合度
3. 均匀的轴壁磨切（依据美学需求）
4. 均匀的𬌗面磨切（依据𬌗面解剖形态）
5. 合理分配基牙的𬌗龈高度与修复体的咬合空间
6. 完成线的位置（表4）
7. 完成线的类型

表3　牙体保存是重要的口腔治疗原则（图3），也是选择修复方式的指导原则

基牙预备的基本要求

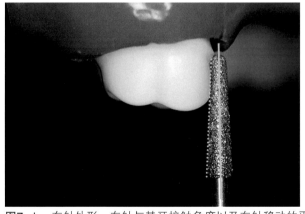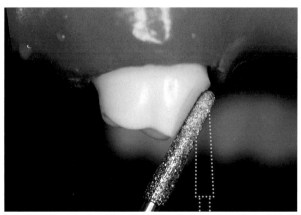

图7a,b　车针外形、车针与基牙接触角度以及车针移动的平顺程度决定了基牙完成线形态和轴壁聚合度（a）。除合理地选择车针型号外，预备过程中保持车针与基牙接触角度的一致非常重要。如果车针倾斜，基牙的轴壁聚合度会过大。操作者站位不合理，或患者开口度较小、手机角度被对颌牙干扰的时候常会发生此情况（b）。　　　　　　a | b

---

【小贴士】关于涡轮手机所用切削工具的名称

在各类参考书中，手机所用切削工具的名称有"Diamond point""Tungsten carbide bur"和"White point"等，可以统称为"金刚砂车针"，所以本书中使用"金刚砂车针"或"车针"。

基牙完成线的位置

完成线位置	优点	缺点	特征
龈上	1. 便于牙体预备、临时修复体制作和印模制取 2. 便于检查修复体边缘适合性 3. 便于清除多余粘固剂	1. 美观性受限	· 位于牙釉质 · 维护牙周健康的最佳选择
龈下	1. 美观 2. 预防继发龋 3. 降低活髓基牙边缘敏感 4. 利于调整修复体轴面外形轮廓	1. 不可避免地导致牙龈退缩 2. 牙体预备、临时修复体制作和印模制取稍复杂 3. 完成线深度判断和控制难度高 4. 牙齿磨切量更大	1. 要求与牙周组织和谐（见本章最后一节内容） 2. 适用于美学需求高的情况 3. 围绕基牙不同部位的完成线高度是不一致的

表4　完成线位置的选择受很多因素影响，除牙龈健康、修复体类型之外，还有修复体位置、美学需求、口腔卫生状况、余留牙状况等

4 基牙预备与牙周组织健康

理想的修复要求基牙预备与牙周组织健康二者和谐统一。一方面，基牙预备要尽量在健康的牙周条件下进行；另一方面，基牙预备应维护牙周组织健康。然而，临床中很难完全满足这样的要求（图8~图11）。

1) 牙周组织健康

基牙预备与牙周状况不和谐

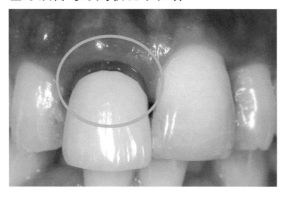

图8　患者主诉牙冠不美观，牙根暴露，牙龈的颜色和质地变差。

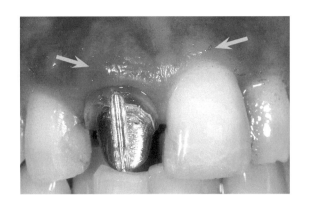

图9　去除图8的金属烤瓷冠后检查：基牙完成线及根方的牙体组织变色；基牙牙龈与对侧健康牙龈相比颜色变深、质地变软（箭头）；基牙颊侧中部有6~8mm的牙周袋。诊断为基牙慢性牙周炎和继发龋。

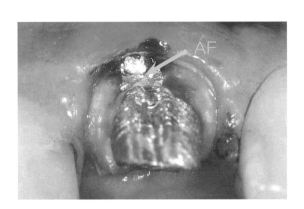

图10　𬌗面观可见唇侧部分完成线位于银汞充填物中间，说明牙根深部龋坏经银汞充填治疗后，牙体预备在充填物上完成。虽然基牙预备的完成线深入龈下不多，但深部的龋坏及充填物破坏了牙周生物学宽度，导致牙周炎症。牙周问题虽然最开始不是源于基牙预备，但由于没有满足基牙预备与牙周组织健康和谐的要求，影响了最终的修复效果。

【小贴士】什么是生物学宽度？

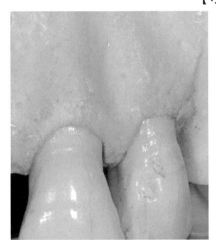
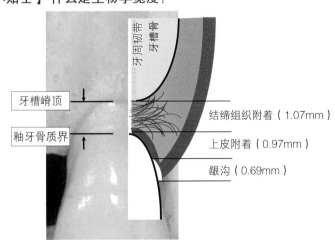

结缔组织附着（1.07mm）
上皮附着（0.97mm）
龈沟（0.69mm）

牙槽嵴顶
釉牙骨质界

a | b

图11a,b　健康自然的牙槽骨外形（a）。生物学宽度的示意图（b）。在健康的牙周组织中，牙槽嵴顶与牙龈顶之间为：结缔组织附着、上皮附着、龈沟结构。健康的结缔组织附着宽度1mm左右，内含Sharpy纤维，插入根面牙骨质，将牙周组织牢固连接在牙骨质表面，维持牙的稳固，并保护下方牙周韧带。上方约1mm的上皮附着，通过桥粒或半桥粒紧紧贴附在牙釉质表面，封闭龈沟底部，构成屏障。有些学者将结缔组织附着、上皮附着、龈沟的总宽度称为生物学宽度，一般为3.00mm；也有观点认为生物学宽度不包括龈沟深度，是2.00mm左右。

　　生物学宽度的临床意义在于为修复体边缘的位置提供参考，要求修复体边缘不能侵犯生物学宽度，如侵犯了生物学宽度，会发生牙龈退缩、牙周袋形成或牙龈慢性炎症等。修复体应具有理想的颈部外形轮廓以及合适的边缘位置，以实现优秀的美学效果并维持牙周健康。

Summary

本章小结

基牙预备是口腔修复临床中的日常操作，遵照基本原则进行合理的基牙预备非常重要。基牙预备要综合考虑生物学因素、机械因素与美学因素，以提升远期修复效果。

随着修复材料的进步与修复体制作工艺的发展，制作机械性能与美学效果兼备的修复体越来越容易，但无论何种材料的修复体，都要在基牙预备的基础上完成，虽然基牙会被修复体掩盖，但是修复体最终表现出来的美观效果和远期功能都与基牙预备的质量密切相关。

基于生物学因素考虑，基牙预备要遵循保护牙体、牙髓组织的原则。此外，还要实现基牙预备与牙周组织健康的和谐统一。一方面，基牙预备要维护牙周组织健康；另一方面，要求基牙预备尽量在健康的牙周条件下进行。因此，修复治疗计划的制订，要基于对牙周组织健康状况的全面评估。

第11章

下颌磨牙全冠（铸造金属全冠）基牙预备

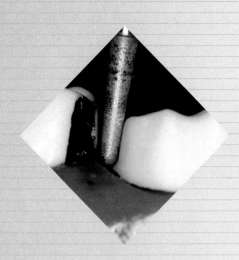

1 基牙预备的位置与姿势

2 下颌磨牙全冠基牙预备的临床操作

本章学习目标

关于基牙预备……

1. 基牙预备的位置与姿势
2. 全冠基牙预备的临床要点
3. 下颌磨牙全冠基牙预备的临床操作

1 基牙预备的位置与姿势

采取正确的姿势进行基牙预备非常重要，不仅影响基牙预备的效果，也影响操作者的工作效率与健康。

直视下进行基牙预备是最理想的视角，但是要在直视状态下完成所有牙位的基牙预备是不现实的。如强求在直视状况下进行所有牙位各角度的基牙预备，操作者的姿势可能会不舒服，不利于操作者的健康。因此，掌握在口镜视野下进行基牙预备的技能是非常必要的。

操作者可以通过移动自己的位置来调整视角（图1：可选择的位置），也可以通过调整患者的体位或头部姿势来改变视野（图2：左右旋转，低头或后仰）。操作者应根据所预备牙位与牙面的不同来随时调整个人的位置与患者的姿势。此外，应基于待预备的牙位、手机的类型、医生操作的位置，随时调整患者开口度，缓解患者长时间大开口的疲劳感。

操作者根据预备牙位的不同调整操作的位置

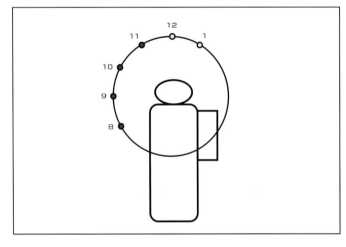

图1 基牙预备时操作者可选的操作位置。预备下颌磨牙时，理想的操作位置是患者8～11点钟位置。

调整患者头部姿势以获得合适的视角

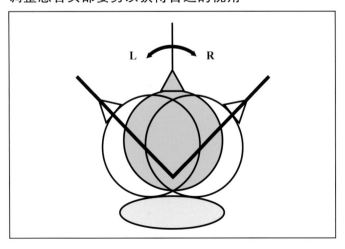

图2 调整患者头部姿势可以获得不同的视角。操作者应根据所预备的牙位与牙面调整患者的头部姿势。

2 下颌磨牙全冠基牙预备的临床操作

依据基牙预备的基本原则，结合熟练的操作技能，完成标准的基牙预备，这是实现理想修复的重要环节。

本章结合图3~图26一步一步讲解铸造金属全冠基牙预备的临床操作步骤。图中所预备基牙与邻牙涂上了黑色标记，以清晰地展示邻牙损伤、完成线与牙龈的位置关系等特征。

表1介绍了铸造金属全冠的适应证、优点与缺点；表2简述了磨牙铸造金属全冠基牙预备的主要步骤；表3总结了预备邻面的5个要点。

铸造金属全冠的适应证、优点与缺点

适应证	优点	缺点
· 磨牙与前磨牙 · 无法行充填术、嵌体修复的大范围牙体缺损 · 需要改变外形或咬合接触的牙齿 · 死髓牙、隐裂牙等需要增加抗力的牙齿 · 作为可摘局部义齿的基牙 · 作为固定桥的基牙 · 二次修复的牙齿	· 覆盖全部牙体组织，形变少，固位力强 · 能够改变牙齿整体外形 · 与部分冠相比，抗力性更好	· 与部分冠相比，牙齿磨切量更大 · 美观效果不佳 · 可能存在对牙龈的刺激

表1 铸造金属全冠的适应证、优点与缺点

磨牙铸造金属全冠基牙预备的主要步骤

预备顺序	工具、车针类型	注意事项
1. 殆面引导沟制备（图5，图6）	· 球形金刚砂车针 · 球形钨钢裂钻	· 功能尖降低⇒至少1.5mm · 形成功能尖斜面
2. 殆面预备（图10）	· 中等直径的圆头锥形车针	· 非功能尖降低⇒至少1.0mm · 殆面呈V形，不要磨平 · 与天然牙外形相似
3. 轴面引导沟制备与轴面预备1（颊面）（图11，图12）	· 中等直径的圆头锥形车针	· 引导沟深度1mm以上 · 完成线处宽度0.5mm。注意不要使用过细车针，否则边缘可能产生无基釉（图14） · 颊面⇒下颌牙分2部分预备、上颌牙按1部分预备
4. 轴面引导沟制备与轴面预备2（舌面）（图13）	· 中等直径的圆头锥形车针	· 舌面⇒下颌牙按1部分预备、上颌牙分2部分预备 · 聚合度不能过大
5. 邻面预备（图16，图17，表3）	· 细的锥形或针形车针	· 不要损伤邻牙 · 不要损伤牙龈乳头
6. 轴面修整（图18～图20）	· 中等直径的圆头锥形车针	· 远中舌侧轴面角是预备难点 · 整个轴面光滑连续 · 聚合度不能过大
7. 检查预备体外形（图21～图24）	· 蜡 · 印模材料	· 检查咬合空间 · 检查预备的整体轮廓、有无倒凹、完成线是否光滑连续 · 进行快速印模与模型灌制，口外全面检查基牙预备状况 · 增加辅助固位形，如沟固位形、洞固位形和钉道固位形
8. 精修与抛光（图25，图26）	· 中等直径或粗的圆头锥形车针（细砂、超细砂） · 硅橡胶磨头	· 形成光滑连续的完成线 · 圆钝的点线角

表2 磨牙铸造金属全冠基牙预备的主要步骤

铸造金属全冠基牙预备的大体形态

去除牙釉质的牙体形态=理想的基牙预备外形

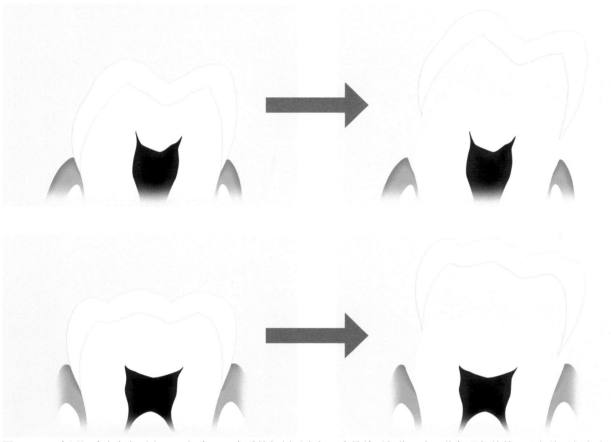

图3a～d　在近远中向与颊舌向，下颌磨牙牙本质的解剖形态与牙齿的外形相似。全冠修复理想的基牙预备外形与去除牙釉质的牙齿形态接近。

a	b
c	d

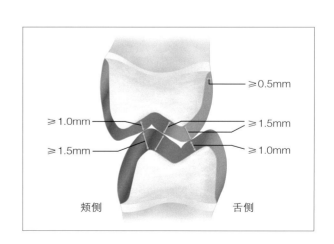

图4　图示铸造金属全冠的理想预备量。功能尖1.5mm，非功能尖1.0mm，完成线宽度0.5mm。机械性能与生物力学性能的需求决定了金属全冠的厚度。（图片引自参考文献4，并进行了部分修改）

② 殆面引导沟制备

制备殆面引导沟的车针

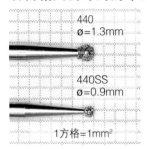

440
ø=1.3mm

440SS
ø=0.9mm

1方格=1mm²

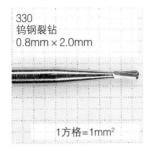

330
钨钢裂钻
0.8mm × 2.0mm

1方格=1mm²

图5a,b 制备引导沟的车针直径应与预备量接近，以便于操作者评估制备的引导沟深度。在本书中，使用球形金刚砂车针（440#、440SS#）定深，也可用钨钢裂钻（330#）定深。（本书中所用金刚砂车针均来自Shofu公司，依据ISO标准编号，车针尺寸有明确规定，附录中有详细介绍）

a | b

沿殆面主要窝沟制备引导沟

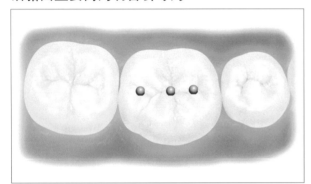

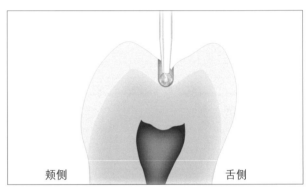

颊侧　　舌侧

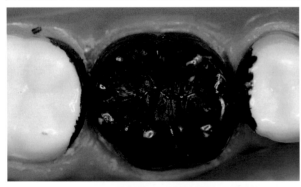

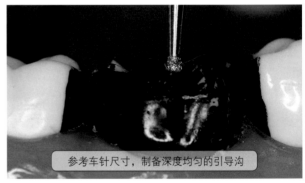

参考车针尺寸，制备深度均匀的引导沟

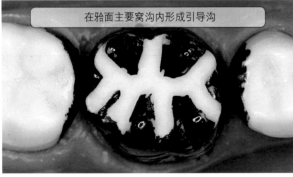

在殆面主要窝沟内形成引导沟

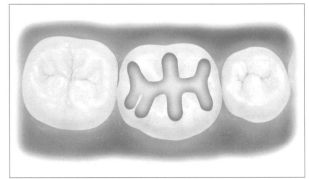

图6a~f 利用440#车针（直径约1.3mm）在殆面制备深度均匀的引导沟。起始点可以选近中点隙、远中点隙或中央窝（a）。殆面的主要窝沟都要形成引导沟。操作者要时刻关注车针没入牙面的深度，保证引导沟深度均匀。

a | b
c | d
e | f

③ 殆面预备

殆面预备车针（整个牙的初步预备也选用此车针）

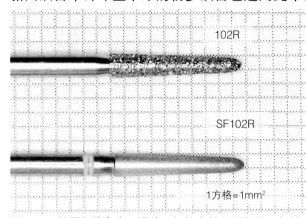

102R

SF102R

1方格=1mm²

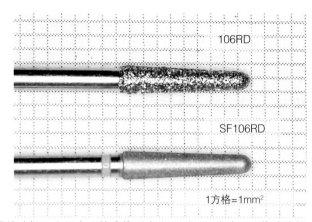

106RD

SF106RD

1方格=1mm²

图7a,b　从预备效率方面评价，粗的车针是预备殆面与轴面的最佳选择。金属全冠的边缘形态为凹型，因此选用工作端头部为圆形的102#或106#车针。（图中带黄色标记的超细砂车针用于抛光）

a | b

殆面预备时车针摆放的角度

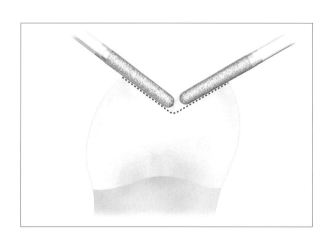

图8　殆面预备完成的形态应与基牙原有形态类似。殆面预备时车针放置的角度应遵循基牙的殆面外形。

【小贴士】车针的选择很重要

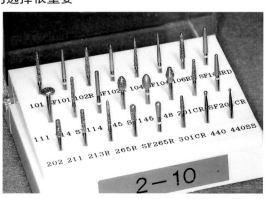

图9　目前市场上有大量车针可供选择，操作者要根据个人习惯选择实用且高效的车针。尽管国外有句谚语说"手艺差的人总责怪工具不好使（A bad work man always blames his tools）"，但对于修复医生来说，车针的选择的确会影响基牙预备的效率与效果。

连接引导沟，以均匀的深度预备𬌗面

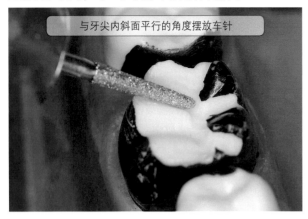
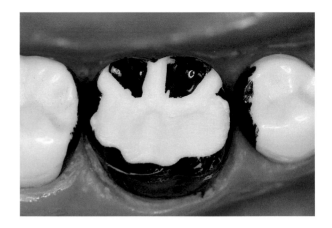

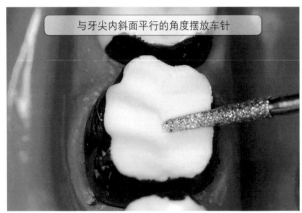
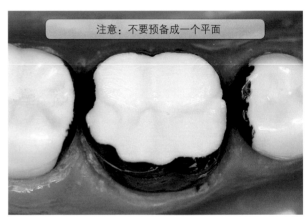

图10a～d　连接引导沟，以均匀的深度完成𬌗面预备。预备后𬌗面形态应与基牙原有𬌗面形态类似，不能磨成平面（图3）。注意车针角度基本与牙尖内斜面平行，使用车针头部1/2均匀预备。如果车针放置角度有问题，将无法保证均匀的预备深度，达不到预期效果。

a	b
c	d

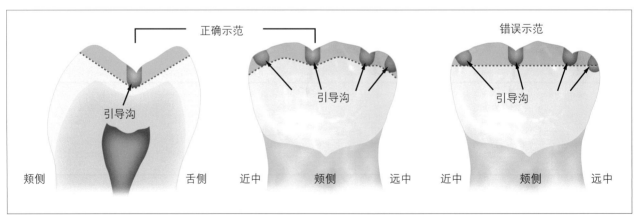

图10e　𬌗面预备应基于原有𬌗面形态，依据引导沟进行预备。避免把𬌗面预备成右图所示的平面。

颊面引导沟制备与颊面预备

颊面殆1/2，车针与牙长轴成15°制备引导沟

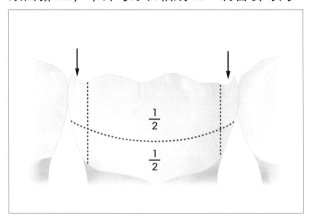

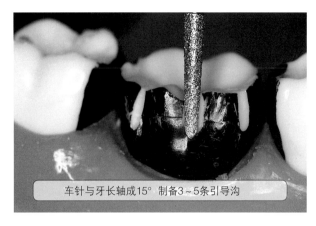

车针与牙长轴成15°制备3~5条引导沟

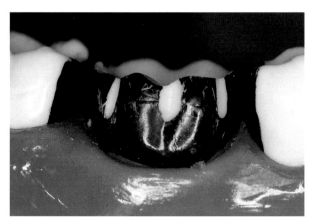

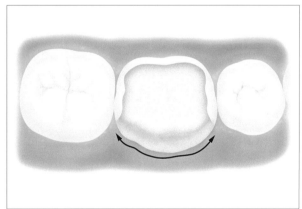

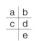

图11a~e 下颌磨牙颊面分为殆、龈2部分进行预备。2部分磨切深度基本一致，角度有所差别。引导沟深度为102#或106#车针直径1/2左右。在殆1/2，车针与牙长轴成15°，制备3~5条引导沟（a~c）。沿引导沟，均匀地磨切颊面殆1/2的牙体组织（d,e）。

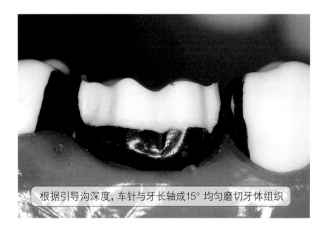

根据引导沟深度，车针与牙长轴成15°均匀磨切牙体组织

颊面龈1/2，车针平行于牙长轴制备引导沟

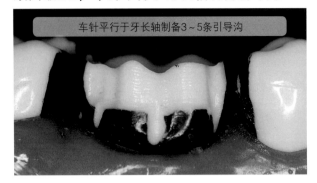
车针平行于牙长轴制备3~5条引导沟

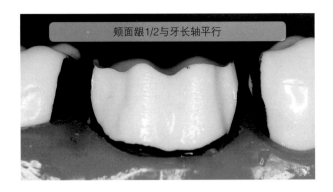
颊面龈1/2与牙长轴平行

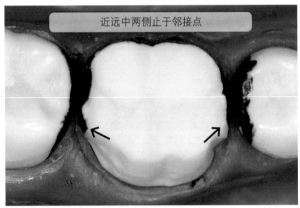
近远中两侧止于邻接点

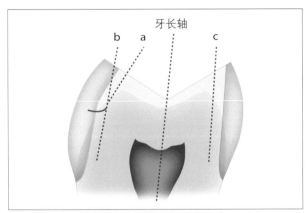
牙长轴

图12a~d 完成颊面殆1/2预备后，按相同的步骤预备颊面龈1/2。要求车针与牙长轴平行，初步预备的完成线位于龈上，近远中两侧止于邻接点。图12d中，虚线b和虚线c的聚合度会影响修复体固位，要求此处车针应尽量平行。所用车针（102R#，106RD#）自身有3°的锥度，因此保持车针与牙长轴平行刚好能形成颊舌侧6°的聚合度。

a	b
c	d

⑤ 舌面引导沟制备与舌面预备

下颌磨牙舌面预备无须分为2部分

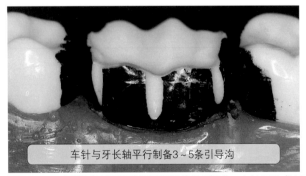
车针与牙长轴平行制备3~5条引导沟

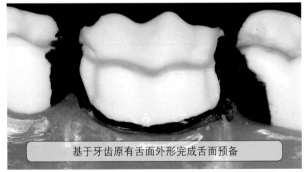
基于牙齿原有舌面外形完成舌面预备

图13a, b 下颌磨牙舌面预备无须分为2部分。以102#或106#车针的半径为参考，制备3~5条引导沟，沿引导沟完成舌面预备。初步预备的完成线位于龈上。车针角度参照图12d。

a | b

【小贴士】车针形态与完成线类型

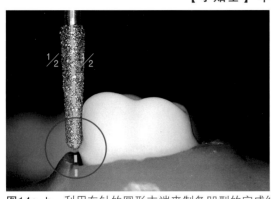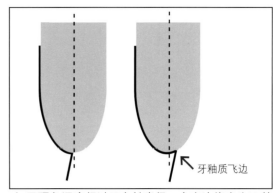

牙釉质飞边

图14a, b　利用车针的圆形末端来制备凹型的完成线形态。如果预备深度超过了车针半径，会在边缘产生无基釉。为了避免无基釉的产生，需要用宽度更大的车针进行预备或精修边缘。如完成线位于龈下，预备前需要排龈以保护周围牙龈组织。

a｜b

⑥　邻面预备

打开邻接所用车针

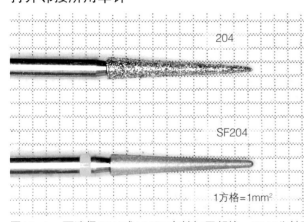
204
SF204
1方格=1mm²

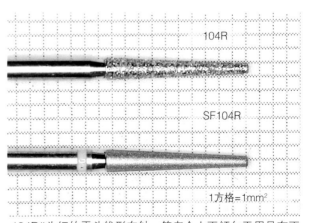
104R
SF104R
1方格=1mm²

图15a,b　可选择204#或104R#车针打开邻接。204#为针形车针，104R#为细的平头锥形车针，笔者个人更倾向于用具有更大锥度的204#车针。

a｜b

打开邻接的示意图

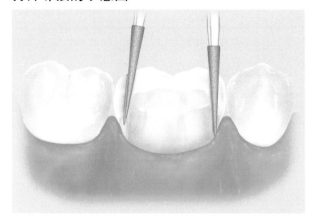

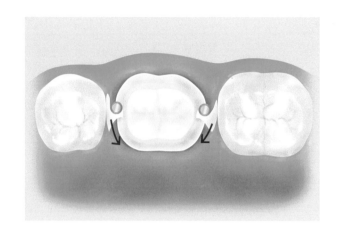

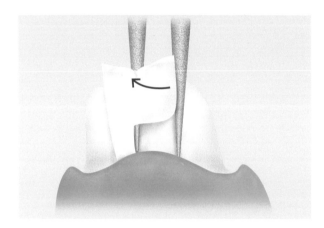

$$\frac{a\,|\,b}{c}$$

图16a~c　打开邻接要求操作非常精细。应选用新的车针，沿牙长轴移动车针，既不破坏邻牙，也不会使聚合度过大。手指应在基牙附近形成稳定的支点，避免车针抖动。

【小贴士】预备邻面的5个要点

1. 车针从颊舌侧启动，向邻面滑动

2. 在近远中沿着龈缘线移动车针

3. 注意近远中与唇舌侧完成线的高度是不一致的，进入邻面后车针需略上提（图16c红色箭头）

4. 在邻接点留一薄层牙釉质壁

5. 不要损伤牙龈乳头

表3　上述为预备邻面的5个要点。注意保护邻牙，如果伤及邻牙，被打磨的部位需要高度抛光

打开近远中邻接

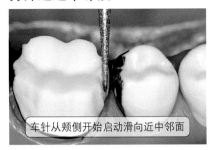
车针从颊侧开始启动滑向近中邻面

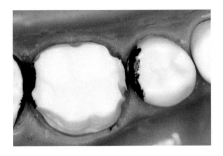

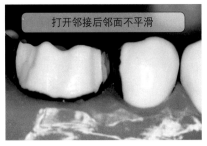
打开邻接后邻面不平滑

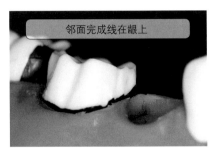
邻面完成线在龈上

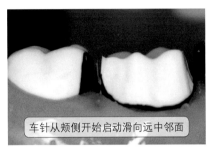
车针从颊侧开始启动滑向远中邻面

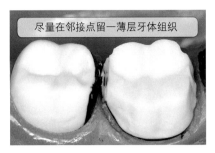
尽量在邻接点留一薄层牙体组织

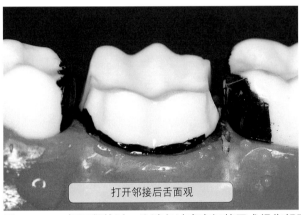
打开邻接后舌面观

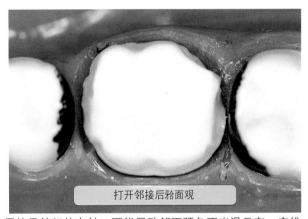
打开邻接后𬌗面观

图17a~h　打开邻接时，为避免过度磨切基牙或损伤邻牙，选用的是较细的车针，可能导致邻面预备不光滑且有一定锥度。此外，邻面预备时手机的冷却水可能无法完全喷到预备处，要注意观察。

a	b	c
d	e	f
g	h	

⑦ 轴面修整与完成线的预备

轴面修整与完成线的预备要保证车针与牙长轴平行（手机与殆平面平行）

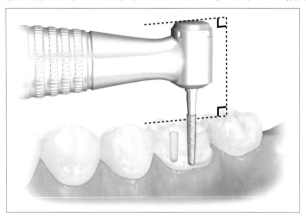

图18　移动手机时保持车针与牙长轴平行，以保证形成理想的轴面聚合度。由于邻牙的干扰以及患者开口度的限制，预备过程中可能会出现车针倾斜，操作者一定要随时注意调整车针角度。（图片引自参考文献3，并进行了部分修改）

轴面修整与完成线的预备

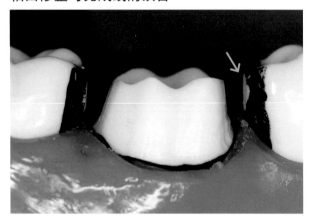
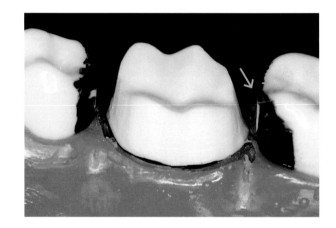
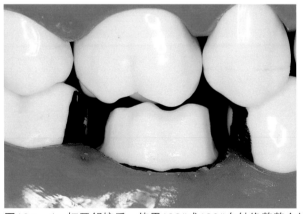
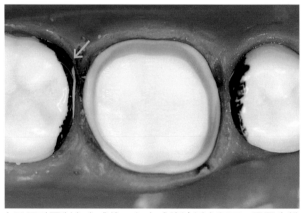

图19a～d　打开邻接后，使用102#或106#车针修整整个轴面。由于同时要制备完成线，如完成线计划在龈下，需要先排龈。本例中完成线在龈上，未进行排龈。远中舌侧轴面角是最难预备的部分，建议操作者尽量在直视下完成该区域的预备。由于后牙空间的限制与视野的阻挡，有时难以避免伤及邻牙（黄色箭头）。如果伤及邻牙，要对损伤部位高度抛光。

a	b
c	d

车针保持与牙长轴平行

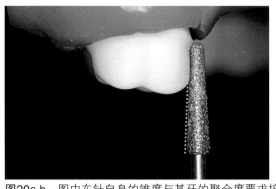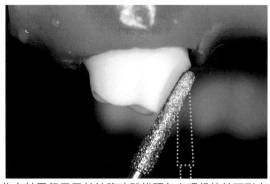

图20a,b　图中车针自身的锥度与基牙的聚合度要求接近，将车针平行于牙长轴移动即能预备出理想的轴面形态（a）。后牙区预备时车针的角度会受视角、邻牙、对颌牙等影响，需时刻关注车针角度，避免出现图20b中情况（b）。

a│b

 检查预备体外形

磨牙的咬合间隙难以直视观察，可用蜡进行检查

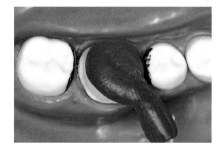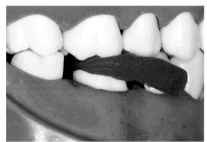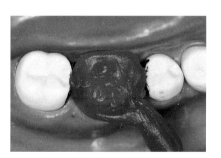

a│b│c
─────
d

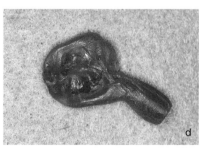

图21a~d　初步预备完成后，评估预备体外形为精修与抛光做准备。𬌗面的预备量是检查重点。磨牙的咬合间隙难以直视下观察，可用蜡进行检查。将蜡放在𬌗面（a），让患者咬合（b），评估蜡的厚度以检查间隙大小（c,d）。

d

【小贴士】检查功能运动状态下的咬合间隙

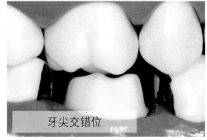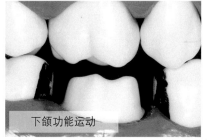

牙尖交错位　　　　　下颌功能运动

图22a,b　除了要评估牙尖交错位时咬合间隙是否充足，下颌功能运动时基牙𬌗面的咬合空间也非常重要。

a│b

触诊检查尖锐的殆轴线角

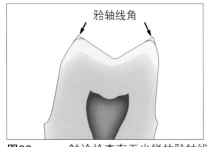
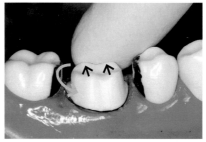
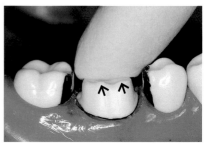

图23a ~ c 触诊检查有无尖锐的殆轴线角。轴面预备后可能形成尖锐的殆轴线角（箭头）。存在尖锐的线角会导致模型不准确、修复体就位困难、应力集中等问题，因此预备完成的基牙要求线角圆钝。

a | b | c

快速制取印模及模型，全面检查预备的细节

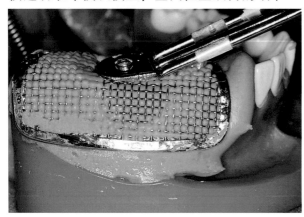
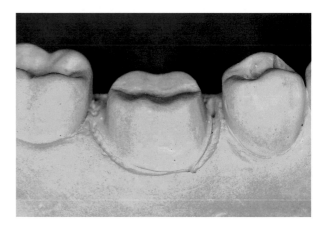
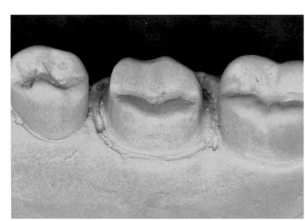
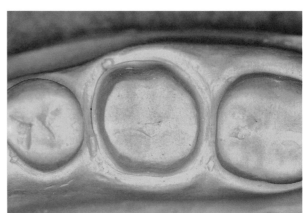

图24a ~ d 用藻酸盐制取印模并用速凝石膏灌注模型，操作者可以全面检查基牙预备的细节（预备形全貌、有无倒凹、完成线是否均匀平滑等）。

a | b
c | d

9) 精修与抛光

精修轴面与完成线

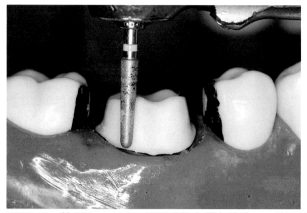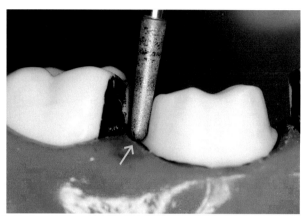

图25a,b 基于图21~图24的要求检查预备体情况，并进行精修与抛光。可用×5电动马达以及细砂车针来精修细节部位。精修完成后，使用抛光车针进行整体抛光。**图25b**中箭头所示，圆头车针工作端的半径大于完成线宽度，保证无釉质飞边残留。

a | b

完成下颌磨牙金属全冠的基牙预备

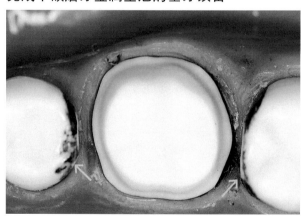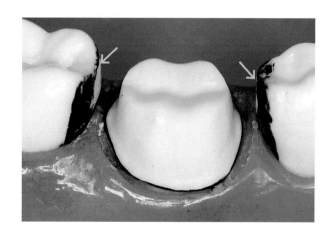

$$\frac{a\ |\ b}{c}$$

图26a~c 抛光完成。箭头所示邻牙被损伤的部位也已抛光。

Summary

本章小结

　　前一章已介绍过基牙预备的重要性，所有修复体都要基于基牙进行制作，最终也要安装在基牙上。虽然基牙会被修复体掩盖，但是修复体最终表现出来的美观效果和远期功能都与基牙预备的质量密切相关。基牙预备是修复临床的基础操作技能，也是口腔修复学本科教育中的重点内容。下颌磨牙的全冠基牙预备是各类修复体基牙预备中最简单的操作，掌握了这些技术，才能拓展更为复杂的操作，例如部分冠、贴面等。

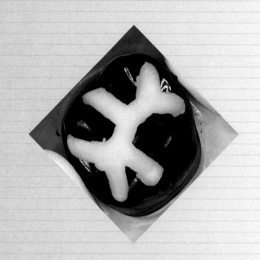

第12章

上颌磨牙全冠（铸造金属全冠）基牙预备

1 上颌磨牙全冠基牙预备的基础知识

2 上颌磨牙全冠基牙预备的临床操作

本章学习目标

关于基牙预备……

1. 上颌磨牙全冠基牙预备的临床操作

1 上颌磨牙全冠基牙预备的基础知识

在第11章中我们已经讲述了基牙预备相关基础知识。本章我们将讨论上颌磨牙全冠基牙预备的操作步骤与技术要点。基牙预备的基本流程与操作要点前面章节也已进行过总体介绍，对于不同的牙位以及修复体的类型，基牙预备的具体要求略有不同。

2 上颌磨牙全冠基牙预备的临床操作

本章结合图1~图22和表1讲解上颌磨牙全冠基牙预备的主要步骤与操作要点。

前些年，磨牙的主要修复方式为铸造金属全冠和金属烤瓷冠；近年来，全瓷冠的应用越来越广泛。无论采用何种修复材料，全冠修复对于基牙预备的基本要求是一致的，都要有充足的预备量，为修复体提供足够的空间，以保证修复体的强度。此外，合适的轴壁聚合度、光滑连续的边缘线这些基本要求，对于各类材料的全冠修复，都是保证远期修复效果的关键因素。

上颌磨牙全冠基牙预备的主要步骤

预备顺序	工具、车针类型	注意事项
1. 𬌗面引导沟制备（图3~图5）	· 球形金刚砂车针 · 球形钨钢裂钻	· 功能尖降低⇒至少1.5mm · 形成功能尖斜面
2. 𬌗面预备（图7~图11）	· 中等直径的圆头锥形车针	· 非功能尖降低⇒至少1.0mm · 𬌗面呈V形，不要磨平 · 与天然牙外形相似
3. 轴面引导沟制备与轴面预备1（颊面）（图13）	· 中等直径的圆头锥形车针	· 引导沟深度1mm以上 · 完成线处宽度0.5mm。注意不要使用过细车针，否则边缘可能产生无基釉（图13）
4. 轴面引导沟制备与轴面预备2（舌面）（图14，图15）	· 中等直径的圆头锥形车针	· 上颌磨牙颊面按1~2部分预备均可；舌面分2部分预备（图12） · 聚合度不能过大
5. 邻面预备（图16~图18）	· 细的锥形或针形车针	· 不要损伤邻牙 · 不要损伤牙龈乳头
6. 轴面修整（图19）	· 中等直径的圆头锥形车针	· 远中舌侧轴面角是预备难点 · 整个轴面光滑连续 · 聚合度不能过大
7. 检查预备体	· 蜡 · 印模材料	· 检查咬合空间 · 检查预备的整体轮廓、有无倒凹、完成线是否光滑连续 · 进行快速印模与模型灌制，口外全面检查基牙预备状况 · 根据需要增加辅助固位形如沟和洞固位形 · 形成光滑连续的完成线 · 圆钝的点线角
8. 精修与抛光（图20~图22）	· 中等直径或粗的圆头锥形车针（细砂、超细砂） · 硅橡胶磨头	

表1　上颌磨牙全冠基牙预备的主要步骤

1 操作者位置与患者头部姿态

建议操作者在患者10～1点钟位置预备上颌磨牙

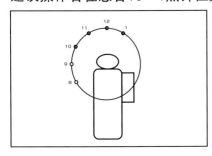

图1　患者的10～1点钟方向是上颌磨牙预备的最佳操作位置。

根据视角需要调整患者头部姿态

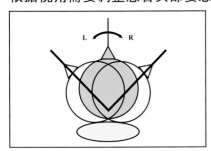

图2　基于操作者的位置，随时调整患者的头部姿态以获得最佳的视角与操作角度。建议将患者头部放低一些，以便于操作（图片同第11章图2）。

2 殆面引导沟制备

全冠基牙预备示意图

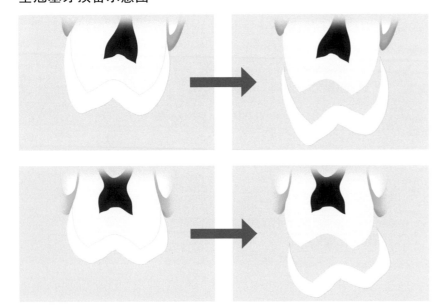

a	b
c	d

图3a～d　上颌磨牙牙本质的解剖形态与牙齿的外形相似。全冠修复理想的基牙预备外形与去除牙釉质的牙齿形态接近。

制备𬌗面引导沟所选车针

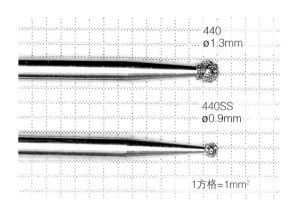

440
ø1.3mm

440SS
ø0.9mm

1方格=1mm²

图4　制备引导沟需选用尺寸明确的车针。图示为球形金刚砂车针（440#、440SS#），也可选用梨形车针。

参考车针末端直径，制备深度均匀的引导沟

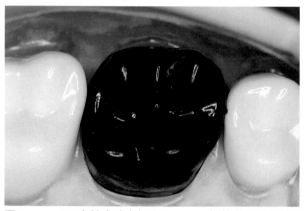 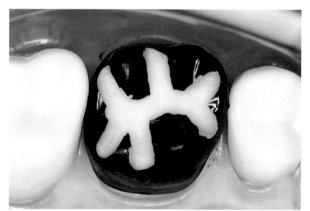

图5a,b　440#车针末端直径为1.3mm，将其全部没入基牙𬌗面，完成引导沟制备。预备从近、远中点隙或中央沟开始，向颊腭侧扩展至全部窝沟。

a|b

【小贴士】用硅橡胶导板指导基牙预备

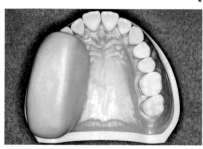 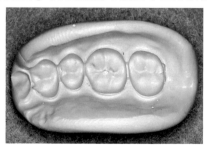 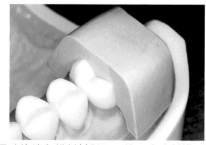

图6a~c　根据诊断蜡型或天然牙形态制作硅橡胶导板，作为基牙预备的参照。①用硅橡胶印模材料制取天然牙或诊断蜡型印模（a,b）；②将硅橡胶印模在基牙中部切开，用于检查预备量（c）。

a|b|c

3 殆面预备

殆面预备车针（轴面预备也选用此车针）

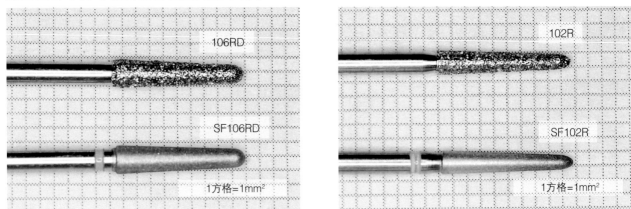

图7a,b 大直径的车针预备殆面与轴面效率最高。根据铸造全冠边缘形态需求，选择106#或102#车针。 a | b

殆面预备时车针摆放的角度

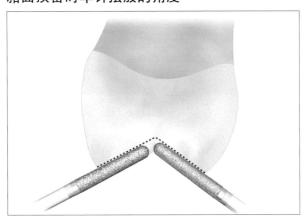

图8 殆面预备完成的形态应与基牙原有形态类似。殆面预备时车针放置的角度应遵循基牙殆面的解剖形态。

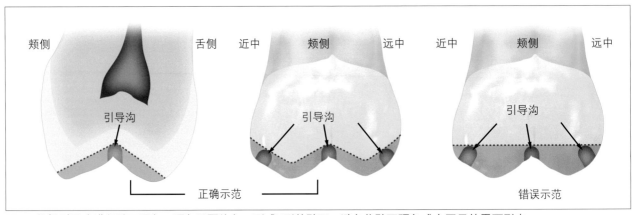

图9 依据引导沟进行殆面预备，预备量要均匀，形成V形的殆面，避免将殆面预备成右图示的平面形态。

根据基牙殆面形态，均匀预备殆面

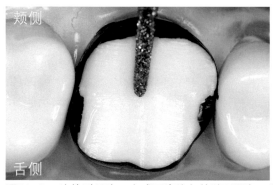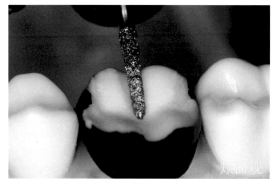

图10a,b　连接引导沟，完成厚度均匀的殆面预备。预备应依据殆面外形进行，避免将殆面预备成一个平面（图3）。用车针末端1/2进行预备，注意车针摆放的角度。　　　　　　　　　　　　　　　　　　　　　　a│b

殆面预备可不涉及邻接区

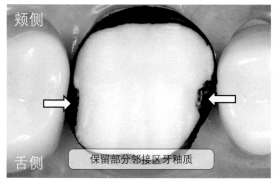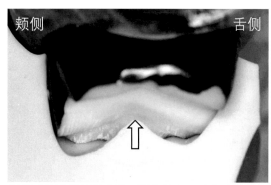

图11a,b　殆面预备可不涉及邻接区（图11a黄色箭头）。利用硅橡胶导板检查殆面预备情况，注意中央沟位置，此位置常会预备不足（图11b黄色箭头）。　　　　　　　　　　　　　　a│b

---

【小贴士】避免发生车针末端过热的情况

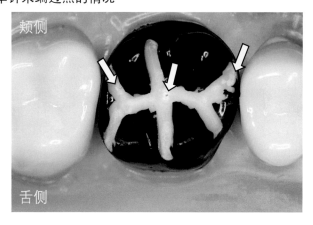

图12　黄色箭头所指为预备过程中发生车针过热的区域。采用以下方法避免车针过热：①及时更换新车针；②足够的喷水冷却；③涡轮机转速不能过低。

颊、舌面引导沟制备与颊、舌面预备

颊面按1部分均匀预备

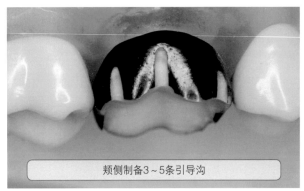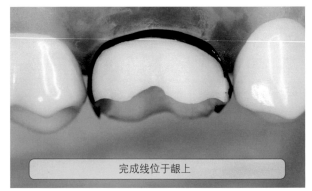

颊侧制备3~5条引导沟　　　　　　完成线位于龈上

图13a,b 上颌磨牙颊面按1部分均匀预备。用102#或106#车针的半径定深，制备3~5条引导沟（a），连接引导沟完成颊面预备（b）。基于牙齿原有外形进行打磨，止于近远中邻接之前，预备量均匀，初步预备的完成线位于龈上。　　　a|b

舌面分为2部分进行预备

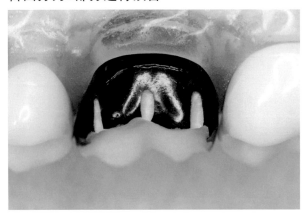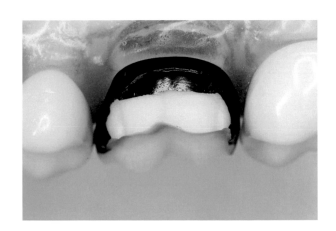

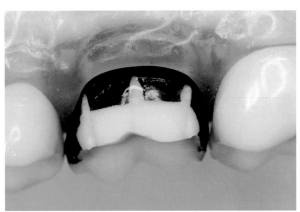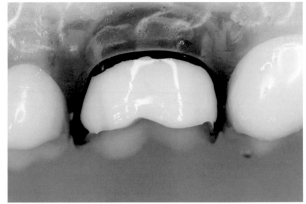

图14a~d 上颌磨牙舌面分为殆、龈2部分进行预备。预备量与完成线位置和颊面一致。磨牙功能尖的各斜面要有充足的预备量，保证修复体有足够厚度以承受咬合力。　　　a|b
　　　c|d

颊尖处增加一个小斜面

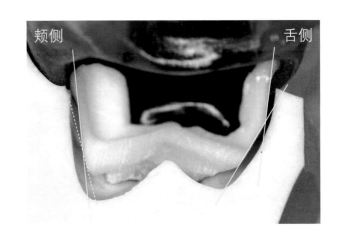

图15 虽然前述上颌磨牙颊面按1部分预备，但要注意在靠近颊尖附近，可增加一个小斜面（图中黄色虚线），避免修复体因空间不足，颊尖向外凸起。

⑤ 邻面预备

打开邻接所用车针

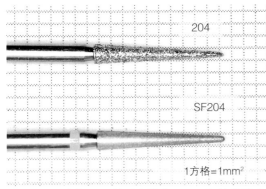

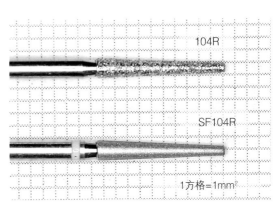

图16a,b 选择204#针形车针或104R#细的锥形车针打开邻接。邻面是后牙预备难度最大的部分。操作视野不佳，且受邻牙阻挡或开口度影响，容易发生聚合度过大或损伤邻牙的情况。 a|b

打开邻接示意图

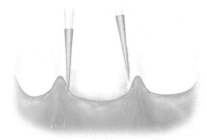
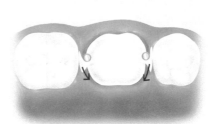
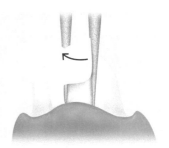

图17a~c 打开邻接的操作有3个要点：①用新车针；②车针平行牙长轴移动；③操作有支点，车针在牙面滑行不抖动（同第11章图16）。 a|b|c

车针从颊、舌面向邻接点滑动，打开邻接

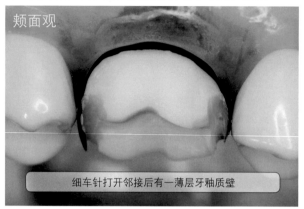

颊面观

细车针打开邻接后有一薄层牙釉质壁

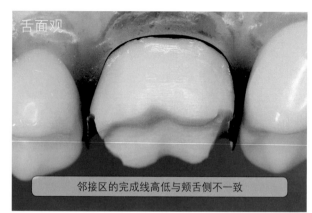

舌面观

邻接区的完成线高低与颊舌侧不一致

图18a,b 用细的车针打开邻接，可余留薄的釉质壁，避免损伤邻牙。颊舌侧与近远中的完成线高度是不一致的，完成线位置要基于牙龈的轮廓走行。

a | b

轴面修整与完成线的预备

修整轴壁并预备完成线

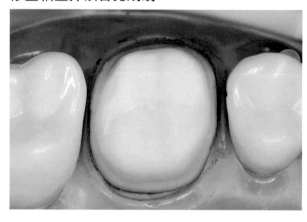

图19a ~ c 打开邻接后，换回106#车针修整轴面。根据预定的完成线位置，决定是否需要先排龈。

a
─
b | c

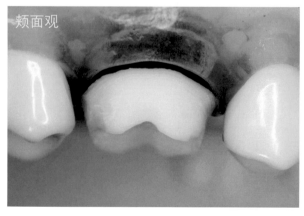

颊面观

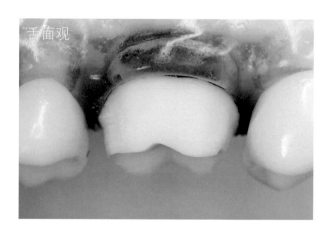

舌面观

⑦ 精修与抛光

精修细节部位并进行抛光

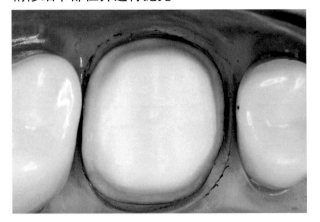

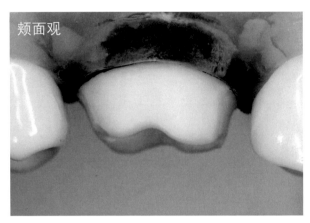

颊面观

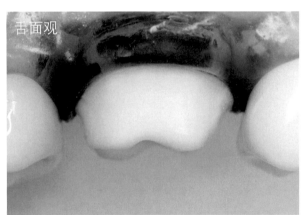

舌面观

$\frac{a\ |\ b}{c}$

图20a～c　轴面及完成线预备完成后，对中央沟、殆轴线角等细节部位进行精修，之后进行抛光。预备完成后检查：①光滑连续的完成线；②合适的轴壁聚合度；③无明显的牙龈与邻牙损伤。

检查咬合间隙，包括前伸及侧方运动状态下的修复空间

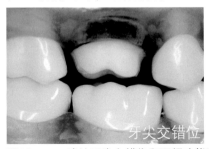

牙尖交错位

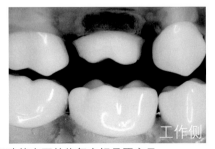

工作侧

非工作侧

图21a～c　确认牙尖交错位和下颌功能运动状态下的修复空间是否充足。

$a\ |\ b\ |\ c$

上颌磨牙完成铸造金属全冠基牙预备

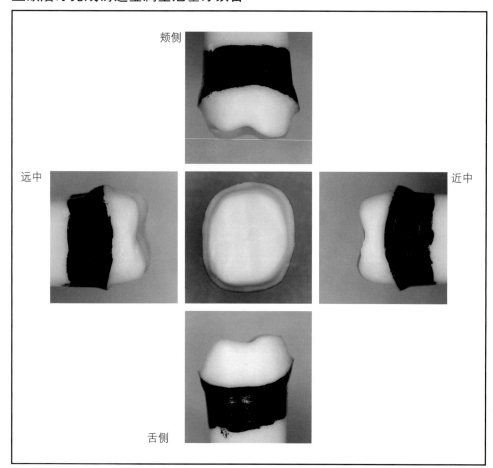

颊侧

远中　　　　　　　　　　　　　　　　近中

舌侧

a	
b	c	d
e	

图22a~e　上颌磨牙全冠基牙预备完成。殆面观（c），近远中面观（b,d），颊舌面观（a,e）。注意聚合度、完成线连续性、殆面形态等细节。

Summary

本章小结

　　基于操作规范进行基牙预备是实现理想预备的基础。与下颌后牙区相比，上颌后牙区没有舌体干扰，受口内存留唾液和冷却水的影响也小，但是上颌后牙邻面预备很难在直视下完成，操作者需要凭借手感进行打开邻接等操作，容易发生聚合度过大或损伤邻牙的情况。预备前可基于原牙形态或诊断蜡型制作备牙导板，在备牙过程中作为评估预备量的参考。

第13章

前牙金属烤瓷冠
基牙预备

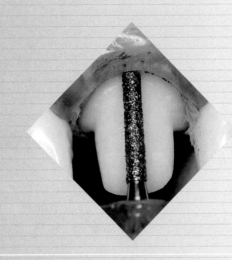

1 前牙金属烤瓷冠基牙预备的临床操作

本章学习目标 ☞

- -

关于基牙预备……

1. 上颌前牙金属烤瓷冠基牙预备的临床操作

1　前牙金属烤瓷冠基牙预备的临床操作

金属烤瓷冠（Porcelain Fused Metal, PFM）是一种常规的修复方式，近年来各类新的全瓷修复材料不断涌现，全瓷冠的基牙预备方法与金属烤瓷冠的基牙预备方法基本一致。足够的预备量和理想的预备形态对于前牙冠修复的成功非常重要（图1，图2）。临床上常出现完成线宽度或唇侧切端1/2区域预备不足的问题，导致修复体的美学效果欠佳。

本章表1介绍了金属烤瓷冠的临床适应证及优缺点，表2简要介绍了上颌前牙金属烤瓷冠基牙预备的主要步骤，以下结合图3~图26详细讲解基牙预备的临床操作。

金属烤瓷冠的基牙预备要求

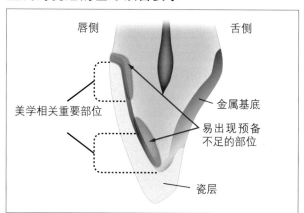 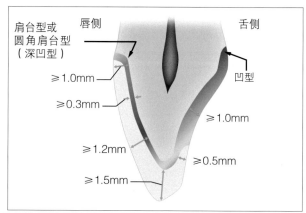

图1a,b　唇侧预备量决定了修复体的美学效果。易出现预备不足的区域包括：①唇侧完成线宽度；②唇侧切1/2区域（a）。图1b显示了前牙金属烤瓷冠各部位的厚度要求：边缘宽度≥1.00mm（建议1.2~1.5mm）；唇面颈1/2达1.0~1.2mm；唇面切1/2达1.2~1.4mm；切缘瓷层至少1.5mm；舌侧金属基底1.0mm。本图中为舌侧无瓷层覆盖的烤瓷冠（瓷部分罩面型），如舌侧需要瓷层覆盖，还要增加瓷层的空间。（图1b引自参考文献5，并进行了部分修改）　　　　a|b

全瓷冠的基牙预备要求

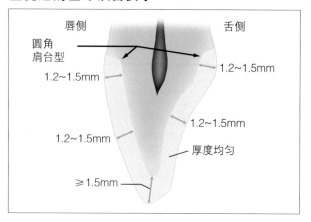

图2　图示全瓷冠各部位厚度基本要求，不同全瓷材料对于修复体厚度的要求略有不同。边缘和轴面的厚度一般为1.2~1.5mm，切端为1.5~2.0mm。为避免全瓷材料出现应力集中点，要求基牙完成线为圆角肩台型或深凹型，基牙整体圆钝、无尖角。

金属烤瓷冠的临床适应证及优缺点

临床适应证	优点	缺点
· 一种基本的牙体缺损修复方式 · 适用于任何牙位 · 因龋或其他原因导致的大范围牙体缺损，充填术等其他方法无法满足修复要求 · 需要改变外形或改善咬合接触的牙齿 · 固定桥的基牙 · 二次修复的牙齿	· 适用广泛，可用于任何牙位 · 能够改变牙齿外形及颜色 · 与部分冠和贴面修复相比，固位与抗力性好 · 与部分冠相比，基牙预备操作简单	· 大量磨切牙体组织 · 边缘位于龈下，存在对牙龈的刺激 · 如基牙预备不当会发生崩瓷等问题 · 不建议用作可摘局部义齿基牙 · 不建议用于患龋风险高及重度牙周病的患者 · 注意患者是否存在磨牙症等副功能运动

表1　金属烤瓷冠的临床适应证及优缺点

上颌前牙金属烤瓷冠基牙预备的主要步骤

预备顺序	工具、车针类型	注意事项
1. 切端引导沟制备与切端预备（图4，图5）	· 中等直径的圆头锥形车针 · 中等直径的平头柱形车针	· 1.3～1.5mm的3条切端引导沟 · 后牙烤瓷冠殆面要求同前牙切端，要形成1.3～1.5mm的殆面引导沟
2. 唇面引导沟制备与唇面预备（图6，图7）	· 中等直径的圆头锥形车针 · 中等直径的平头柱形车针	· 引导沟深度1.5mm · 完成线为肩台型或圆角肩台型，宽度1mm以上 · 注意车针角度
		· 对于舌侧无瓷层覆盖的金属烤瓷冠（瓷部分罩面型），在邻面金属与瓷过渡的部分，已不采用带有翼壁的预备方式，完成线处从唇面的圆角肩台型向舌侧的凹型平滑过渡
3. 邻面预备（图8～图11）	· 细的锥形或针形车针	· 不要损伤邻牙 · 不要损伤牙龈乳头 · 邻面不要进入龈下过深 · 聚合度不能过大

4. 舌侧引导沟制备与舌面预备（图12~图15）	· 中等直径的圆头锥形车针 · 中等直径的平头柱形车针	**舌侧有瓷层覆盖的金属烤瓷冠（瓷全罩面型）：** · 金属基底加瓷层厚度至少1mm以上 · 完成线为肩台型或圆角肩台型，宽度1mm以上
		舌侧无瓷层覆盖的金属烤瓷冠（瓷部分罩面型）： · 舌侧完成线为凹型，宽度0.5mm以上
		前牙： · 舌侧颈部形成与牙长轴平行的轴壁，否则修复体容易发生唇向脱位
5. 舌面窝预备（图17~图19）	· 橄榄球形车针 · 轮状碳化硅磨头	· 如使用碳化硅磨头，要提前修整磨头形状，使其适应基牙舌面窝外形 · 上颌前牙舌侧发挥引导下颌前伸运动的作用，预备量要充足，以恢复理想的修复体外形
6. 轴面修整（图20~图22）	· 中等直径的圆头锥形车针 · 中等直径的平头或圆头柱形车针	· 远中舌侧轴面角是预备难点 · 整个轴面光滑连续 · 聚合度不能过大
7. 完成线预备（图20~图22）	· 中等直径的平头或圆头柱形车针 · 白刚玉磨头	· 唇侧中间易发生进入龈下深度不足的情况 · 邻面易发生进入龈下过深的情况
8. 检查预备体（图14~图16，图19，图25）	· 蜡——检查咬合间隙 · 印模及模型——检查整体预备情况 · 硅橡胶导板——修复空间的参考（图14）	· 检查咬合空间 · 检查预备的整体轮廓、有无倒凹、完成线是否光滑连续 · 瓷全罩面型烤瓷冠需要基牙有一圈宽度均匀的完成线 · 快速印模与模型灌制，口外全面检查基牙预备状况 · 增加辅助固位形，如沟或洞固位形
9. 精修与抛光（图23~图26）	· 与上述所用车针形状相同的细砂或超细砂车针预备 · 白刚玉磨头（图23）	· 形成光滑连续的完成线 · 完成线宽度均匀 · 圆钝的点线角

表2　上颌前牙金属烤瓷冠基牙预备的主要步骤

① 操作者位置

上颌前牙预备时操作者位于患者11～1点钟位置

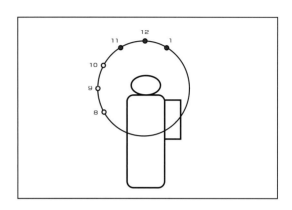

图3　建议操作者在患者11～1点钟位置预备上颌前牙。

② 切端引导沟制备

切端引导沟制备所用车针（前牙的整体预备也选用此车针）

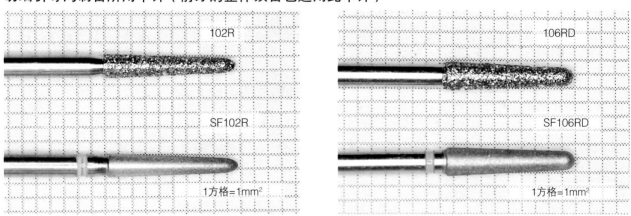

图4a,b　基于美学与强度需求，金属烤瓷冠要有足够的瓷层厚度。建议使用较大直径的车针进行基牙预备，推荐使用106#车针用于前牙预备。

a│b

制备3条引导沟

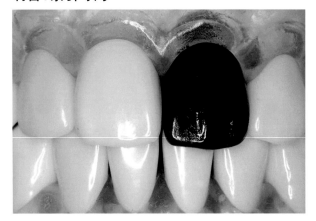

a	
b	c
d	e

图5a～e 烤瓷冠切端瓷层加金属基底的厚度要达1.5mm以上。切端预备3条深度为1.3～1.5mm的引导沟，注意车针放置的角度。

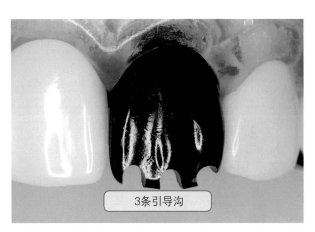

3条引导沟

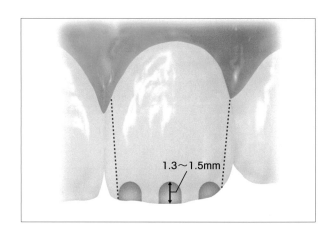

1.3～1.5mm

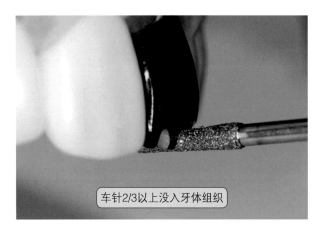

车针2/3以上没入牙体组织

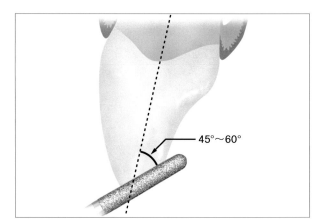

45°～60°

3 唇面引导沟制备与唇面预备

唇面分2部分进行预备

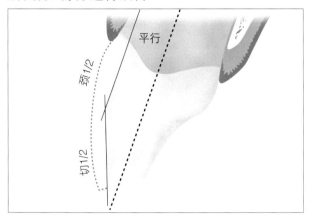

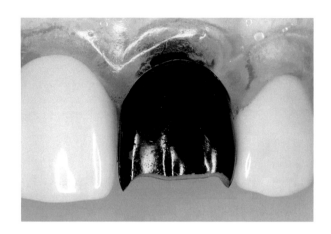

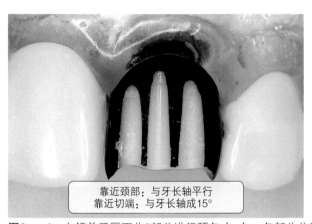

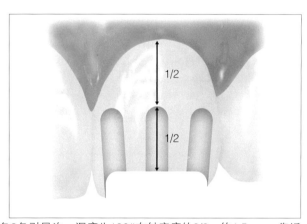

图6a~d　上颌前牙唇面分2部分进行预备（a）。各部分分别制备3条引导沟，深度为106#车针宽度的2/3，约1.5mm。靠近颈部的引导沟与牙长轴平行，靠近切端的引导沟与牙长轴成15°。

a	b
c	d

基于唇侧形态进行预备

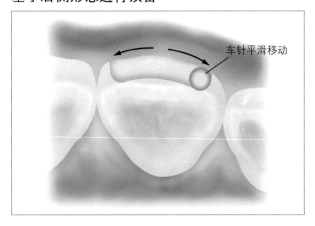

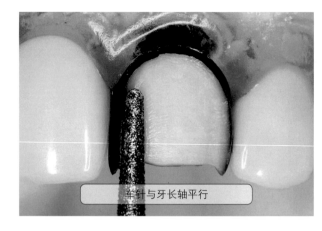

车针与牙长轴平行

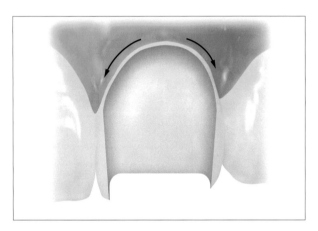

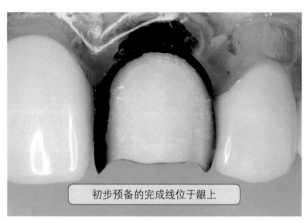

初步预备的完成线位于龈上

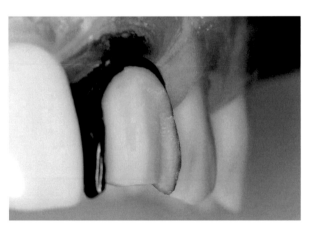

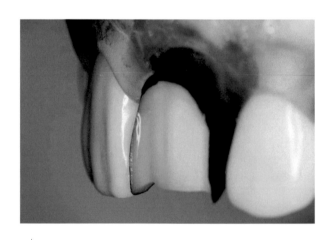

a	b
c	d
e	f
g	

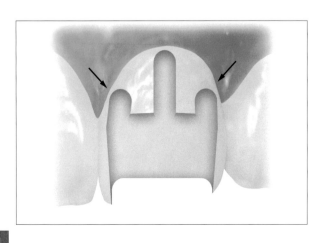

图7a～g　以引导沟为参考（a,b），根据唇侧外形平滑移动车针进行预备。先预备切1/2，再预备颈1/2。预备颈1/2，车针与牙长轴平行。初步预备的完成线位于龈上，不要损伤牙龈。

4 邻面预备

打开邻接所用车针

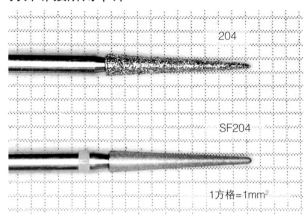

204

SF204

1方格=1mm²

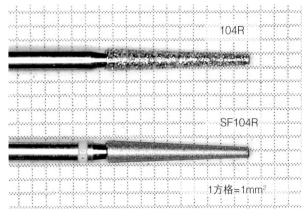

104R

SF104R

1方格=1mm²

图8a,b　选择204#针形车针或104R#细的锥形车针打开邻接。作者习惯使用204#针形车针，平头车针可能损伤牙龈乳头。

a | b

预备唇侧近、远中轴面角

a
b | c

图9a～c　上颌前牙邻面预备可以在直视下进行，车针的角度及移动方向容易控制。注意避免损伤邻牙以及牙龈乳头。

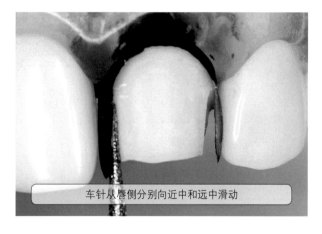

车针从唇侧分别向近中和远中滑动

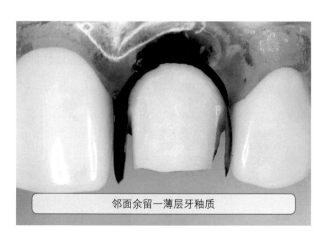

邻面余留一薄层牙釉质

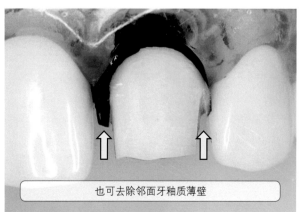

也可去除邻面牙釉质薄壁

邻面预备示意图

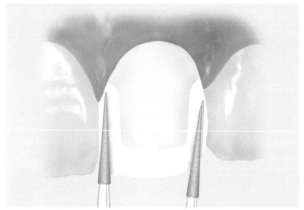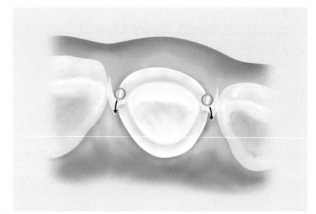

图10a,b 邻面预备要点：①车针从唇侧开始向邻面滑动；②邻面完成线的位置高于唇面，注意车针深度；③不要损伤牙龈乳头；④箭头所示，按近、远中轴面角曲度移动车针；⑤预备完成后可留一薄层牙釉质壁。

a | b

邻面预备完成

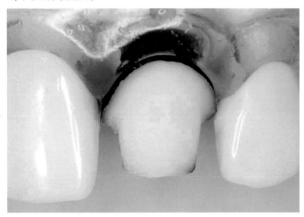

图11a～c 打开邻接后，用106#车针完成邻面预备。此时，基牙3/4的轴面预备完成，留下腭侧区域待预备。

a
───
b | c

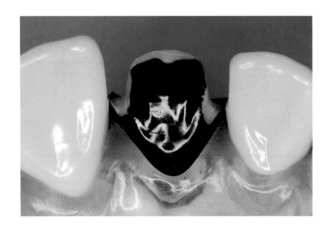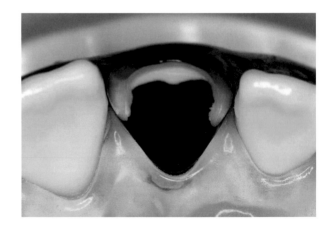

舌侧引导沟制备与舌面预备

舌隆突处平行于唇面颈1/2及牙长轴制备引导沟

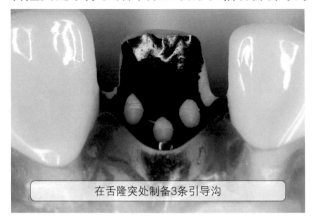

在舌隆突处制备3条引导沟

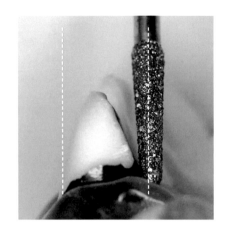

a	b
c	

图12a~c　用106#车针制备3条与唇面颈1/2及牙长轴平行的引导沟。引导沟的深度取决于修复体种类及完成线类型。

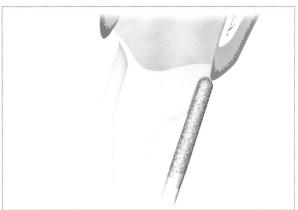

舌侧颈部形成与唇侧颈部平行的直壁

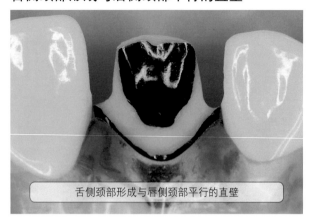
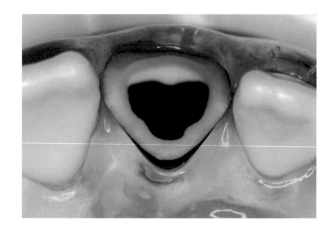

舌侧颈部形成与唇侧颈部平行的直壁

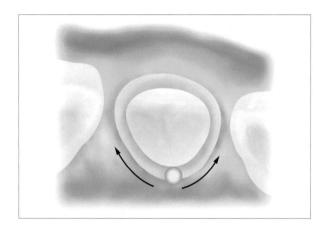

$$\frac{a\,|\,b}{c\quad}$$

图13a～c　完成舌侧颈部预备，尽量与唇侧颈部平行，防止修复体唇向脱位。黑色部分为尚未预备的舌面窝。

使用硅橡胶导板检查预备过度与不足的情况

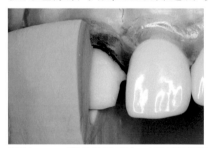
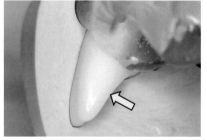
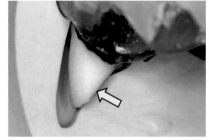

图14a～c　预备前后对比，可以清晰判断预备量是否充足。图中黄色箭头处为未预备的舌面窝。　　　a｜b｜c

使用硅橡胶导板检查预备情况

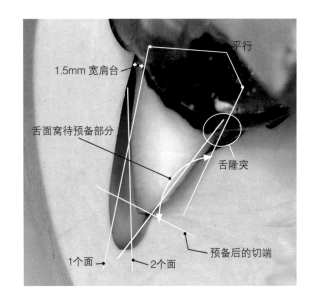

平行

1.5mm 宽肩台

舌面窝待预备部分

舌隆突

预备后的切端

1个面　2个面

图15 硅橡胶导板检查基牙预备情况。如图所示，借助硅橡胶
导板可以评估预备的不足。

【小贴士】 硅橡胶导板制作

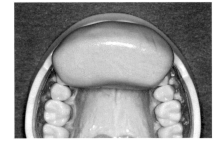
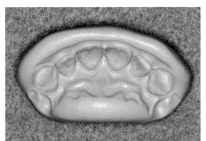

a	b
c	d

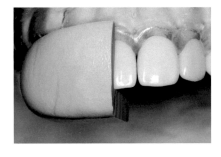
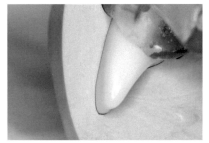

图16a～d 在基牙预备前，根据诊断
蜡型或天然牙形态制作硅橡胶导板。硅
橡胶印模材料就位于天然牙或诊断蜡型
（a,b）；在基牙中部的位置切开硅橡
胶印模，用于检查预备情况（c,d）。

6 舌面窝预备

舌面窝预备所选车针

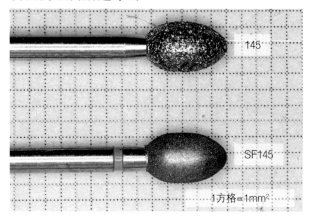

图17 推荐使用145#橄榄球形车针预备舌面窝。

基于舌面窝外形进行制备

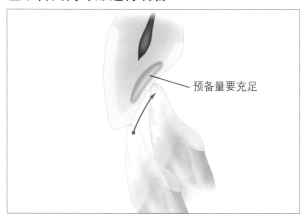

预备量要充足

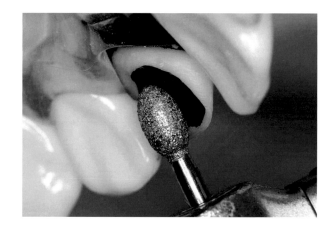

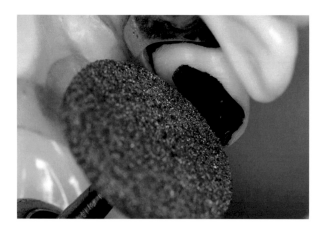

a	b
c	

图18a~c 舌面窝要依据原有外形进行足量预备,在下颌前伸运动状态下具有充足的修复空间,以保证修复体的厚度。除橄榄球形车针外,也可选用轮状的碳化硅磨头预备舌面窝。注意碳化硅磨头使用前,要把磨头边缘锐利的部分修整掉。

舌面窝预备要关注下颌前伸运动状态下的修复空间

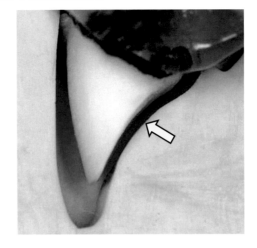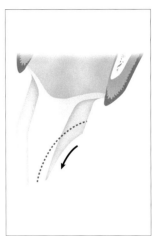

a│b

图19a,b　上颌前牙舌面窝发挥下颌前伸运动的引导作用，修复体不能随意改变其外形。可借助硅橡胶导板指导精确预备。

轴面修整与完成线预备

排龈

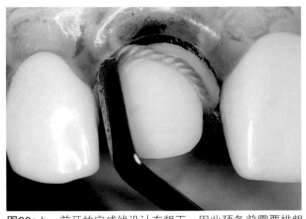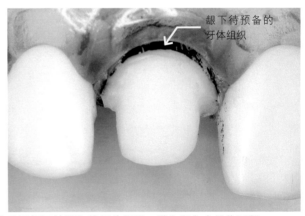

龈下待预备的牙体组织

图20a,b　前牙的完成线设计在龈下，因此预备前需要排龈，充分显露龈下待预备的牙体组织，避免预备中损伤牙龈。

a│b

预备完成线所用车针

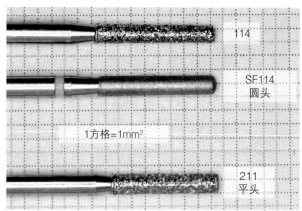

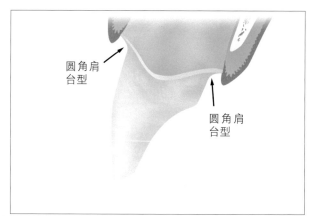

图21a,b 建议选用114#或211#，此类柱形车针预备完成线（a）。全瓷冠修复，建议选用圆头的114#车针，以形成圆角肩台型完成线（b），且圆头车针预备的完成线更光滑。前牙的轴面预备也可选用柱形车针，但要注意车针角度，避免轴壁预备出现倒凹。如果有条件，使用x5电动马达进行完成线预备会更精准。

a | b

注意完成线的预备深度

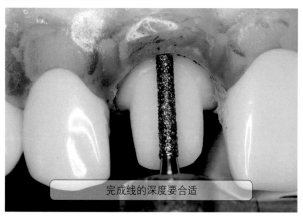

完成线的深度要合适

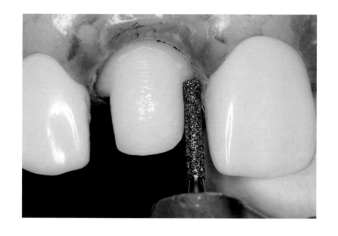

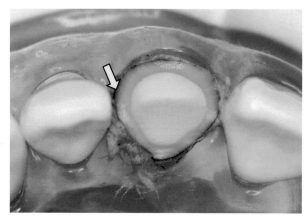

a | b
---
c |

图22a～c 围绕基牙一圈的完成线高度是不一致的，唇侧容易预备过浅，而邻面又容易预备过深。要基于牙龈轮廓进行合适深度的预备。使用211#平头车针预备的完成线不够圆滑（黄色箭头所示，另参见第2卷第18章**图17**的示意图），需进一步精修与抛光。

⑧ 精修与抛光

修整白刚玉磨头的锐边

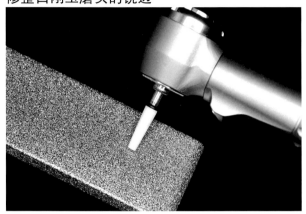

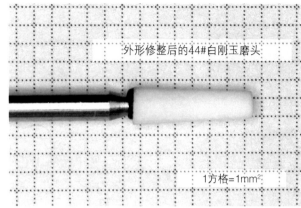

外形修整后的44#白刚玉磨头

1方格=1mm²

图23a,b　图22所示，用平头车针预备完成线会形成小台阶，不圆滑，此时可以用电动马达安装白刚玉磨头进行精修。白刚玉磨头使用前要去掉前部的锐边（a），打磨圆钝（b）。

a|b

抛光

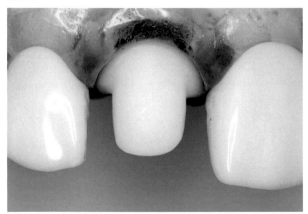

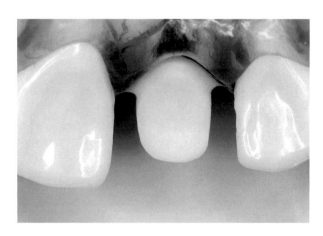

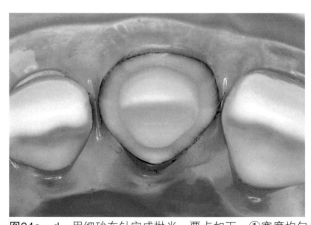

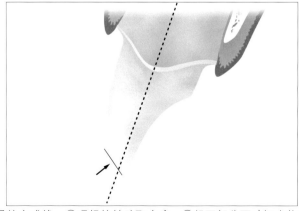

图24a～d　用细砂车针完成抛光，要点如下：①宽度均匀且光滑的完成线；②理想的轴壁聚合度；③龈下部分不破坏生物学宽度。特别要注意切缘的尖锐线角要打磨圆钝并抛光（d）。

a|b
c|d

硅橡胶导板检查

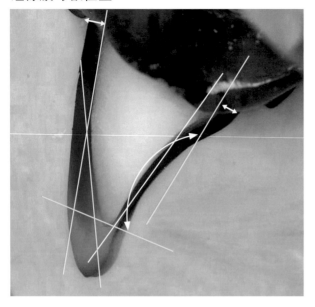

图25　使用硅橡胶导板再次检查预备情况，要点如下：①唇面分2部分，切1/2预备量要充足；②颈1/2部分也要有足够的厚度保证瓷层的半透明性；③舌面窝预备遵循原有舌面形态，保证修复体恢复良好的前导；④宽度均匀的完成线；⑤舌隆突处形成与唇侧轴壁平行的舌侧轴壁。

检查功能运动状态下的修复空间

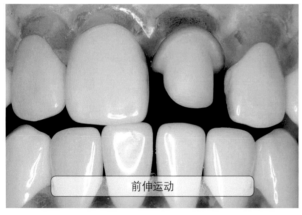

图26a～c　预备完成后不仅要检查牙尖交错位时的咬合间隙，也要关注下颌功能运动状态下的修复空间。下颌运动的前导取决于上颌前牙的舌面形态及切端位置。

a	
b	c

前伸运动

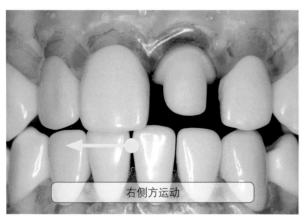

右侧方运动

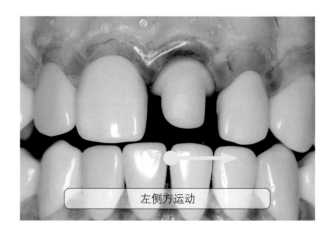

左侧方运动

Summary

本章小结

　　修复体制作需要足够的修复体空间以及理想的预备体外形。上颌前牙基牙预备常出现以下问题：

　　1. 完成线宽度不够。

　　2. 唇侧完成线深入龈下不足，影响美观。

　　3. 完成线深入龈下过多，影响生物学宽度。

　　4. 唇面未按2部分预备，切1/2预备量不足。

　　5. 舌面窝预备不足。

　　6. 舌隆突处未形成直的轴壁导致固位不良，或存在倒凹影响就位。

　　操作者可基于原牙形态或诊断蜡型制作硅橡胶导板指导预备，也可以通过制作临时修复体发现预备中的问题。

第14章

上颌前磨牙金属烤瓷冠（瓷全罩面型）基牙预备

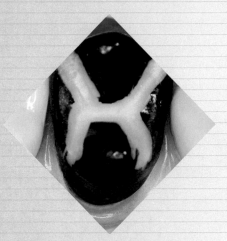

1 上颌前磨牙金属烤瓷冠（瓷全罩面型）基牙预备的临床操作

本章学习目标 ✍

关于基牙预备……

1. 上颌前磨牙金属烤瓷冠基牙预备的临床操作

1 上颌前磨牙金属烤瓷冠（瓷全罩面型）基牙预备的临床操作

各类全冠基牙预备的原则及主要操作步骤是一致的，根据牙位不同略有调整。前磨牙部分暴露于口外，因此修复具有一定的美学要求，可以选择金属烤瓷冠修复，也可以选用全瓷冠修复。个别患者的第二前磨牙，口外显露不明显也可选用铸造金属全冠。金属烤瓷冠与全瓷冠的预备方法基本一致。

前磨牙常发生预备不足的部位有：①𬌗面中央窝；②颊面的𬌗1/2部分；③颊面中间完成线的深度。前磨牙预备也要注意避免发生邻面完成线过度深入龈下及邻面聚合度过大的情况。此外，前磨牙可能会参与组牙功能𬌗，设计制作修复体时需要考虑下颌侧方运动引导，预备量要适应下颌功能运动的需求。

本章表1简要介绍了上颌前磨牙金属烤瓷冠基牙预备的主要步骤。以下结合图1～图21讲解基牙预备的临床操作要点。

上颌前磨牙金属烤瓷冠（瓷全罩面型）基牙预备的主要步骤

预备顺序	工具、车针类型	注意事项
1. 𬌗面引导沟制备（图3，图4）	· 球形金刚砂车针 · 球形钨钢裂钻	· 咬合间隙厚度均匀，满足金属基底和瓷层的厚度需求 · 中央窝常发生预备不足
2. 𬌗面预备（图5，图6）	· 中等直径的圆头锥形车针 · 中等直径的平头柱形车针	· 形成功能尖斜面 · 𬌗面呈V形，不要磨平 · 复制引导下颌侧方运动的斜面外形
3. 轴面引导沟制备与轴面预备1（颊面）（图7）	· 中等直径的圆头锥形车针 · 中等直径的平头柱形车针	· 引导沟深度1.5mm · 完成线为肩台型或圆角肩台型，宽度1mm以上 · 聚合度不能过大
4. 轴面引导沟制备与轴面预备2（舌面）（图8）	· 中等直径的圆头锥形车针 · 中等直径的平头柱形车针	· 引导沟深度1.5mm · 完成线为肩台型或圆角肩台型，宽度1mm以上 · 聚合度不能过大

步骤	车针	要点
5. 邻面预备（图9，图10）	· 细的锥形或针形车针	· 不要损伤邻牙 · 不要损伤牙龈乳头
6. 轴面修整（图11，图12）	· 中等直径的圆头锥形车针 · 中等直径的平头或圆头柱形车针	· 远中舌侧轴面角是预备难点 · 整个轴面光滑连续 · 聚合度不能过大
7. 完成线预备（图13~图17）	· 球形车针（定深用） · 中等直径的平头或圆头柱形车针 · 白刚玉磨头	· 宽度均匀——可用球形车针定深引导预备 · 颊面中间易发生进入龈下深度不足的情况 · 邻面易发生进入龈下过深的倾向
8. 检查预备体	· 蜡——检查咬合间隙 · 印模及模型——检查整体预备情况 · 硅橡胶导板——修复空间的参考	· 检查咬合空间 · 检查下颌功能运动状态下的咬合空间 · 检查预备的整体轮廓、有无倒凹、完成线是否光滑连续 · 瓷全罩面型烤瓷冠要求绕基牙一圈的完成线宽度均匀一致 · 快速印模与模型灌制，口外全面检查基牙预备状况 · 增加辅助固位形，如沟和洞固位形等
9. 精修与抛光（图18~图21）	· 与上述所用车针形状相同的细砂或超细砂车针预备 · 白刚玉磨头	

表1　上颌前磨牙金属烤瓷冠（瓷全罩面型）基牙预备的主要步骤

上颌前磨牙金属烤瓷冠（瓷全罩面型）所需的基牙预备量

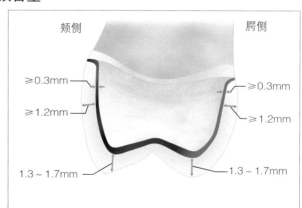

图1　为达到美学与强度需求，上颌前磨牙金属烤瓷冠的厚度要求如下：边缘宽度达1.0mm；颊舌面颈1/2达1.0~1.2mm，颊舌面殆1/2达1.3~1.7mm；殆面达1.3~1.7mm。全瓷冠要求颊舌面1.2~1.5mm，殆面1.5~2.0mm；此外为避免应力集中，基牙完成线为圆角肩台型或深凹型，宽度1mm以上，基牙整体圆钝无尖角。上颌前磨牙以下部位常出现预备不足：①殆面中央窝；②颊面殆1/2部分；③颊面中间完成线的深度。

1 操作者位置

上颌前磨牙基牙预备时操作者位于患者10～1点钟位置

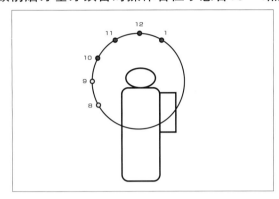

图2　上颌前磨牙基牙预备时，操作者位于患者10～1点钟位置。

2 𬌗面引导沟制备

制备前磨牙𬌗面引导沟的车针

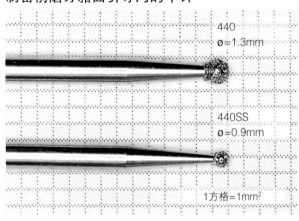

图3　制备引导沟需选用大小尺寸明确的车针。图示为球形金刚砂车针（440#、440SS#），也可选用梨形车针。

用440#车针制备𬌗面引导沟

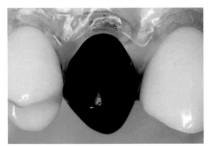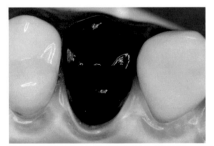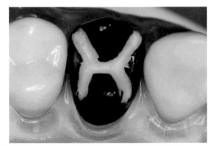

图4a～c　440#车针末端直径为1.3mm，将其全部没入基牙𬌗面，制备引导沟。预备从近、远中窝开始，向颊腭侧扩展。

a｜b｜c

③ 船面预备

船面预备车针（轴面预备也选用此车针）

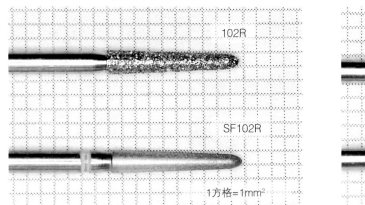

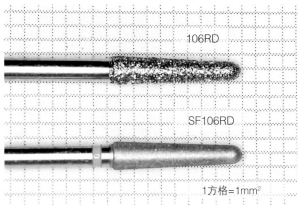

图5a,b 选择直径较大的粗砂车针用于船面和轴面预备以保证预备效率。可选择106#或102#车针，基于圆角肩台型完成线的要求，推荐使用106#车针。

a | b

根据原有船面形态，厚度均匀的预备船面

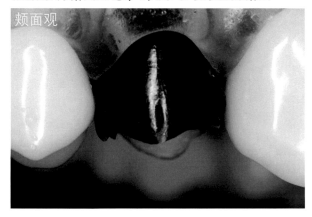

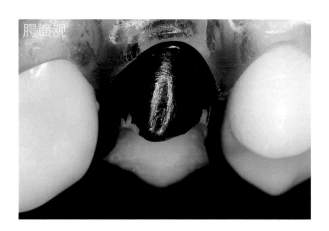

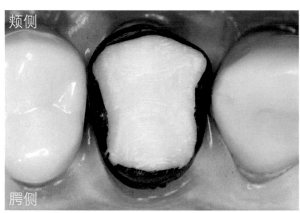

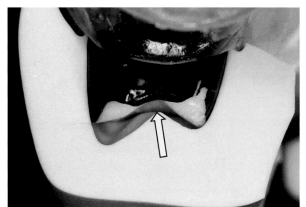

图6a~d 连接引导沟，基于牙齿原有形态，以均匀的深度完成船面预备。在预备过程中，车针与牙尖斜面基本平行。临床中常发生车针放置角度不合适，导致中央窝预备量不足的情况（黄色箭头）。

a | b
---
c | d

④ 颊面引导沟制备与颊面预备

上颌前磨牙颊面两段法预备满足美学要求

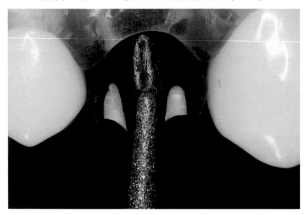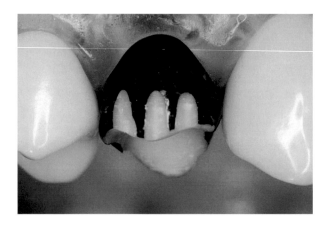

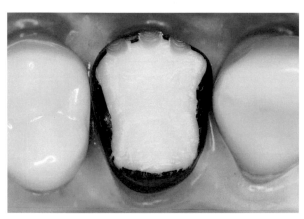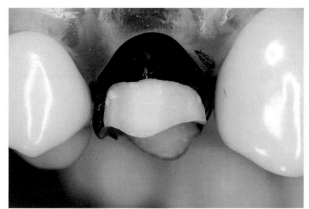

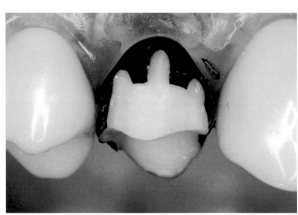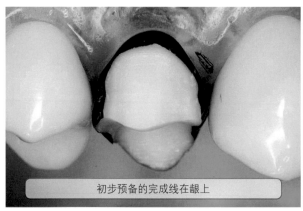

初步预备的完成线在龈上

图7a~f　上颌前磨牙颊面在解剖形态上是一个面，但建议分成2部分预备，以避免靠近𬌗面的部分预备不足，导致瓷层过薄或者修复体整体外形向颊侧凸出。初步预备的完成线位于龈上（f），后期再进行精修。

a	b
c	d
e	f

5 舌面引导沟制备与舌面预备

使用硅橡胶导板检查修复空间

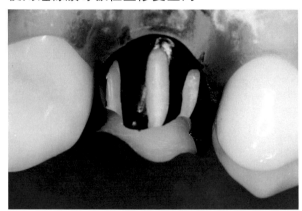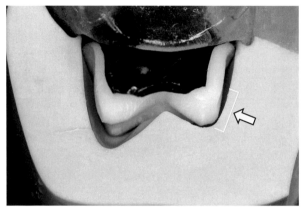

图8a,b　上颌前磨牙舌面分2部分制备引导沟并完成预备。在操作者对牙齿解剖形态很熟悉的条件下，为提高预备效率，也可以按1部分预备，但要避免发生预备量不足的情况。图8b可见舌尖的功能尖斜面预备量不足（黄色箭头）。　　a│b

6 邻面预备

打开邻接所用车针

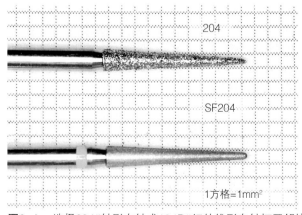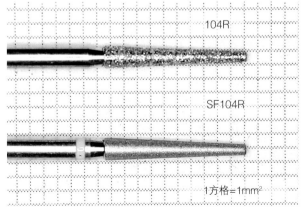

图9a,b　选择204#针形车针或104R#细的锥形车针打开邻接。　　a│b

车针从颊、腭面向邻接点滑动，打开邻接

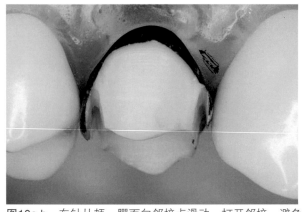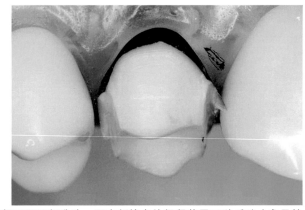

图10a,b　车针从颊、腭面向邻接点滑动，打开邻接，避免损伤邻牙及牙龈乳头，可在邻接点处保留薄层牙釉质壁（参见第11章图16）。

a|b

⑦ 轴面修整

轴面修整

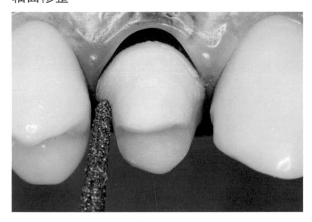

图11a～c　打开邻接后，用102#或106#车针修整整个轴面。

a
b|c

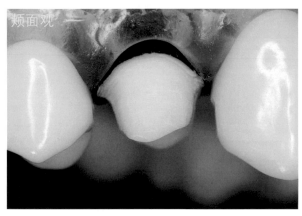

颊面观

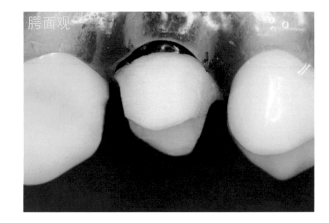

腭面观

轴面修整同时初步预备完成线

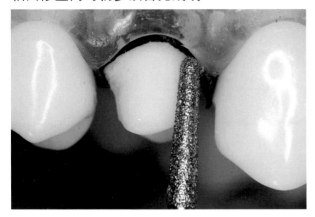

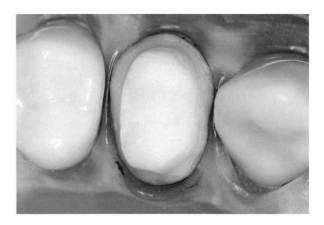

$$\frac{a \mid b}{c}$$

图12a～c　轴壁预备同时初步预备完成线（a）；注意轴壁聚合度以及是否存在倒凹（b）；用硅橡胶导板评估预备量（c）。

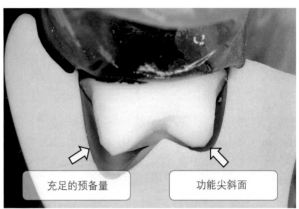

充足的预备量　　　功能尖斜面

⑧ 完成线预备

用球形车针标记完成线宽度与深度

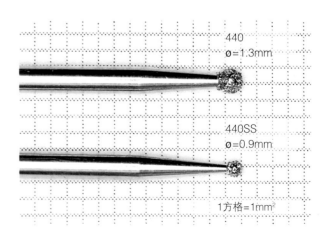

440
ø=1.3mm

440SS
ø=0.9mm

1方格=1mm²

图13　完成线预备有2个要求：①均匀一致的宽度；②合适的龈下深度。可以用440#和440SS#球形车针标记完成线的宽度与深度。

球形车针定宽定深 ①颊腭侧完成线宽度一致

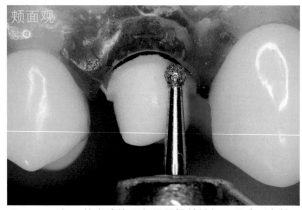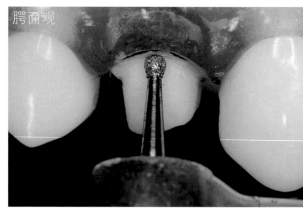

图14a,b 龈下的完成线预备需要提前排龈。用球形车针形成颊舌侧宽度一致的圆角肩台型完成线。 a|b

球形车针定宽定深 ②注意颊侧中部预备深度不足

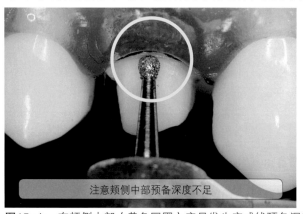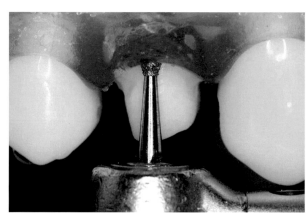

注意颊侧中部预备深度不足

图15a,b 在颊侧中部（黄色圆圈）容易发生完成线预备深度不足的情况，导致修复体边缘暴露于龈上，影响美观。使用球形车针定宽定深的操作一般从此位置开始。 a|b

预备完成线所用车针

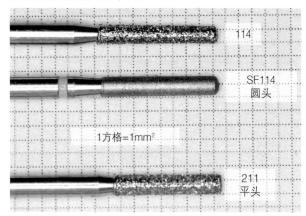

114

SF114
圆头

1方格=1mm²

211
平头

图16 选用114#或211#此类柱形车针预备完成线。注意柱形车针预备后轴壁可能存在倒凹，要及时调整车针角度。

注意完成线的深度

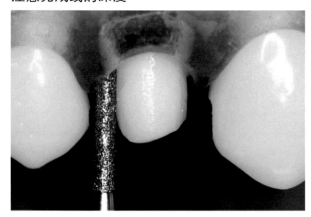
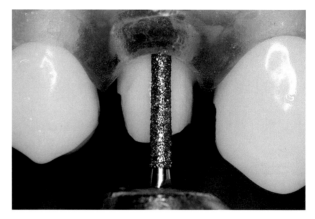

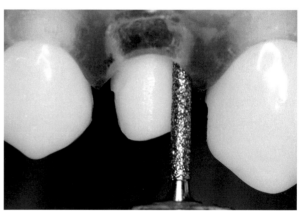

```
a b
  c
```

图17a～c　有条件的话用x5电动马达预备完成线。注意完成线的深度，临床常发生颊面预备不足，而邻面预备过深的问题。

⑨ 精修与抛光

用白刚玉磨头完成精修与抛光

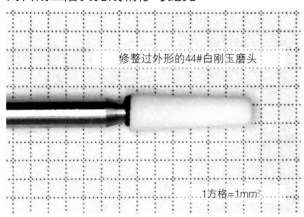

修整过外形的44#白刚玉磨头

1方格＝1mm

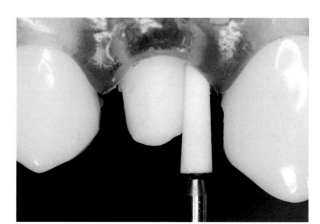

图18a,b　x5电动马达安装44#白刚玉磨头（a），进行精修与抛光（b）。

a b

预备完成

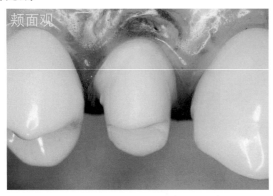
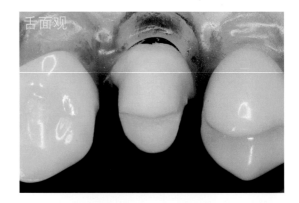

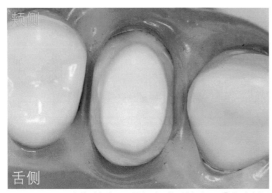
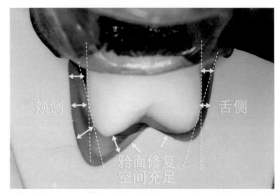

图19a ~ d 上颌前磨牙预备完成后检查：①颊侧靠近牙尖部位预备充足；②颊尖高度降低量足够，保证修复体的颊侧外观；③舌尖形成功能尖斜面；④宽度均匀、光滑连续的完成线。

a	b
c	d

检查下颌功能运动状态下的修复空间

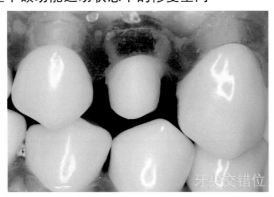

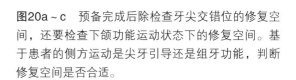

图20a ~ c 预备完成后除检查牙尖交错位的修复空间，还要检查下颌功能运动状态下的修复空间。基于患者的侧方运动是尖牙引导还是组牙功能，判断修复空间是否合适。

a	
b	c

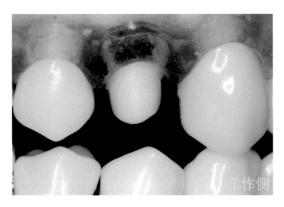
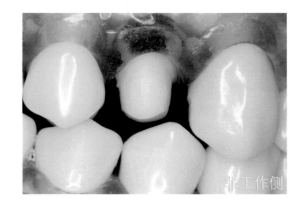

上颌前磨牙金属烤瓷冠（瓷全罩面型）基牙预备完成

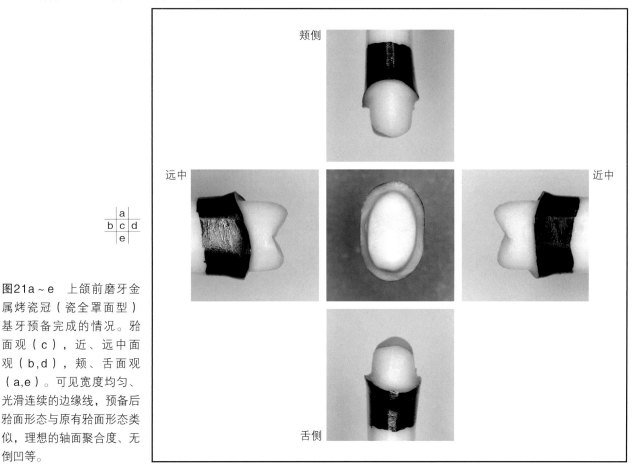

图21a～e　上颌前磨牙金属烤瓷冠（瓷全罩面型）基牙预备完成的情况。殆面观（c），近、远中面观（b,d），颊、舌面观（a,e）。可见宽度均匀、光滑连续的边缘线，预备后殆面形态与原有殆面形态类似，理想的轴面聚合度、无倒凹等。

Summary

本章小结

　　前磨牙部分暴露于口外，因此修复具有一定的美学要求，可以选择金属烤瓷冠修复，也可以选用全瓷冠修复。均匀且充分的基牙预备是金属烤瓷冠或全瓷冠成功的关键。上颌前磨牙常发生预备不足的部位有：①殆面中央窝；②颊面的殆1/2部分；③颊面中间完成线的深度。前磨牙预备也要注意避免发生邻面完成线过度深入龈下及邻面聚合度过大的情况。此外，由于前磨牙可能参与组牙功能殆，因此预备量要适应下颌功能运动的需求。

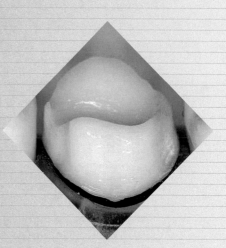

第15章

下颌前磨牙金属烤瓷冠（瓷部分罩面型）基牙预备

1 下颌前磨牙金属烤瓷冠（瓷部分罩面型）基牙预备的临床操作

本章学习目标

关于基牙预备……

1. 下颌前磨牙金属烤瓷冠（瓷部分罩面型）基牙预备的临床操作

1 下颌前磨牙金属烤瓷冠（瓷部分罩面型）基牙预备的临床操作

在本章中，结合表1简要介绍下颌前磨牙金属烤瓷冠（瓷部分罩面型）基牙预备的主要步骤。以下结合图1～图16讲解牙体预备量以及具体的临床操作要点。瓷部分罩面型金属烤瓷冠相当于烤瓷冠与金属冠的组合，因此其预备要求一部分与烤瓷冠相同，一部分与金属冠相同，这两种修复体的预备要求在前面章节有详细讲解。操作者需要注意瓷层在邻面向金属过渡的部位。

下颌前磨牙金属烤瓷冠（瓷部分罩面型）颊舌向截面示意图

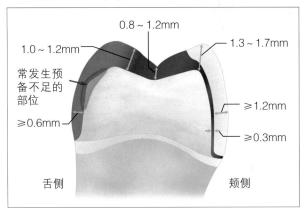

图1 本图为下颌前磨牙金属烤瓷冠（瓷部分罩面型）颊舌向截面示意图，可见修复体厚度要求：烤瓷部分边缘宽度1.2～1.5mm，金属部分边缘宽度≥0.6mm；𬌗面烤瓷区厚度1.3～1.7mm；𬌗面中央金属区厚度0.8～1.2mm；轴面根据烤瓷与金属的要求略有不同。常出现预备量不足的部位有：①颊侧完成线的宽度；②颊、舌面的𬌗1/2部分；③𬌗面中央窝。

下颌前磨牙金属烤瓷冠（瓷部分罩面型）基牙预备的主要步骤

预备顺序	工具、车针类型	注意事项
1. 殆面引导沟制备（图3，图4）	· 球形金刚砂车针 · 球形钨钢裂钻	· 咬合间隙厚度均匀，满足金属基底和瓷层的厚度需求 · 中央窝常发生预备不足
2. 殆面预备（图3，图4）	· 中等直径的圆头锥形车针 · 中等直径的平头柱形车针	· 形成功能尖斜面 · 遵循牙齿原有形态 · 殆面呈V形，不要磨平
3. 轴面引导沟制备与轴面预备1（颊面）（图5）	· 中等直径的圆头锥形车针 · 中等直径的平头柱形车针	· 引导沟深度1.5mm · 完成线为肩台型或圆角肩台型，宽度1mm以上 · 聚合度不能过大
4. 轴面引导沟制备与轴面预备2（舌面）（图6）	· 中等直径的圆头锥形车针 · 中等直径的平头柱形车针	· 引导沟深度1mm以上 · 完成线为凹型，宽度0.5mm以上 · 在邻面金属与瓷过渡的部分：目前已不采用带有翼壁的预备方式，完成线处从唇面的圆角肩台型向舌侧的凹型平滑过渡
5. 邻面预备（图7）	· 细的锥形或针形车针	· 不要损伤邻牙 · 不要损伤牙龈乳头
6. 轴面修整（图8，图9）	· 中等直径的圆头锥形车针 · 中等直径的平头或圆头柱形车针	· 远中舌侧轴面角是预备难点 · 整个轴面光滑连续 · 聚合度不能过大

7. 完成线预备	颊侧 · 球形车针（定深用） · 中等直径的平头或圆头柱形车针 · 白刚玉磨头	· 肩台型或圆角肩台型，宽度1mm以上 · 球形车针定宽定深，确保理想的宽度与深度 · 颊面中间易发生进入龈下深度不足的情况 · 邻面易发生进入龈下过深的倾向
	舌侧 · 中等直径的圆头锥形车针	· 凹型，宽度0.5mm以上 · 注意使用头部较细的车针可能会形成釉质飞边
8. 检查预备体	· 蜡——检查咬合间隙 · 印模及模型——检查整体预备情况 · 硅橡胶导板——修复空间的参考	· 检查咬合空间 · 检查下颌功能运动状态下的咬合空间 · 检查预备的整体轮廓、有无倒凹、完成线是否光滑连续 · 如果是瓷全罩面型烤瓷冠，要求绕基牙一圈的完成线宽度均匀一致 · 快速印模与模型灌制，口外全面检查基牙预备状况 · 增加辅助固位形，如沟和洞固位形
9. 精修与抛光（图10，图11）	· 与上述所用车针形状相同的细砂或超细砂车针预备 · 白刚玉磨头	

表1　下颌前磨牙金属烤瓷冠（瓷部分罩面型）基牙预备的主要步骤

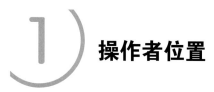

操作者位置

下颌前磨牙预备时操作者位于患者9~11点钟位置

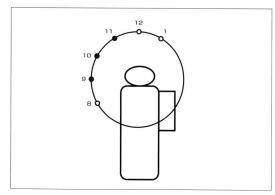

图2　下颌前磨牙预备时，操作者位于患者9~11点钟位置。

② 𬌗面引导沟制备与𬌗面预备

𬌗面引导沟制备及𬌗面预备所用车针

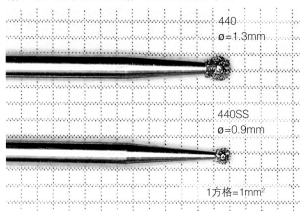

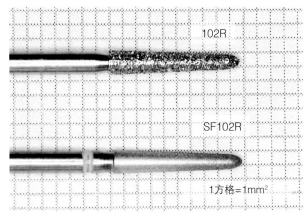

图3a,b 制备引导沟需选用大小尺寸明确的车针，图示为440#、440SS#球形金刚砂车针，也可选用330#梨形车针。𬌗面预备选择102#车针。

a | b

𬌗面预备的步骤与要求同上颌前磨牙

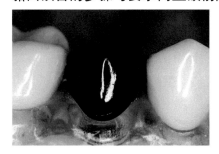

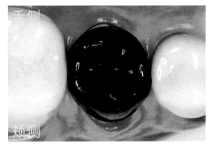

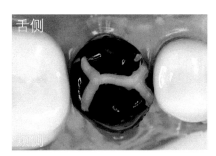

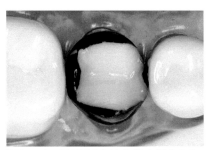

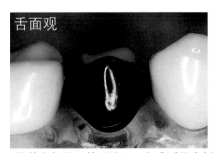

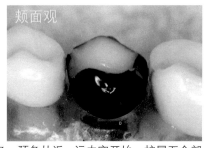

图4a~f 440SS#车针末端直径为0.9mm，将其全部没入基牙𬌗面，完成引导沟制备。预备从近、远中窝开始，扩展至全部窝沟（参见第14章图6）。

a | b | c
d | e | f

3 颊、舌面引导沟制备与预备

颊面分2部分进行预备

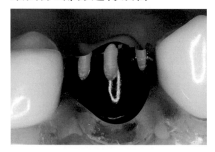 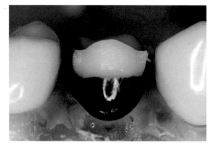 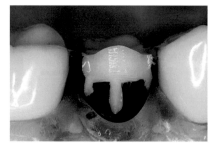

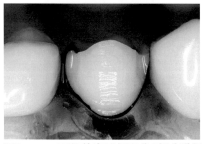 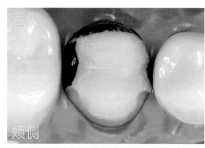

a | b | c
d | e |

图5a~e 下颌前磨牙颊面分2部分进行预备。注意𬌗1/2部分预备不足会影响修复体的美学效果。龈1/2部分平行于牙长轴预备，形成良好的固位形。初步预备的完成线为肩台型或圆角肩台型，位置在龈上。如果使用102#车针预备，完成线宽度超过了车针尖端的半径，可能会产生无基釉飞边（参见第11章**图14**）。

舌面预备的步骤与要求同上颌前磨牙

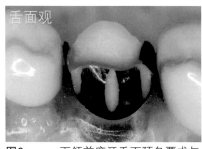 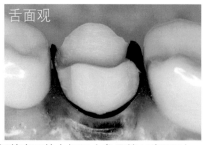 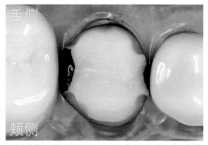

图6a~c 下颌前磨牙舌面预备要求与上颌前磨牙基本相同（参见第14章**图8**），由于舌侧无瓷层覆盖，初步预备的完成线为凹型，宽度0.5mm。

a | b | c

邻面预备

车针选择及操作要点与上颌前磨牙基本相同

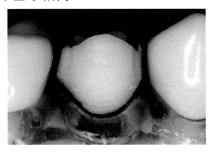
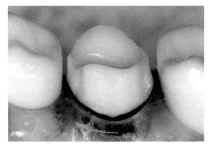

a｜b

图7a,b　打开邻接可选用第14章图9中所示204#针形车针或104R#细的锥形车针。基本方法同第14章图10、图11。

轴面修整与精修

预备完成线所用车针

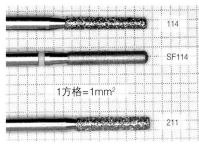
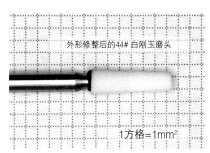

图8a,b　选用114#圆头或211#平头柱形车针修整轴面及完成线，要注意使用柱形车针预备可能在轴壁形成倒凹。可使用x5电动马达安装44#白刚玉磨头，用于抛光。

a｜b

采用无翼壁的设计

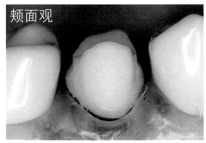
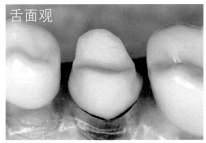
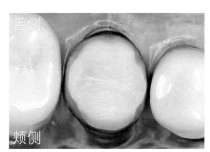

图9a～c　瓷部分罩面型烤瓷冠现已不要求在金属与瓷过渡的部分采用有翼壁的设计，因此其预备方法与瓷全罩面型烤瓷冠基本一致，区别仅在于：金属覆盖的轴面预备量比瓷覆盖的轴面预备量略小；金属部分的完成线宽度比瓷部分的完成线宽度略小。完成线从瓷覆盖的圆角肩台型向金属覆盖的凹型平滑过渡。

a｜b｜c

预备完成

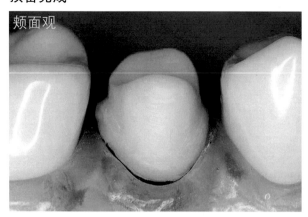

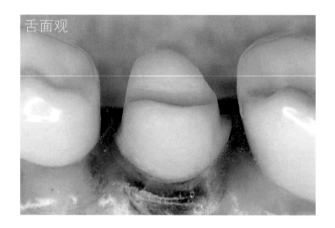

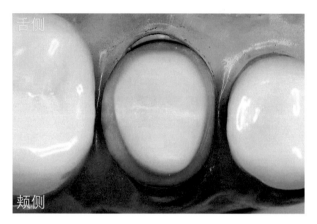

a	b
c	

图10a～c　下颌前磨牙预备完成后检查：①颊侧靠近牙尖部位预备充足，保证修复体的颊侧外观；②颊尖形成功能尖斜面；③殆面形态遵循原有牙齿外形；④颊、舌侧完成线清晰、光滑；⑤邻面完成线从圆角肩台型向凹型平滑过渡。

【小贴士】　瓷部分罩面型烤瓷冠轴面及完成线预备

1. 打开邻接后，使用102#或106#车针初步修整。
2. 完成线位于龈下时需进行排龈。
3. 球形车针定宽定深（参见第14章**图14**、**图15**）。
4. 注意颊面龈下预备不足和邻面龈下预备过多的问题。
5. 使用114#圆头柱形车针预备圆角肩台型完成线，使用102#圆头锥形车针预备凹型完成线。

下颌前磨牙金属烤瓷冠（瓷部分罩面型）基牙预备完成

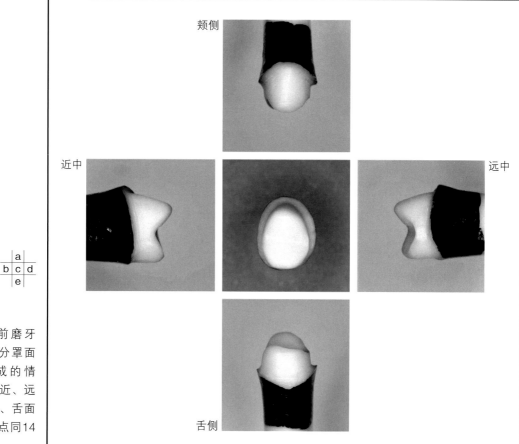

颊侧

近中　远中

舌侧

a	
b	c	d
e	

图11a~e 下颌前磨牙金属烤瓷冠（瓷部分罩面型）基牙预备完成的情况。𬌗面观（c），近、远中面观（b,d），颊、舌面观（a,e）。检查要点同14章图21。

Summary

本章小结

　　本章讲述的瓷部分罩面型烤瓷冠与第14章讲述的瓷全罩面型烤瓷冠基牙预备方法基本一致。目前临床中常见的烤瓷冠是舌侧颈部保留一圈金属的瓷部分罩面型，也可按照本章介绍方法进行基牙预备；全瓷冠修复应用越来越广泛，基牙预备方法与瓷全罩面型烤瓷冠相同。

第16章

瓷贴面预备

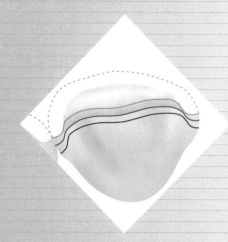

本章学习目标

关于基牙预备……

1. 上颌前牙瓷贴面预备的临床操作

1 瓷贴面概述及适应证

　　瓷贴面（Porcelain Laminate Veneer，PLV）是针对前牙颜色缺陷、结构缺陷、形态缺陷以及轻微牙齿排列异常的一种非损伤性修复方法。以前瓷贴面一般仅用于四环素变色牙的修复，随着全瓷修复材料的进步以及粘接材料性能的提升，瓷贴面这类微创治疗的适应证越来越广泛。表1介绍了瓷贴面的特点及临床适应证和优缺点。

瓷贴面的特点及临床适应证和优缺点

特点及临床适应证	优点	缺点
· 瓷或复合树脂材料 · 应用粘接技术 · 改善牙齿颜色、形态及排列的美学修复方式 · 变色牙等牙齿颜色缺陷 · 氟斑牙等牙齿结构缺陷 · 锥形牙、过小牙、部分牙折等牙齿形态缺陷 · 牙齿间隙、唇面弧度不良等轻微牙列不齐 · 一般用于活髓前牙	· 美学效果好 · 牙齿损伤小 · 牙周刺激小 · 咬合改变少 · 随粘接技术发展，预后良好	· 如预备量不足易导致外形突出 · 基牙变色及修复体厚度不足等原因达不到预期美学效果 · 仅依靠粘接固位，无固位形，技术敏感性强 · 易患龋者不建议使用 · 存在夜磨牙、紧咬牙等副功能运动患者慎用

表1　瓷贴面的特点及临床适应证和优缺点

确的完成线；⑤合理的预备量。

2　瓷贴面预备的临床操作

瓷贴面预备要点如下：①正确的预备设计；②合适的引导沟；③精确的车针移动；④清晰明

以下详细介绍瓷贴面基牙预备的主要步骤（表2）、操作要点（图1~图14）和典型病例（图15，图16）。

瓷贴面基牙预备的主要步骤

预备顺序	工具、车针类型	注意事项
1. 唇面引导沟制备（图4，图5）	球形金刚砂车针 瓷贴面专用定深车针	· 用可限制深度的专用定深车针预备2~3条唇面引导沟 · 铅笔标记引导沟的最深处 · 颈部预备0.3~0.5mm · 唇面中部预备0.5~0.7mm · 根据修复设计调整预备量
2. 唇面预备（图6~图8）	中等直径的圆头锥形车针	· 参照引导沟深度进行预备 · 预备体在近远中和殆龈向的凸度要参考基牙原有唇面轮廓或诊断蜡型的唇面轮廓 · 初步预备的完成线在龈上 · 完成线宽度0.3~0.5mm · 止于邻接点，不破坏邻接
3. 邻面预备（根据设计要求决定是否行邻面预备）（图9~图11）	中等直径的圆头锥形车针	· 如瓷贴面要覆盖并恢复邻接，邻面预备要彻底打开邻接，在邻面开辟出1mm以上的修复空间 · 预备体圆钝，完成线与唇面连续 · 不要损伤邻牙 · 不要损伤牙龈乳头
4. 检查预备体（图9b、c，图12）	硅橡胶导板——确认修复空间	· 检查预备的整体轮廓是否协调，修复空间是否充足 · 可通过快速印模与模型灌制在口外检查基牙预备状况 · 完成线均匀、连续、光滑 · 线角圆钝
5. 精修与抛光（图13，图14）	细砂或超细砂的中等直径圆头锥形车针，白刚玉磨头	· 锐角可能导致修复体试戴时无法完全就位或折裂

表2　瓷贴面基牙预备的主要步骤

① 操作者位置

上、下颌前牙瓷贴面预备时操作者位于患者10～1点钟位置

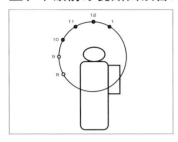

图1 上、下颌前牙瓷贴面预备时操作者位于患者10～1点钟位置。

② 牙齿外形评估及硅橡胶导板制作

牙齿外形评估

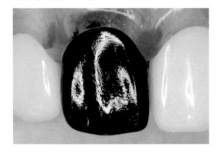
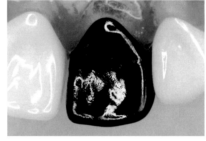

图2a,b 预备前的上颌中切牙。基牙预备前要基于修复需求进行正确的预备设计。例如，对于变色牙，需要较多的牙体预备以遮盖颜色；对于需关闭间隙或改善形态的牙齿则可以进行相对较少的预备。 a|b

制作硅橡胶导板

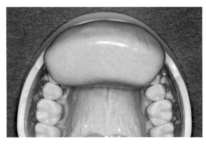
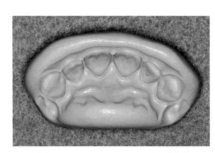
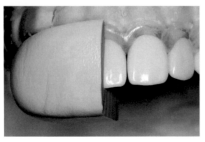
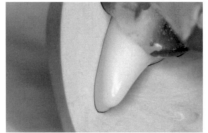

a|b
c|d

图3a～d 基于原有牙齿形态或诊断蜡型制作硅橡胶导板（a,b）。将硅橡胶印模在待预备牙中间切开（c），制作导板用于评估预备情况（d）。

3 唇面引导沟制备

制备引导沟的车针

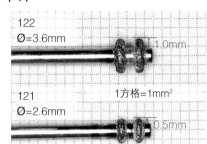

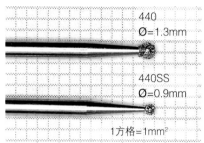

图4a,b　控制预备深度对于瓷贴面修复至关重要。可选用专门的定深车针制备引导沟，例如122#、121#车针，凸起的轮状部分有明确的工作深度，分别是1.0mm、0.5mm，轮轴部分作为止动装置控制预备深度。球形金刚砂车针（440#、440SS#）用于定深，以工作端没入牙面的深度作为预备深度参考，球的柄部作为防止预备过深的止动装置。　　　　a|b

标记引导沟底部

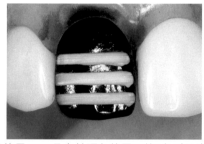

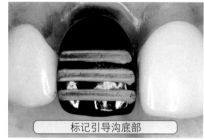

图5a,b　图5a所示使用122#号车针预备的唇面的3条引导沟（a）。颈部区域建议使用小直径的121#车针，预备深度0.5mm以内。使用铅笔标记引导沟底部（b），避免唇面预备后引导沟消失，发生过度预备。　　　　a|b

4 唇面预备

唇面预备车针

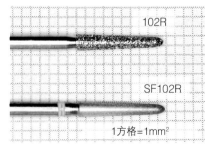

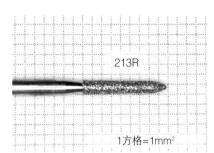

图6a,b　瓷贴面与冠相比预备量小，预备量控制要求高，所以不建议选择太粗的车针。可选择102R#或213R#车针，笔者推荐使用直径略小的213R#圆头柱形车针。　　　　a|b

预备过程中严格控制深度

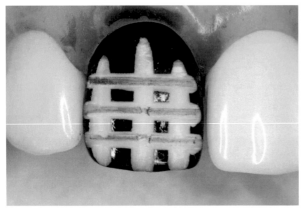 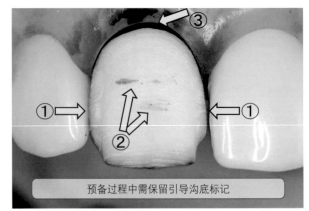

预备过程中需保留引导沟底标记

图7a,b 初学者可以用213R#车针在唇面制备垂直向引导沟（a）。唇面预备一方面要求保留引导沟底部的标记以控制深度；另一方面要遵循牙齿唇面凸度，在牙釉质范围内进行（b）。**图7b**可见：①未破坏邻接；②引导沟底部铅笔标记仍保留；③初步预备的完成线在龈上。

a｜b

车针角度及预备量

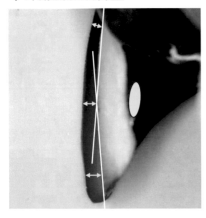

图8a 黄色线为唇面预备车针摆放的角度，遵循唇面牙齿外形凸度进行预备；黄色标记为邻接点，唇面预备不能破坏邻接。使用硅橡胶导板检查预备情况。

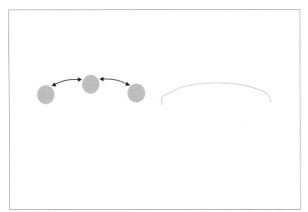 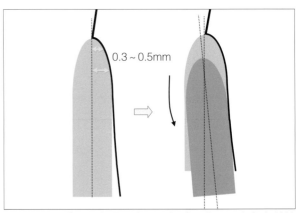

0.3~0.5mm

图8b 以213R#车针宽度的1/2为参考制备引导沟，将引导沟连接起来完成唇面预备。注意唇面预备完成后的弧度应与原有唇面弧度一致。

图8c 唇面进行两段式预备。预备过程中需要注意车针的角度。预备颈部区域时，车针应与牙长轴保持一致，以形成连续的浅凹型完成线。预备切1/2时，需调整车针角度以避免预备量不足。

5) 邻面预备与切端预备

邻接区预备

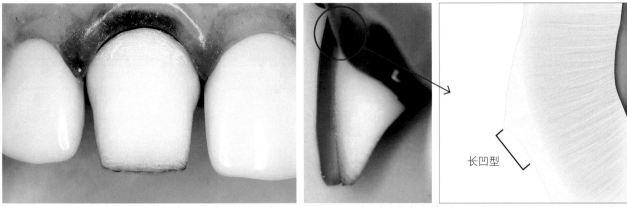

长凹型

图9a~c 瓷贴面根据修复设计决定是否进行邻面预备。如果需要关闭间隙或恢复邻接则需要进行邻面预备，为邻面的瓷层开辟出足够的修复空间（a）。瓷贴面预备的完成线建议为长凹型，长的钝角型完成线可以使牙釉质的釉柱充分显露，利于边缘的粘接效果。（**图9c**引自参考文献6，并进行了部分修改）

a|b|c

切端预备有利于提升瓷贴面切端的半透明性

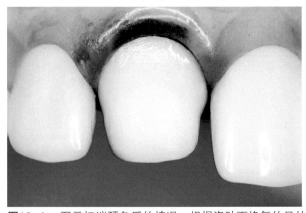
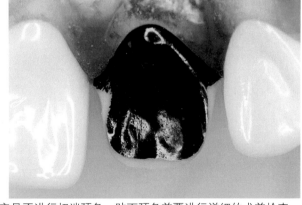

图10a,b 图示切端预备后的情况。根据瓷贴面修复的目的，决定是否进行切端预备。贴面预备前要进行详细的术前检查，包括咬合、前导、舌侧解剖形态等，在此基础上进行详尽的修复设计。

a|b

【小贴士】瓷贴面修复可采用不涉及邻接或切端的设计

如果瓷贴面修复不需要预备邻面或切端，则跳过步骤⑤，进行步骤⑥的精修与抛光。

瓷贴面不同的设计方案

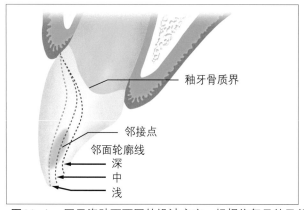

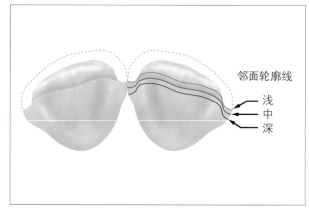

图11a,b　图示瓷贴面不同的设计方案。根据修复目的及邻接状况决定瓷贴面设计，主要有3个关键点：①是否覆盖邻面；②是否覆盖切缘；③舌侧包绕情况。瓷贴面修复设计要关注咬合和切导，以避免干扰下颌功能运动，或因下颌运动导致修复体破损。（图片引自参考文献7，并进行了部分修改）

a | b

精修与抛光

用硅橡胶导板评估预备情况

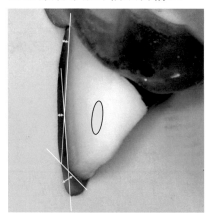

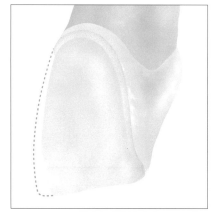

图12a,b　硅橡胶导板能直观地显示预备情况。图a中为对接型贴面预备，切端预备量要充足。图b为不涉及邻接及切端的开窗型贴面预备示意图。（图片引自参考文献6，并进行了部分修改）

a | b

精修与抛光

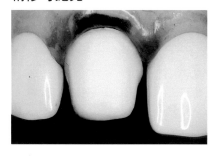

图13　无论采用何种设计，瓷贴面预备都要有清晰连续的凹型完成线。完成线位于龈上、平龈或龈下的位置取决于修复设计。使用超细砂的SF102R#车针或白刚玉磨头完成最终抛光。

上颌中切牙瓷贴面预备完成

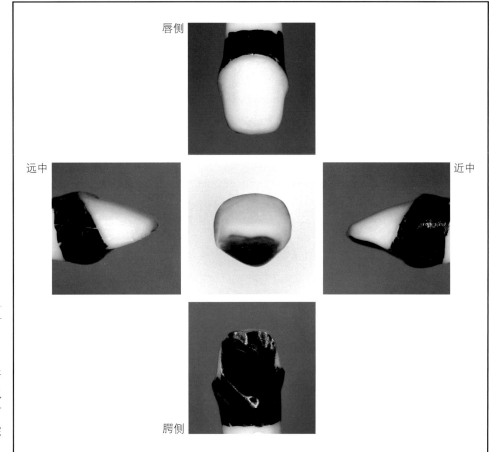

唇侧

远中

近中

腭侧

图14a ~ e 上颌中切牙瓷贴面预备完成各角度视图。预备要形成理想的唇面外形凸度以及光滑连续的完成线。

瓷贴面修复病例

瓷贴面改善上颌前牙外形病例

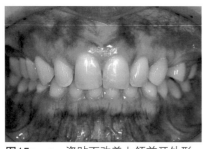 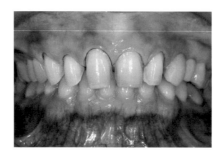 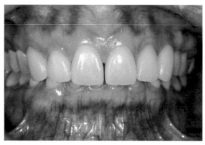

图15a～c 瓷贴面改善上颌前牙外形。 a｜b｜c

（a）患者，女，1967年出生。2000年1月完成正畸治疗。牙齿无变色。2002年3月乳牙拔除后行上颌23牙种植修复，图中23牙为临时修复体。

（b）瓷贴面基牙预备后的情况，注意排龈、预备量以及切端的设计。

（c）瓷贴面和种植修复3年后。患者个人要求保留中切牙间间隙。

瓷贴面二次修复病例

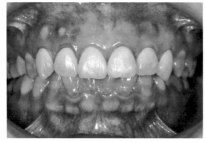 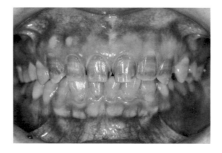 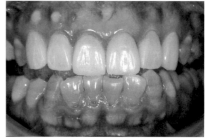

图16a～c 瓷贴面二次修复。 a｜b｜c

（a）患者，女，1973年出生。因四环素牙曾于10年前行贴面修复，现要求改善修复体的外观及颜色。检查发现原修复体无明显功能问题，仅长度较短，且通透性不佳，影响美观。

（b）磨除现有贴面并重行基牙预备。由于原贴面邻面存在继发龋，故邻面进行了预备。基牙预备后可见典型的四环素染色和切端釉质缺损。

（c）修复2年后的效果。与图6a中相比，新的贴面长宽比例更加协调。通过增加预备量，修复体遮盖了基牙变色，并恢复了半透明的外观。

Summary

本章小结

　　近年来，瓷贴面作为一种微创美学修复方式，因其较小的预备量与优秀的美学效果，深受医患双方欢迎。临床中，根据诊断、治疗计划、可选择的材料等实际情况，选择烤瓷冠、全瓷冠或瓷贴面进行美学修复。针对瓷贴面的预备，根据修复目的以及原有邻接情况，在邻面、切端及舌侧包绕方面的设计略有不同。操作者要掌握基本的预备要求与操作方法，以灵活应对临床的实际情况。

附录

本书中基牙预备所使用的车针

参考文献

本书中基牙预备所使用的车针

下面将介绍本书第11章～第16章所使用车针。本书中用于基牙预备的车针均来自Shofu公司（日本京都），当然，也可以选择其他品牌的车针，只要形状相似即可。选择车针需要注意的关键是：①了解车针工作端的形状以及尺寸；②基牙预备量的控制。

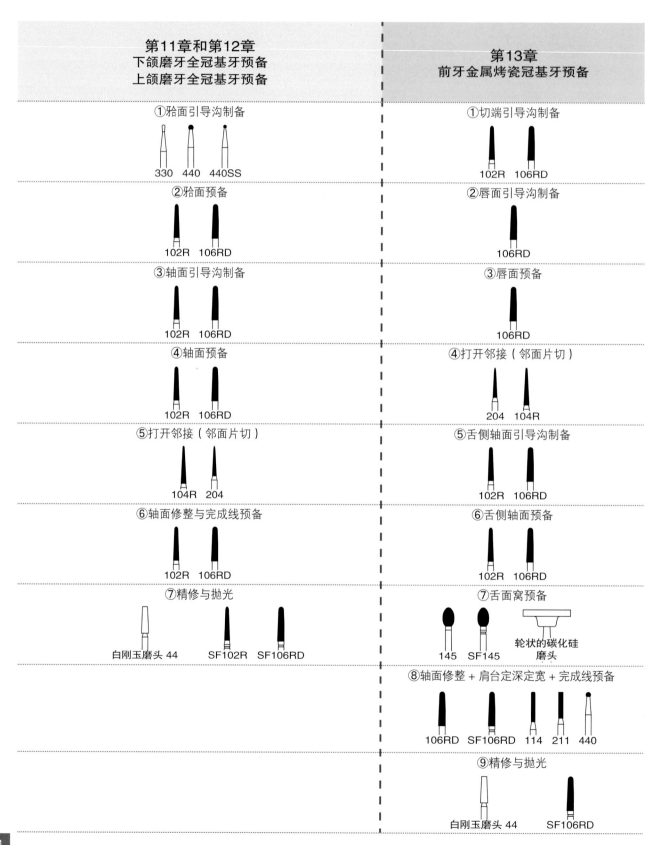

第11章和第12章 下颌磨牙全冠基牙预备 上颌磨牙全冠基牙预备	第13章 前牙金属烤瓷冠基牙预备
①𬌗面引导沟制备 330　440　440SS	①切端引导沟制备 102R　106RD
②𬌗面预备 102R　106RD	②唇面引导沟制备 106RD
③轴面引导沟制备 102R　106RD	③唇面预备 106RD
④轴面预备 102R　106RD	④打开邻接（邻面片切） 204　104R
⑤打开邻接（邻面片切） 104R　204	⑤舌侧轴面引导沟制备 102R　106RD
⑥轴面修整与完成线预备 102R　106RD	⑥舌侧轴面预备 102R　106RD
⑦精修与抛光 白刚玉磨头 44　SF102R　SF106RD	⑦舌面窝预备 145　SF145　轮状的碳化硅磨头
	⑧轴面修整＋肩台定深定宽＋完成线预备 106RD　SF106RD　114　211　440
	⑨精修与抛光 白刚玉磨头 44　SF106RD

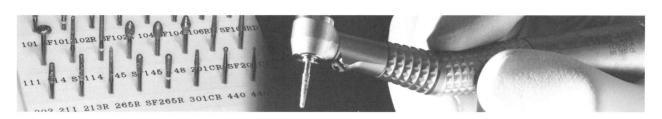

第14章和第15章 前磨牙金属烤瓷冠基牙预备 （瓷全罩面型及瓷部分罩面型）	第16章 瓷贴面预备

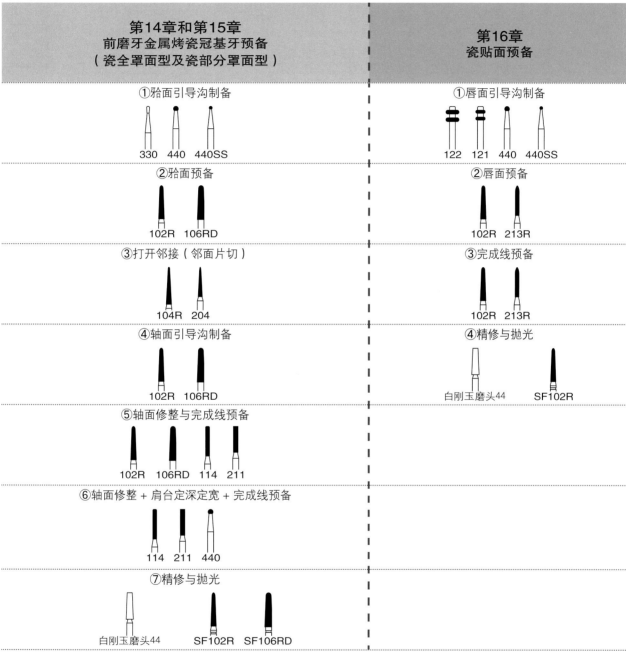

①骀面引导沟制备 330 440 440SS

①唇面引导沟制备 122 121 440 440SS

②骀面预备 102R 106RD

②唇面预备 102R 213R

③打开邻接（邻面片切） 104R 204

③完成线预备 102R 213R

④轴面引导沟制备 102R 106RD

④精修与抛光 白刚玉磨头44 SF102R

⑤轴面修整与完成线预备 102R 106RD 114 211

⑥轴面修整 + 肩台定深定宽 + 完成线预备 114 211 440

⑦精修与抛光 白刚玉磨头44 SF102R SF106RD

车针的基本形状和特点

本书中，用于基牙预备的车针可以根据使用目的归类。充分了解车针的基本形状和特点，将使基牙预备更为高效。

1. 骀面引导沟制备一般选择"橄榄球形"或"球形"车针。
2. 骀面和轴面初步预备一般选择"锥形"车针，其末端一般为"圆头"（102R#，106RD#）或"平头"，要根据完成线的形态（例如：肩台型、圆角肩台型、深凹型等）进行选择。
3. 完成线的预备一般选择"柱形"车针，柱形车针可分为两类：①圆头柱形车针（114#，213R#）；②平头柱形车针（211#）。
4. 打开邻接（邻面片切）一般选择"针形"车针（204#）。在一些病例中，也可以选用"锥形"车针（104R#）。

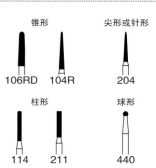

锥形 106RD 104R

尖形或针形 204

柱形 114 211

球形 440

参考文献

[1] Young JM. Surface characteristics of dental stone:impression orientation. J Prosthet Dent 1975; 33: 336-341.

[2] Glossary of Prosthodontic Terms-8 (GPT-8). J Prosthet Dent 2005; 91(1).

[3] Rosenstiel SF, Land MF, Fujimoto J. Contemporary Fixed Prosthodontics. 4th ed. St. Louis: Mosby, 2006; 209-257.

[4] Rosenstiel SF, Land MF, Fujimoto J. Contemporary Fixed Prosthodontics. 4th ed. St. Louis: Mosby, 2006; 258-271.

[5] Rosenstiel SF, Land MF, Fujimoto J. Contemporary Fixed Prosthodontics. 4th ed. St. Louis: Mosby, 2006; 272-285.

[6] Rosenstiel SF, Land MF, Fujimoto J. Contemporary Fixed Prosthodontics. 4th ed. St. Louis: Mosby, 2006; 329-335.

[7] Gurel G(eds). The Science and Art of Porcelain Laminate Veneers. Chicago: Quintessence, 2003; 276.

口腔固定修复图谱
Color Atlas of Fixed Prosthodontics

第2卷

（日）萩原 芳幸 编 著

董 岩 黄 鹂 主 译

李 芳 田 敏 副主译

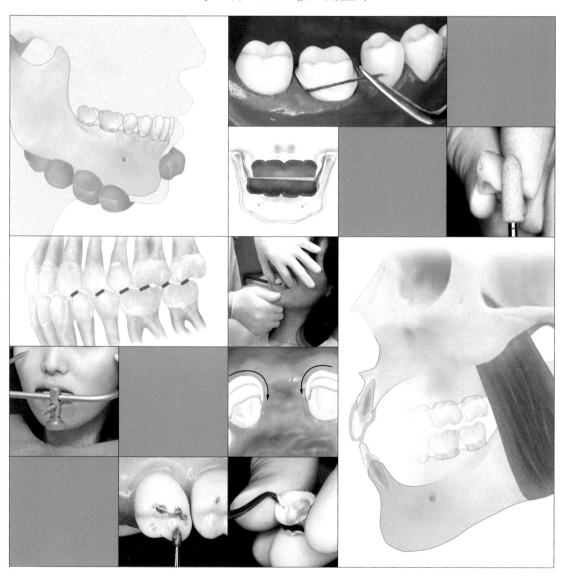

北方联合出版传媒（集团）股份有限公司

辽宁科学技术出版社

沈 阳

目　录

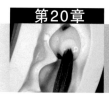

第20章

前牙临时修复体

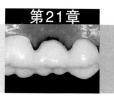

第21章

后牙临时固定局部义齿

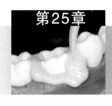

第25章

终印模制取

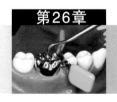

第26章

修复体试戴、临时粘固、正式戴牙

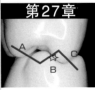

第27章

咬合调整

第28章

咬合分析

第29章

重视基本技能的提升及良师的重要性

附录

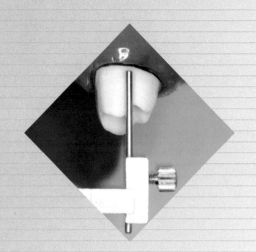

第17章

后牙固定局部义齿
的基牙预备

本章学习目标

关于固定局部义齿基牙预备……

1. 后牙固定局部义齿基牙预备的操作要点

1　固定局部义齿的定义与特点

固定局部义齿（Fixed partial denture, FPD）临床常称为固定桥（Fixed bridge），由缺牙区的邻牙提供固位与支持，修复单颗或多颗牙齿缺失，以恢复功能、外形和美学需求（表1，表2）。固定桥由固位体、桥体、连接体3部分组成（图1）。

固定桥的基牙预备顺序及操作要点与单冠修复基本一致，区别在于各个基牙要形成共同就位道，在修复体的就位方向上不能存在任何倒凹。预备过程中，为消除倒凹，实现各个基牙的共同就位道，可能发生单个基牙聚合度过大的问题。此外，当同时有前牙和后牙共同作为一组固定桥的基牙时，基牙长轴方向存在较大差异，预备更具难度。基牙数目越多、分布范围越大，其预备难度越大。

固定局部义齿的特点及优缺点

特点	优点	缺点
· 不可自由摘戴 · 基牙提供固位与支持 · 可实现与邻牙形态、颜色、强度和咬合相协调的修复	· 与可摘局部义齿相比更加美观、舒适 · 基于基牙牙周膜感受器的作用，具有与天然牙相似的功能	· 打磨健康的牙齿 · 基牙可能承担过大的咬合力 · 可能因继发龋和牙周问题导致远期效果不佳 · 基牙数目越多、分布范围越大，预备难度越大 · 多单位修复存在中间基牙时要认真评估基牙状况并进行合理设计

表1　固定局部义齿的特点及优缺点

固定桥的组成

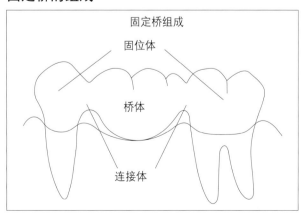

图1　固定桥由固位体、桥体和连接体组成。注意：基牙不属于固定桥的组成部分。

2 后牙固定局部义齿基牙预备的临床操作

本章以修复上颌左侧第一磨牙缺失的3单位固定桥为例，介绍固定桥基牙预备的临床步骤和操作要点（图2~图18，表3）。单个基牙的预备要点可参考第1卷中单冠的基牙预备。固定桥基牙预备时，为获得各个基牙轴面的平行度、形成共同就位道，建议同时预备各个基牙的同名牙面。

固定桥固位体的类型

	修复体类型	作为固位体
全冠	铸造金属冠	○
	烤瓷冠，烤塑冠	○
	全瓷冠	△/○（机械性能好的材料）
部分冠	栓体栓道	○
	3/4、4/5、7/8冠	○
	近中半冠	○
	高嵌体	○
	嵌体	×（特殊情况可用，不推荐）
	贴面	×
桩核冠	桩钉固位	现在已基本不用 （当各个基牙根管具有较好平行度时可应用）

表2　固定桥固位体的类型

后牙固定桥基牙预备的主要步骤

预备顺序	工具、车针类型	注意事项
1. 𬌗面引导沟制备与𬌗面预备（图3~图5）	· 球形金刚砂车针 · 球形钨钢裂钻 · 中等直径的圆头锥形车针 · 中等直径的平头柱形车针	· 咬合间隙厚度均匀，满足金属基底和瓷层的厚度需求 · 中央窝常发生预备不足 · 形成功能尖斜面 · 遵循牙齿原有形态 · 𬌗面呈V形，不要磨平

步骤	车针	要点
2. 颊面引导沟制备与颊面预备（图6）	· 中等直径的圆头锥形车针 · 中等直径的平头柱形车针	· 瓷覆盖区域引导沟深度1.5mm；完成线为肩台型或圆角肩台型，宽度1mm以上 · 金属覆盖区域引导沟深度1mm以上，完成线为凹型，宽度0.5mm以上 · 基牙之间相互平行，注意单个基牙的聚合度不要过大
3. 邻近缺牙侧的轴面预备（图7）	· 中等直径的圆头锥形车针 · 中等直径的平头柱形车针	· 由于无邻牙阻挡，基牙近缺牙侧或末端基牙远中预备相对简单 · 可以与颊面和舌面一起连续预备 · 预备量与其他轴面相同，常规情况下无须制备引导沟
4. 舌面引导沟制备与舌面预备（图8）	· 中等直径的圆头锥形车针 · 中等直径的平头柱形车针	· 瓷覆盖区域引导沟深度1.5mm；完成线为肩台型或圆角肩台型，宽度1mm以上 · 金属覆盖区域引导沟深度1mm以上，完成线为凹型，宽度0.5mm以上
5. 邻面预备（图9～图12）	· 细的锥形或针形车针	· 不要损伤邻牙 · 不要损伤牙龈乳头
6. 轴面修整，形成共同就位道（图13，图14）	· 中等直径的圆头锥形车针 · 中等直径的平头柱形车针	· 远中舌侧轴面角是预备难点 · 整个轴面光滑连续 · 获得共同就位道同时避免聚合度过大
7. 完成线预备（图15，图16）	· 球形车针（定深用） · 中等直径的平头或圆头柱形车针 · 白刚玉磨头	· 球形车针定宽定深，确保理想的宽度与深度 · 颊面中间易发生进入龈下深度不足的情况 · 邻面易发生进入龈下过深的倾向
8. 检查预备体	· 蜡——检查咬合间隙 · 印模及模型——检查整体预备情况 · 硅橡胶导板——修复空间的参考	· 检查咬合空间 · 检查下颌功能运动状态下的咬合空间 · 检查整体轮廓、有无倒凹、完成线是否光滑连续 · 确认共同就位道
9. 精修与抛光（图15，图16）	· 与上述所用车针相同形状的细砂或超细砂车针预备 · 白刚玉磨头	· 快速印模与模型灌制，口外全面检查基牙预备状况。基牙数目较多、分散范围大时建议进行口外检查 · 增加辅助固位形，如沟或洞固位形

表3 后牙固定桥基牙预备的主要步骤

检查基牙外形和位置

检查基牙外形和位置

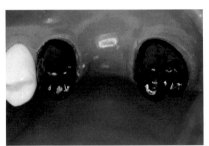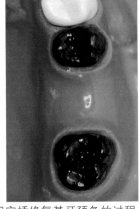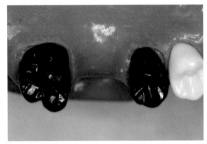

图2a～c　本章将讲解上颌左侧第一磨牙缺失固定桥修复基牙预备的过程，以第二前磨牙及第二磨牙作为基牙。图示分别为：颊面观（a）；𬌗面观（b）；腭面观（c）。

a | b | c

【小贴士】同时预备各个基牙的同名牙面

建议同时预备各个基牙的同名牙面，以便于保持各个基牙的平行度，获得共同就位道。各个基牙轴面预备的时候，要保持车针平行移动，以获得相对一致的基牙外形。同时预备各个基牙的同名牙面，也可以减少更换车针的次数，提高预备效率。

𬌗面引导沟制备与𬌗面预备

制备𬌗面引导沟所选车针

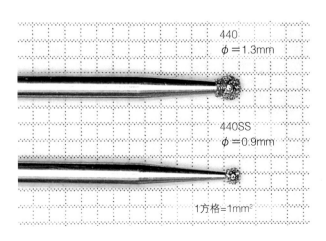

440
ϕ = 1.3mm

440SS
ϕ = 0.9mm

1方格=1mm²

图3　制备引导沟需选用尺寸明确的车针，本例选用440#、440SS#球形金刚砂车针，也可选用梨形车针。（本书中所用金刚砂车针均来自Shofu公司，依据ISO标准编号，车针尺寸有明确规定，参见第1卷附录）

殆面预备和轴面预备所选车针

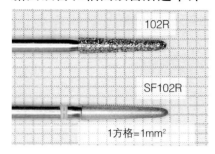

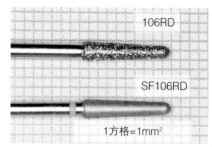

图4a,b 殆面及轴面初步预备建议使用较大直径车针，以提升磨切效率。建议选择102#或106#用于初步预备。

a|b

基于天然牙殆面形态预备殆面

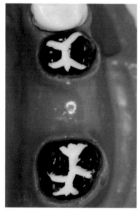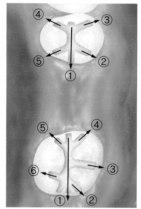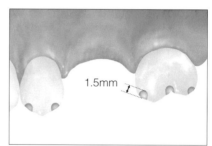

图5a~c 引导沟制备。使用直径1.3mm的440#车针制备深度均匀的引导沟，起始点选择中央窝或近、远中窝，然后延伸至殆面所有窝沟。

a|b|c

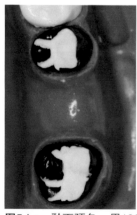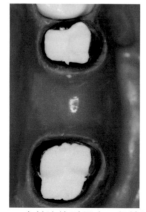

图5d,e 殆面预备。用102#或106#车针连接引导沟，保持深度（1.5mm）均匀，完成殆面预备。注意保持殆面原有形态，不要磨成一个平面。预备过程中车针角度与牙尖斜面保持平行，如车针角度不良，牙尖区域可能预备量不足。

d|e

预备过程中车针角度

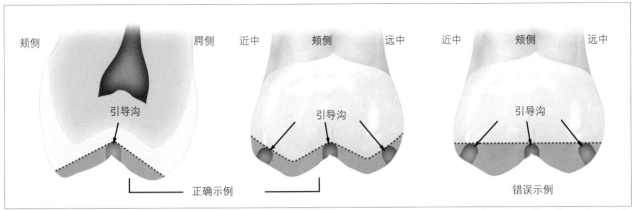

图5f 𬌗面预备后的形态应与基牙原有形态类似。如正确示例所示，按照𬌗面尖窝形态预备（参见第1卷第12章图9），避免将𬌗面预备成平面。

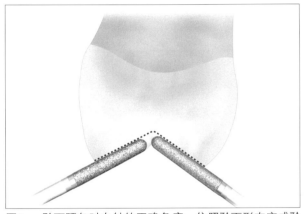

图5g 𬌗面预备时车针的正确角度，依照𬌗面形态完成𬌗面预备（参见第1卷第12章图8）。

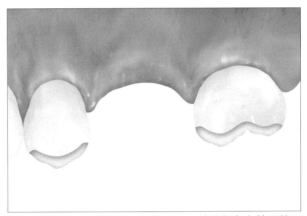

图5h 针对固定桥的基牙预备，可同时预备多个基牙𬌗面的同名牙尖。多个基牙相同部位同时预备，操作者保持同样的位置、视角以及手指支点，预备的效率更高。

颊面引导沟制备与颊面预备

基于美学需求，上颌后牙颊面按2部分预备

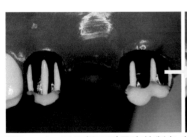 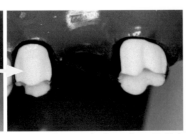 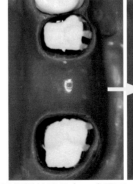 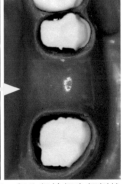

图6a~d 图示颊面引导沟的制备（a,c）和颊面预备（b,d）。虽然上颌后牙颊侧轴壁只有一个平面，但为保持颊尖颊侧的瓷层厚度，达到理想的美学效果，建议按2部分预备。初步形成的完成线位于龈上，为凹型或深凹型。预备止于邻面邻接点，邻接区最后预备。

a|b|c|d

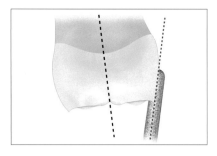 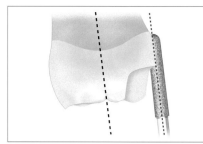

图6e,f 虽然上颌后牙颊侧轴壁只有一个平面，但建议分2部分预备，以保证颊尖颊侧足够的预备量。颊面龈1/2的引导沟制备以及后续预备要与牙长轴平行，避免形成过大的聚合度。

e | f

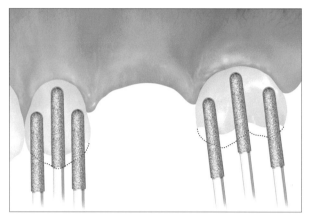 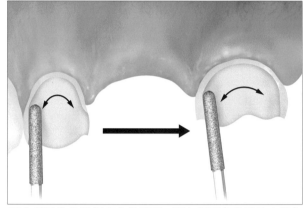

图6g,h 固定桥所有基牙的全部轴壁需要有较好的平行度（g），因此引导沟的平行度非常重要。预备牙颈部位置的车针角度要尽量与牙长轴平行（f）。预备轴面连接各引导沟时，也要保持车针的平行度。平行移动车针时，需要遵照龈缘的高度调整车针，使初步形成的完成线轮廓与牙龈缘一致。

g | h

 邻近缺牙侧的轴面预备（可在步骤"⑤ 舌面引导沟制备与舌面预备"之后进行）

邻近缺牙侧的轴壁预备与颊、舌侧轴壁预备同时进行

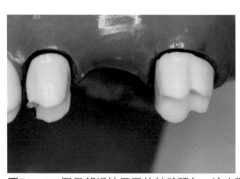 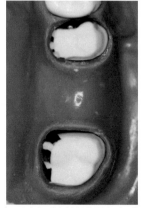 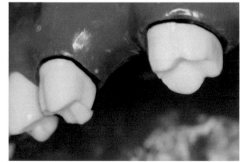

图7a～c 图示邻近缺牙区的轴壁预备，该步骤也可以在舌侧轴壁预备完成后进行。邻近缺牙侧的轴面以及末端基牙远中轴面由于无邻牙阻挡，预备相对简单，可与颊面或舌面预备同时进行，以提高预备效率，并易于参照颊、舌面达到一致的预备量。

a | b | c

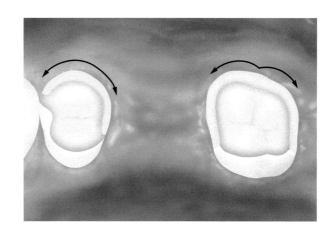

图7d　轴面预备时车针要根据轴面近牙根部的外形轮廓移动,上颌前磨牙颊侧形成弓形(⌢)轮廓。上颌磨牙颊侧分2个根,颊面近牙根部中间可能会有凹陷,轴面预备时形成的完成线也要顺应颊面轮廓,可能形成图中的海鸥形(⌒⌒)轮廓。

⑤　舌面引导沟制备与舌面预备

上颌后牙舌面按2部分进行预备

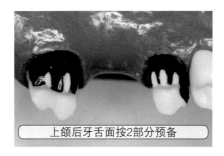
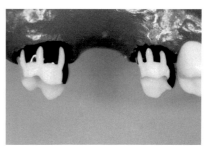

上颌后牙舌面按2部分预备

a	b
c	d

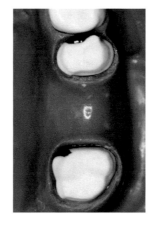
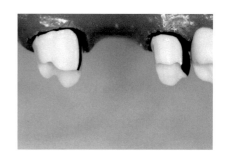

图8a～d　上颌后牙舌侧引导沟的制备和舌面预备基于原有牙齿外形进行,分粭1/2与龈1/2 2个部分(参见第1卷第12章和第14章)。

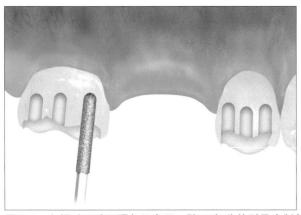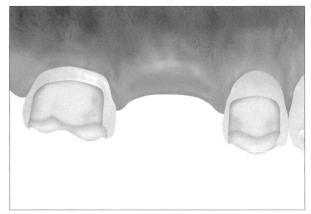

图8e,f 上颌后牙舌面预备示意图。𬌗1/2部分的引导沟制备使用与颊侧预备相同的车针，与牙长轴成10°～15°（e），连接引导沟，平滑地完成预备（f）。

e|f

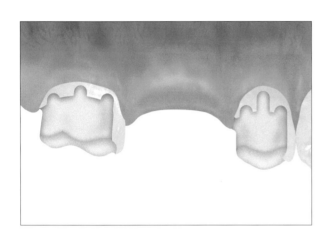

图8g 完成𬌗1/2部分预备后，制备龈1/2部分的引导沟。车针基本与牙长轴平行，同时要注意各个基牙的引导沟要平行，以保证各个基牙颊舌侧龈1/2部分的轴壁平行度，利于义齿的固位。

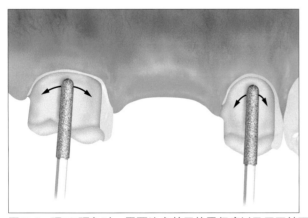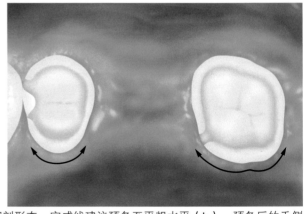

图8h,i 颈1/2预备时，需要注意基牙的平行度以及牙冠轴面的解剖形态。完成线建议预备至平龈水平（h）。预备后的舌侧轴壁外形应参考基牙原始形态，前磨牙预备成弓形（‿）、磨牙预备成海鸥形（︶︶）（i）。本步骤中，前磨牙的近中邻面和磨牙的近中舌侧轴面角没有进行预备（图11a）。这些区域将在打开邻接、进一步检查共同就位道后再一起进行预备（图11~图16）。

h|i

6 邻面预备

打开邻接所用车针

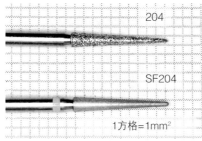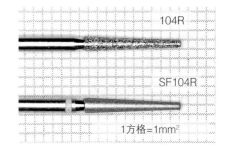

图9a,b 打开邻接选用204#或104R#车针。

a | b

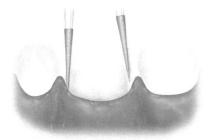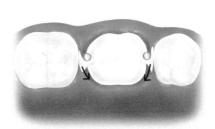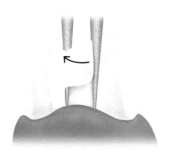

图10a~c 打开近、远中邻接的示意图（参见第1卷第11章图16）。

a | b | c

邻接区𬌗面可制备小的引导沟

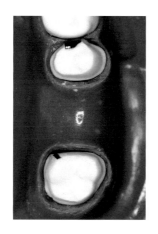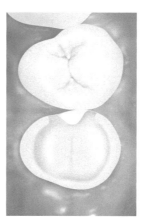

a | b
---
c | d

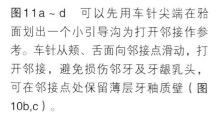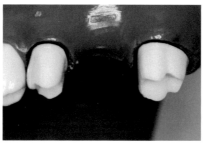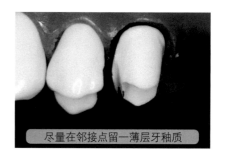

尽量在邻接点留一薄层牙釉质

图11a~d 可以先用车针尖端在𬌗面划出一个小引导沟为打开邻接作参考。车针从颊、舌面向邻接点滑动，打开邻接，避免损伤邻牙及牙龈乳头，可在邻接点处保留薄层牙釉质壁（图10b,c）。

用匙形牙釉质凿去除邻面的薄层牙釉质壁

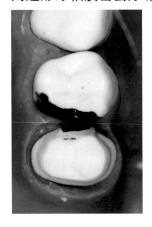 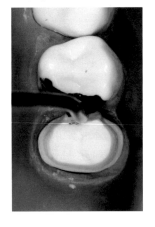 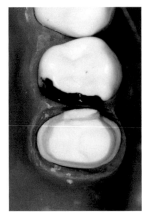

a | b | c

图12a~c 图示用匙形牙釉质凿去除邻面薄层牙釉质。用牙釉质凿与车针相比，损伤邻牙的风险低。

⑦ 轴面修整，形成共同就位道

修整轴面，并调整2个基牙的平行度

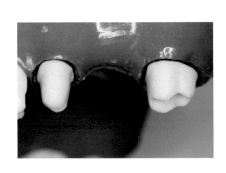 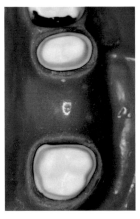

a | b

图13a,b 打开邻接后，用102#或106#车针进行基牙整体外形的修整。最终的基牙外形、预备量和完成线类型要根据固位体的种类确定。

使用平行度测量仪检查基牙平行度

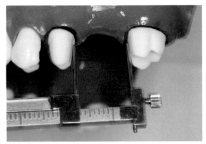 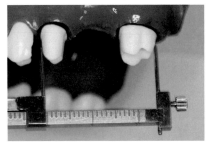 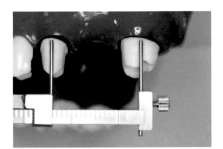

图14a~c 固定桥基牙预备的基本要求是各个基牙形成共同就位道，没有倒凹。平行度测量仪可用于口内检查基牙的平行度。在基牙轴面滑动平行度测量仪的平行针，可以判断是否存在倒凹。图示为关键的测量位置：①邻近缺牙区（a）；②最近中点与最远中点（b）；③颊舌面中点（c）。

a | b | c

8 完成线预备、精修与抛光

预备完成线所用车针

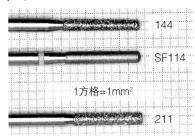

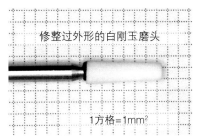

图15a,b 选用114#或211#柱形车针预备完成线。有条件的话也可用x5电动马达安装白刚玉磨头精修完成线并进行后续抛光（参见第1卷第14章）。

a | b

固定桥基牙预备完成

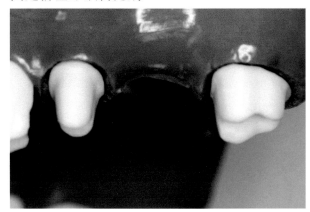

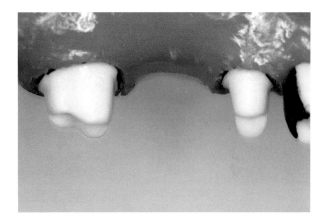

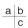

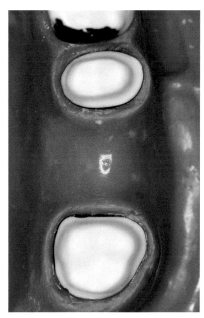

图16a~c 上颌后牙固定桥基牙预备完成。注意检查以下部位：①颊侧分2部分预备，𬌗向1/2部分要预备充分；②𬌗面基于牙齿形态进行预备，中央窝预备量充足；③舌侧形成功能尖斜面；④完成线光滑连续且宽度均匀。

【小贴士】 固定桥基牙预备容易产生倒凹的部位

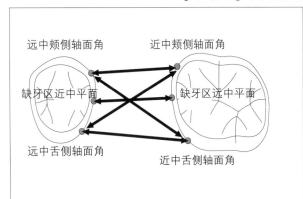

远中颊侧轴面角　　近中颊侧轴面角

缺牙区近中平面　　缺牙区远中平面

远中舌侧轴面角　　近中舌侧轴面角

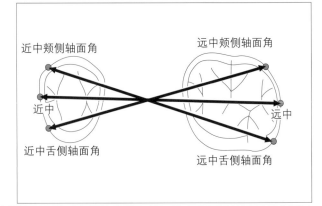

近中颊侧轴面角　　远中颊侧轴面角

近中　　远中

近中舌侧轴面角　　远中舌侧轴面角

图17a,b 图中双向箭头连接区域的轴壁平行度容易发生不一致的情况，是重点要检查的区域。临床中可以使用平行度测量仪（图14）或大号口镜来检查是否存在倒凹。检查倒凹最好的方式是进行快速印模与模型灌制，在口外进行检查（参见第1卷第11章图24）。固定桥基牙预备不仅要去除单颗牙齿的倒凹，更重要的是综合考虑所有基牙的共同就位道。临床中常见患者各个基牙的长轴不平行，这时候需要首先确定就位方向，基于修复体的就位方向，调整每个基牙各轴面的预备量。　a|b

【小贴士】 基于解剖外形预备

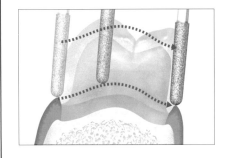

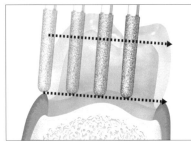

图18a,b 预备轴面及完成线时车针应遵循牙龈的外形移动（a）。上颌后牙的邻面区域无法在直视下进行预备，需要操作者凭借个人经验与手感。临床中常见邻面完成线过于平直、深入龈下过多的情况（b）。即便前牙的邻牙预备可在直视下进行，也要特别关注邻面的完成线位置，避免破坏生物学宽度。

a|b

Summary

本章小结

　　从根本上讲，固定桥的基牙预备是单冠基牙预备的组合。二者的区别在于各个基牙要具备共同就位道，在修复体的就位方向上不能存在倒凹。本章中借助标准模型进行预备方法的介绍，但是在临床中像标准模型这样的理想情况非常少见。由于缺失牙的原因，邻牙常发生倾斜、过度萌出等情况，难以按照标准的流程进行预备。有些情况下，为获得共同就位道，需要在各个基牙形成较大的轴壁聚合度。预备前，操作者应基于实际情况，首先确定出合理的就位道方向，实现理想的基牙轴壁聚合度与共同就位道之间的和谐统一。归根到底，操作者要深入理解基牙预备的基本要求，并熟练掌握基牙预备的基本技能，才能在临床中灵活应对各种状况。

第18章

前牙固定局部义齿
的基牙预备

1 前牙固定局部义齿的定义与特点

2 前牙固定局部义齿基牙预备的临床操作

本章学习目标 ✍

关于固定局部义齿基牙预备……

1. 前牙固定局部义齿基牙预备的操作要点

1 前牙固定局部义齿的定义与特点

优良的美学效果是前牙固定修复的基本要求。近年来，全瓷固定桥或高强度复合树脂固定桥应用越来越广泛。无论采用何种材料制作固定修复体，其基牙预备的基本原则是一致的。前牙固定桥基牙预备的要点包括：

1. 注意各个基牙牙体长轴的不同，形成共同就位道

正常排列的切牙、尖牙、磨牙的牙体长轴方向不同，左右两侧的同名牙，牙体长轴方向也有差异。仅以切牙为基牙的前牙固定桥基牙预备相对简单，当固定桥涉及尖牙或磨牙作为基牙时，基牙预备的难度大大增加。

2. 为唇颊面的修复材料提供足够空间

对于前牙美学修复体，要实现理想的美学效果，在基牙唇颊面需要有足够的修复空间，否则可能出现以下问题：①修复体厚度不足，导致基牙颜色遮盖不佳或修复体半透明效果不良等问题；②为保证厚度，修复体的外形轮廓过于向唇颊侧突出。

2 前牙固定局部义齿基牙预备的临床操作

除共同就位道的要求外，固定桥的基牙预备要点与单冠的基牙预备要点一致。预备过程中建议全部基牙的同名牙面一起制备引导沟、一起预备，有利于保持各个基牙相对一致的预备量，各个基牙形成相对一致的外形并获得共同就位道。

本章以修复上颌右侧侧切牙缺失的三单位固定桥为例，结合图1~图21与表1讲解上颌前牙固定桥基牙预备的临床操作要点。

上颌前牙固定桥基牙预备的主要步骤

预备顺序	器械、车针、材料等	注意事项
1. 准备工作，制作硅橡胶导板（图1~图3）	· 硅橡胶印模材料制作备牙导板⇒修复空间参考，指导预备	· 检查预备量
2. 切端引导沟制备与切端预备（图4~图6）	· 中等直径的圆头锥形车针 · 中等直径的平头柱形车针	· 切端制备3条1.5~1.8mm的引导沟 · 切缘预备时保留邻面接触点处的薄层釉质
3. 唇面引导沟制备与唇面预备（图7，图8）	· 中等直径的圆头锥形车针 · 中等直径的平头柱形车针	· 引导沟深度1.5mm · 完成线为肩台型或圆角肩台型，宽度1mm以上
4. 邻近缺牙侧的轴面预备（图9）	· 中等直径的圆头锥形车针 · 中等直径的平头柱形车针	· 由于无邻牙阻挡，近缺牙侧邻面预备相对简单 · 可以与颊面和舌面一起连续预备 · 预备量与其他轴面相同，常规情况下无须制备引导沟

5. 邻面预备（图10，图11）	· 细的锥形或针形车针	· 不要损伤邻牙 · 不要损伤牙龈乳头 · 完成线位置不要位于龈下过深 · 获得共同就位道同时避免过大聚合度
6. 轴面修整，形成共同就位道（图12~图17）	· 中等直径的圆头锥形车针 · 中等直径的平头柱形车针 · 平行度测量仪	· 预备初步成形，获得共同就位道 · 平行度测量仪重点检查以下部位：①各个基牙邻近缺牙区的轴壁；②各个基牙的颊舌面中部 · 近中、远中舌侧轴面角是预备难点 · 轴面整体平滑连续 · 获得共同就位道同时避免过大聚合度
6-1. 舌面预备（图12，图16）	· 中等直径的圆头锥形车针 · 中等直径的平头柱形车针	· 舌隆突预备，形成与唇面颈部平行的直壁⇒提供前牙唇舌向的固位，避免唇向脱位
6-2. 完成线预备（图13~图16）	· 球形车针（定深用）	· 选择尺寸大小合适的球钻，获取均匀一致的完成线宽度与深度 · 避免唇面中间进入龈下深度不足 · 避免邻面进入龈下位置过深，破坏生物学宽度 · 避免产生釉质飞边
7. 检查预备体	· 印模及模型——检查整体预备情况 · 硅橡胶导板——修复空间的参考	· 检查下颌前伸和侧方运动过程中的修复空间 · 检查预备的整体轮廓、有无倒凹、完成线是否光滑连续 · 各个基牙宽度均匀的完成线 · 快速印模与模型灌制，口外全面检查基牙预备状况
8. 舌面窝预备（图19，图20）	· 橄榄球形车针 · 轮状碳化硅磨头	· 根据前牙舌面窝外形选择形态合适的车针或磨头 · 上颌前牙舌侧发挥引导下颌前伸运动的作用，预备量不足会干扰下颌前伸运动
9. 精修与抛光（图21）	· 与上述所用车针形状相同的细砂或超细砂车针预备 · 白刚玉磨头	· 去除无基釉，形成光滑连续的完成线 · 形成光滑的基牙表面，点线角圆钝

表1 上颌前牙固定桥基牙预备的主要步骤

1 操作者位置

上颌前牙固定桥基牙预备时操作者位于患者10～1点钟位置

图1　上颌前牙固定桥基牙预备时操作者位于患者10～1点钟位置。

2 检查基牙外形和位置

检查待预备牙齿的外形和位置

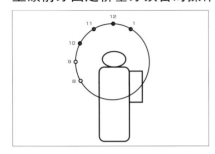

a|b

图2a,b　本章以上颌右侧侧切牙缺失的固定桥修复为例，讲解基牙预备的主要临床要点。

3 制作硅橡胶导板

预备前复制牙齿外形

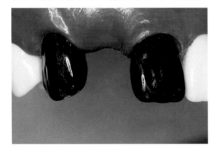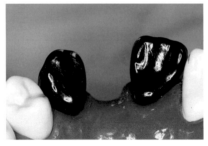

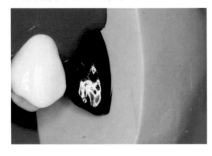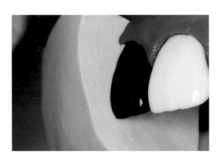

图3a,b　基牙预备前，用硅橡胶印模材料复制原始的牙齿外形或诊断蜡型的外形，制作硅橡胶导板，用于检查评估预备情况。　　　　a|b

4 切端引导沟制备与切端预备

用于切端引导沟制备和切端预备的车针

图4a,b 对于前牙修复，足够的唇颊侧预备量是非常重要的。建议使用大直径的车针，且工作端头部与完成线形态有良好的适合性，以保证预备效率。建议使用106#车针以实现高效预备并保证预备空间充足。 a|b

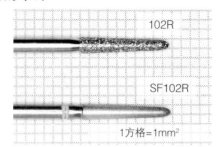
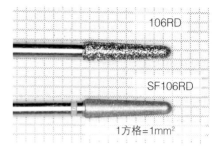

102R
SF102R
1方格=1mm²

106RD
SF106RD
1方格=1mm²

【小贴士】 同时预备各个基牙的切端或同名牙面

固定义齿基牙预备要求多个基牙保持共同就位道，且形态相互协调。与前面讲的后牙固定桥预备相同，前牙固定桥多个基牙的切端或同名轴面的预备应同时进行。当进行唇面引导沟制备和唇面预备时，操作者手指的支点稳定不动，平行移动车针，可使多个基牙具有良好的平行度和相互协调的外形。

制备深度1.5~2mm的引导沟

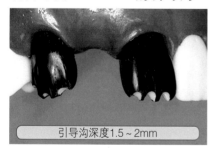
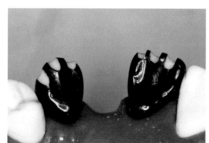

引导沟深度1.5~2mm

a|b
c|d

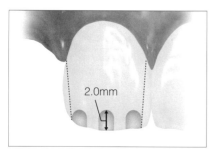
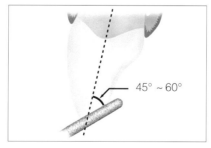

2.0mm

45°~60°

图5a~d 制备深度1.5~2mm的切端引导沟，切端需预备成斜面，车针角度与牙长轴成45°~60°（图5d参见第1卷第13章图5）。

切端均匀磨除

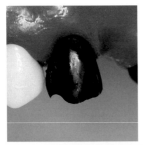 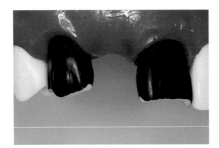 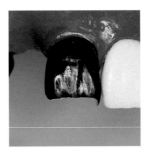

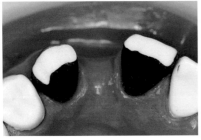 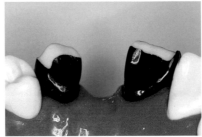

$$\frac{a\,|\,b\,|\,c}{d\,|\,e}$$

图6a~e 沿引导沟进行均匀的切端预备，切端斜面与牙体长轴成45°~60°角。

5 唇面引导沟制备与唇面预备

唇面切1/2部分预备时车针与牙长轴成15°

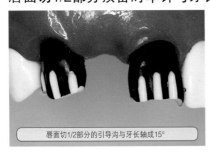 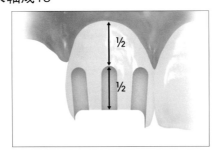

唇面切1/2部分的引导沟与牙长轴成15°

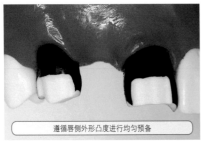 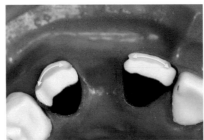

遵循唇侧外形凸度进行均匀预备

$$\frac{a\,|\,b}{c\,|\,d}$$

图7a~d 上颌前牙唇面一般分为2部分预备。唇面切1/2预备时车针与牙长轴成15°（a,b），根据牙齿的大小制备3~5条深度约1.5mm的引导沟（图示3条引导沟）。遵循唇面外形凸度，均匀磨除引导沟间的牙体组织，完成切1/2部分的预备（c,d）（参见第1卷第13章中已讲述前牙基牙预备的基本方法）。

唇面颈1/2部分预备时车针与牙长轴平行

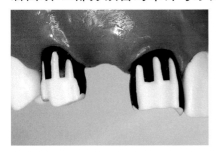 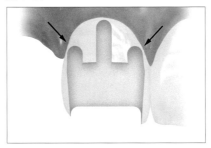 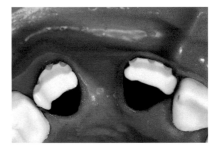

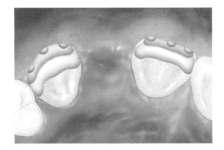 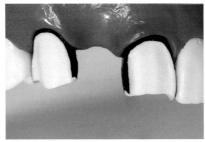 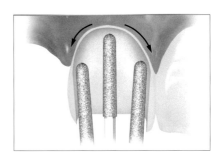

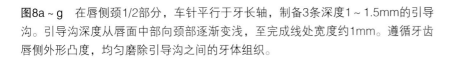

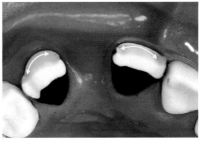

图8a～g　在唇侧颈1/2部分，车针平行于牙长轴，制备3条深度1～1.5mm的引导沟。引导沟深度从唇面中部向颈部逐渐变浅，至完成线处宽度约1mm。遵循牙齿唇侧外形凸度，均匀磨除引导沟之间的牙体组织。

【小贴士】前牙唇面预备要点

　　有邻牙一侧，唇面预备止于邻面接触点前；在无邻牙一侧，预备可直接扩展至邻面。初步形成的完成线略位于龈上，为肩台型或圆角肩台型。随时用硅橡胶导板评估预备量。

邻近缺牙侧的轴面预备（也可先进行步骤⑦，之后完成步骤⑥）

邻近缺牙侧的轴面预备

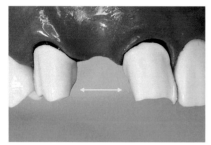
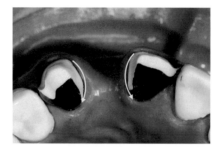
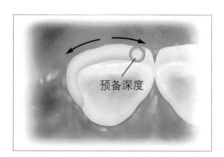

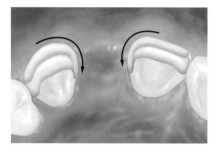
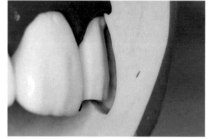
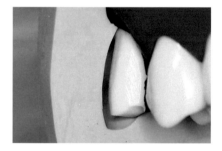

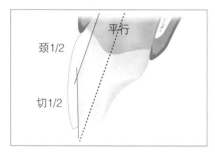

a	b	c
d	e	f
g		

图9a～g　初步完成唇面预备后，平行移动车针至缺牙侧邻面进行预备，有利于：①提高预备效率；②控制整体预备量；③去除倒凹，形成共同就位道。使用硅橡胶导板评估预备量（e,f）（图9g同第1卷第13章图6a）。

⑦ 打开邻接

打开邻接所用车针

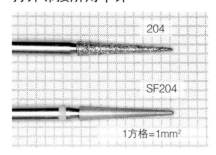
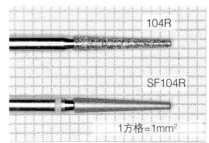

a	b

图10a,b　选择204#针形车针或104R#细锥形车针打开邻接。笔者习惯使用锥度更大的204#针形车针（参见第1卷介绍的基本方法打开邻接）。

用较细车针完全穿过邻接区

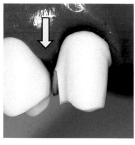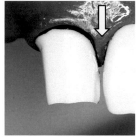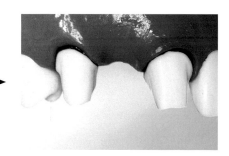

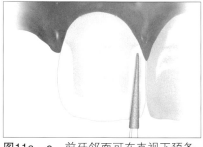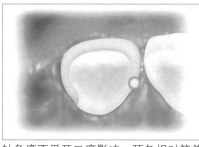

a	b	c
d	e	

图11a~e 前牙邻面可在直视下预备，车针角度不受开口度影响，预备相对简单。使用较细的车针打开邻接，邻接点处可留薄层牙釉质壁，不要损坏邻牙和牙龈乳头。邻接点打开后，使用102#或212R#车针修整邻面外形。

⑧ 轴面修整和完成线预备

舌隆突预备

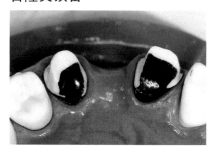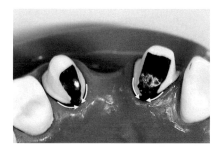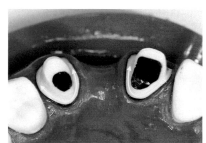

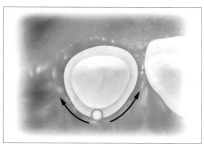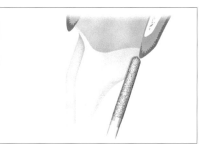

a	b	c
d	e	

图12a~e 邻面预备后，预备舌隆突，完成整个轴面预备。可以使用预备邻面的106#或102#车针，从邻面直接扩展至舌隆突。如初学者操作不熟练，也可以先制备引导沟再进行预备（参见第1卷第13章）。舌隆突预备要注意形成与唇面颈部基本平行的直壁，以获得理想的固位形。

球形车针进行完成线定宽定深

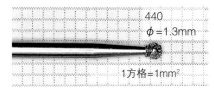

图13 完成线预备要点如下：①均匀的宽度；②光滑和连续；③适当的龈下深度。可用440#球形车针定宽定深，为完成线预备提供参考。

完成线在唇面中间易发生进入龈下深度不足的情况

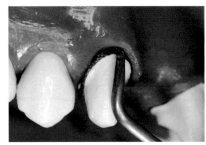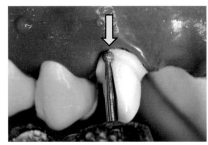

图14a,b 为保证美学效果，前牙修复体唇面完成线一般位于龈下。精修完成线前需要进行排龈，以充分显露待预备牙体组织，避免损伤牙龈。排龈后可用小球形车针在直视下进行完成线的定深定宽。图14b中黄色箭头处易发生完成线进入龈下深度不足的情况。

a | b

预备完成线所用车针

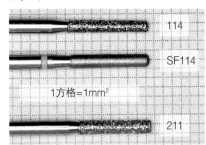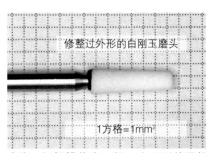

图15a,b 选用无锥度的柱形车针（114 # 、211 #）基牙预备完成线。根据操作者习惯，也可以使用柱形车针替代锥形车针，进行前述的轴面预备。

a | b

注意完成线进入龈下的深度

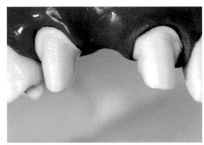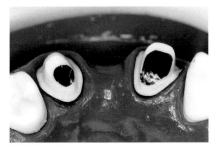

图16a,b 精修完成线。可选用电动马达安装白刚玉磨头。注意完成线进入龈下的深度，常发生唇面深度不足而邻面深度过深的问题。

a | b

预备完成线的要点

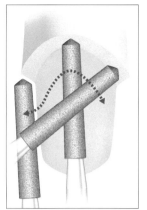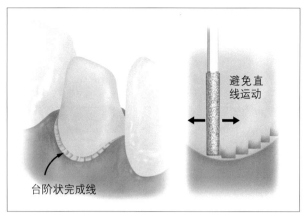

图17a,b 完成线要求平滑连续，宽度均匀。完成线的光滑程度与所用车针及移动车针的手法密切相关。使用平头的车针在完成线上直线移动，很容易产生台阶状结构（b）。应选择圆头车针，沿龈缘外形移动以形成光滑的完成线（a）。 a|b

⑨ 检查共同就位道

使用平行度测量仪确认共同就位道

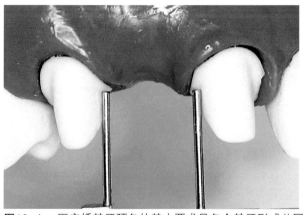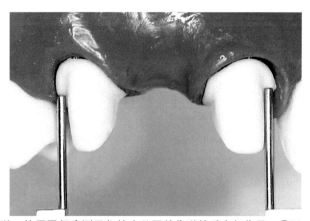

图18a,b 固定桥基牙预备的基本要求是各个基牙形成共同就位道。使用平行度测量仪检查共同就位道的重点部位是：①近缺牙侧轴面；②远缺牙侧轴面；③基牙唇舌面中部。 a|b

⑩ 舌面窝预备

舌面窝预备所选车针

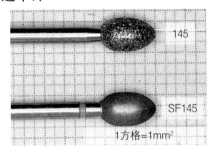

图19 推荐使用145#橄榄球形车针预备舌面窝。

橄榄球形车针或轮状碳化硅磨头与舌面窝外形轮廓匹配

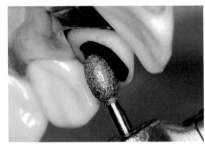 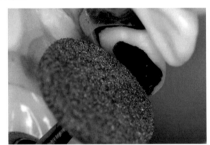

图20a,b 橄榄球形车针或轮状碳化硅磨头与舌面窝外形轮廓匹配，可用于舌面窝预备。使用轮状磨头时，要注意将磨头边缘的锐边提前磨圆钝。如第1卷第13章所述，上颌前牙舌面窝参与引导下颌前伸运动，需要注意形成充足的功能运动状态下的修复空间。建议使用硅橡胶导板指导预备，避免预备量不足，干扰下颌运动。　　　　　　　　　　　　a|b

11 精修与抛光

预备完成

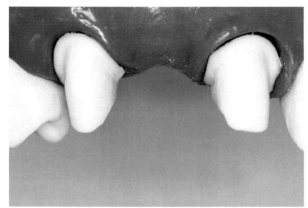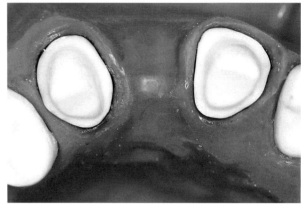

图21a,b 预备完成的基牙颊面观（a）和殆面观（b）。使用白刚玉磨头或超细砂车针进行抛光，抛光后基牙维持理想的外形。预备完成检查要点如下：①宽度均匀、光滑连续的完成线；②完成线不破坏生物学宽度；③近远中轴壁聚合度不能过大；④唇面切1/2预备量充足，保证瓷层的厚度；⑤舌隆突形成与唇面颈部平行的直壁；⑥充分的舌面窝预备。建议使用硅橡胶导板检查最终的修复空间。

a | b

Summary

本章小结

前牙固定桥的基牙预备，不仅要获得基牙的共同就位道，也要为修复体开辟足够的修复空间，这不仅是保证修复体机械强度的需求，也是实现优良美学效果的必要条件。

前牙固定桥基牙预备的要点包括：①合理的修复空间；②共同就位道；③理想的完成线位置与形态。常见前牙基牙预备的问题有：①完成线宽度不足；②完成线不光滑；③龈下边缘破坏生物学宽度；④唇面切1/2预备量不足；⑤舌面窝预备不足，修复体干扰下颌功能运动；⑥舌隆突存在倒凹，或与唇面的聚合度过大。

在固定义齿修复过程中，可以通过临时修复体制作等步骤及时发现基牙预备中存在的问题。操作者要在终印模制取前的各个临床步骤中，不断优化基牙预备，为实现最终的理想修复创造条件。

第19章

后牙临时修复体

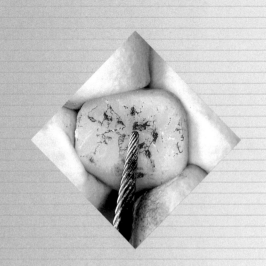

本章学习目标

关于临时修复体……

1. 后牙临时修复体的种类
2. 后牙临时修复体制作方法
3. "暂时冠"与"临时修复体"的区别

1 临时修复体的临床作用

临时修复体（Provisional restoration）是从牙体预备后到最终修复体戴入前这一段时间内所应用的过渡修复体，具有重要临床作用。临时修复体通常用自凝树脂制作，具有保护基牙、恢复功能与美观的作用（表1）（注意："暂时冠（Temporary crown）、桥"已更改为"临时修复体"，二者区别在后文中详解）。

临时修复体的临床目的及作用

生物学方面	· 保护牙髓（防止牙本质感染） · 保护基牙表面不受损伤 · 保护牙龈
外形及功能方面	· 防止基牙、邻牙及对颌牙移位 · 恢复咬合及咀嚼功能 · 恢复美观 · 引导牙龈成形
诊断方面	· 用于最终修复体的形态及美学评价（𬌗面解剖形态、自洁性、外观、患者接受程度） · 基牙预备型评估（聚合度、预备量、完成线） · 咬合评估以及修复体适应性评估（修复体的脱落概率、粘固水门汀的溶解等）

表1 临时修复体的临床目的及作用

2 临时修复体的种类

临时修复体主要分为两类：①预成冠（树脂冠）；②使用自凝树脂制作的全冠（表2）。本章将对最常用的技术方法进行介绍。

临时修复体制作类型、优缺点

1.利用预成树脂冠	概述	· 提前制作好的树脂冠（有中切牙、侧切牙、尖牙、前磨牙不同类型），在进行外形修整后，用自凝树脂涂满冠内进行重衬（下一章进行详细介绍）
	优点	· 易于制作并节约时间 · 尺寸多样，适用于大多数病例
	缺点	· 不适用于磨牙 · 颜色缺乏多样性，难以调节色泽 · 不适合制作长期使用的临时修复体 · 从化学角度，预成冠的树脂材料和内衬自凝树脂二者间难以化学结合
2-1.使用自凝树脂制作（直接法）	概述	· 混合自凝树脂团块直接置于基牙上（图5~图19）
	优点	· 磨牙临时修复体的主要制作方法 · 可以选择颜色 · 可以进行个性化形态设计
	缺点	· 制作耗时 · 需要丰富的经验

2-2. 使用自凝树脂制作 （利用人工牙的直接法）	概述	• 选择合适的人工牙，制作唇/颊侧外壳，之后在舌侧添加自凝树脂
	优点	• 适用于切牙及尖牙 • 美观性好 • 可自由选择人工牙的外形及颜色 • 与方法2-1相比缩短了椅旁操作时间
	缺点	• 需要认真塑造舌侧形态 • 需要丰富的经验
2-3. 使用自凝树脂制作 （基于印模的制作法）	概述	• 基牙预备前，对具有理想外形的天然牙或诊断蜡型制取印模。在基牙预备完成后，将自凝树脂置于印模内基牙对应的位置，再将印模重新复位至口内牙齿上（图20~图26）
	优点	• 适用于所有牙齿 • 与方法2-1相比缩短了椅旁时间
	缺点	• 制作耗时 • 需要丰富的经验
2-4. 使用自凝树脂制作 （间接法）	概述	• 当修复涉及多个基牙、需要大幅度改变牙齿外形、改变垂直距离、美观要求高等情况下，在基牙预备前，要在研究模型上预先制作临时修复体，口内仅进行边缘的修整。具体操作流程如下：①制作外形理想的诊断蜡型，据此制作印模（导板）；②将自凝树脂放置印模内对应位置，再将印模复位至预备后的研究模型上，待树脂固化；③修整形态并抛光，为椅旁试戴调整做好准备
	优点	• 适合所有的牙齿和病例 • 与方法2-1相比缩短了椅旁操作时间 • 可以满足临时修复体的功能以及美观要求
	缺点	• 需要有技工室条件 • 需要良好的诊断蜡型，并在研究模型上进行诊断性基牙预备 • 需要丰富的临时修复体椅旁调整经验

表2　临时修复体制作类型、优缺点

3 "暂时冠"与"临时修复体"的区别

从字面角度理解，"暂时的"和"临时的"都是表达"过渡的、短暂的、短期的"意思的形容词。因此在大多数牙科专业书籍中也将二者通用。在临床上二者通常都被定义为："修复治疗过程中，最终修复完成前所使用的一种过渡修复体"。根据修复种类及修复牙位不同，可以发挥不同的临床作用：恢复功能、恢复美观、美学重建、保护牙髓、保护牙龈等（表1）。

这两个词的差别难以区分。然而，"临时修复体"具有更多修复体的意思。更详细地说，除满足"暂时冠"的临床目的与制作要求，"临时修复体"还应是最终修复体的雏形，在口内进行检验调整以便获得理想的最终修复体。在治疗过程中，通过临时修复体的试戴与反复调整，为最终理想修复体的形态提供参考。临时修复体的检查要点如下：①功能协调；②最佳的美学效果；③不影响牙龈健康；④易于清洁和维护；⑤远期预后良好。

4 使用自凝树脂制作后牙临时修复体（直接法）

在这部分，对表2中方法2-1使用自凝树脂制作后牙临时修复体（直接法）的具体方法进行讲解（图1～图19）。这是口腔修复临床工作中最基本的操作。应该熟练掌握这项技术并能快速完成。

1 材料和工具

准备多个颜色的自凝树脂

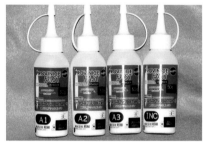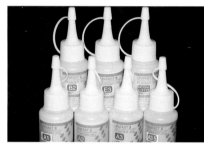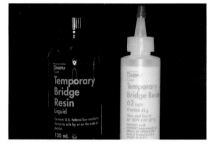

图1a～c 自凝树脂可以有多种选择。依据病例（尤其是前牙到前磨牙区域）选择具体材料颜色和类型。有时可将不同的颜色树脂混合达到病例的颜色要求，此外不同厂家材料的色彩会有所差异，需要提前做好确认工作。图1a为Province fast（Shofu公司）；图1b为Unifast III（GC公司）；图1c为Temporary bridge resin（DENSPLY公司）。

a｜b｜c

自凝树脂的调拌器械

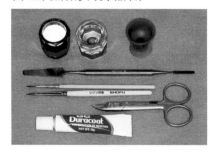

图2 至少3个调拌碗和橡皮杯（2个用于刷涂技术，1个用于混合树脂）。2把刷头大小不同的毛刷，依据操作过程进行选择。弧形冠剪。凡士林可以用作分离剂，但有时它们会在修整的过程中影响树脂的固化。

用于制作临时修复体的车针①

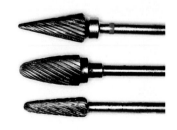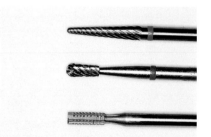

图3a,b 根据牙位或者磨削位置选择不同尺寸的球形钨钢裂钻或者锥形车针。（a）圆头锥形车针易于操作（尖头车针使用过程中容易钩挂手套），用于制作𬌗面形态的车针应该较细小，以便再现曲度和细节。（b）初步制备𬌗面形态，使用较粗裂钻（ISO:021,023）的边缘磨切制作中央沟和副沟，而后形成嵴的形态（图14）。使用梨形或细的钨钢裂钻形成𬌗面曲度和沟窝（图15）。

a｜b

用于制作临时修复体的车针②

图4　临时修复体是牙齿预备后佩戴的第一个修复体。患者对咬合接触以及舌侧的光滑程度非常敏感。因此，需要进行精细的咬合调整和抛光。经过钨钢或者不锈钢车针磨切后的粗糙表面，常利用纸锥进行初步抛光，而后进行高度抛光。笔者在临床中使用硅橡胶磨头（Shofu公司）进行临时修复体的调整和抛光。硅橡胶磨头是用于陶瓷抛光的套装，包含4个不同粒度的磨头。笔者使用其中2个磨头，分别用于初步抛光和高度抛光，通过控制转速和压力来调节磨切量。

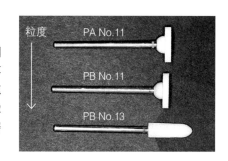

② 确认牙体预备、混合自凝树脂并就位于基牙

牙体预备确认

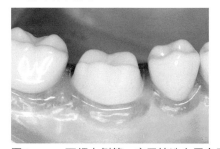 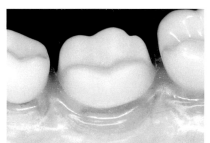 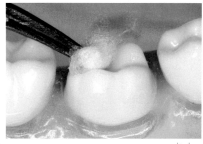

图5a～c　下颌右侧第一磨牙铸造金属全冠牙体预备完成。修复前确认牙体预备情况。　　　　　a | b | c

制备自凝树脂块

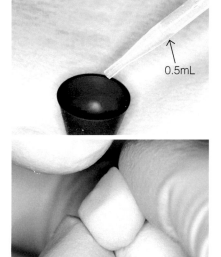 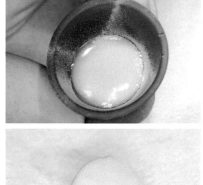

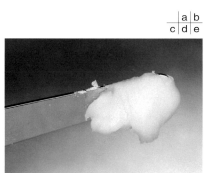

图6a～e　在牙齿表面涂布分离剂后，将树脂块放置在基牙上。在橡胶杯中加入0.5mL单体（每颗牙齿）（a）。聚合物在与单体混合之初类似湿沙状（b），在尽可能不产生气泡条件下快速混合。取出树脂混合物（c），并塑形成树脂块（d,e）。注意：如果手套上有凡士林，会污染树脂块，影响重衬或树脂重塑。笔者仅用水湿润手套，没有使用分离剂。如果在树脂固化过程中操作及时，树脂就不会粘在手套上。因此要充分了解操作时机，把握树脂面团期。

将准备好的自凝树脂块迅速置于基牙

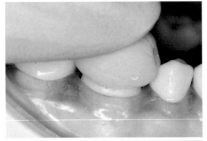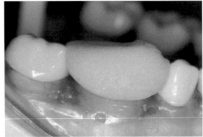

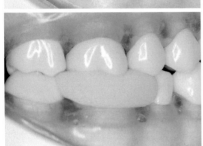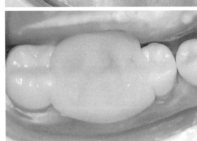

图7a~d　将准备好的自凝树脂块（图6e）立即放置并包裹基牙（a,b）。嘱患者咬合（c）。树脂表面形成咬合印迹（d）。从口腔中取出树脂块并用剪刀修剪多余的部分。

$\dfrac{a|b}{c|d}$

重衬修复体边缘

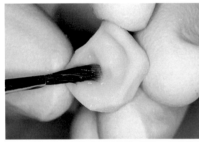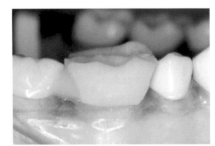

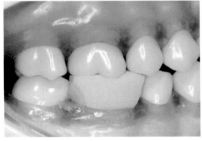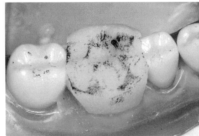

$\dfrac{a|b}{c|d}$

图8a~d　调拌略稀的树脂，涂布于树脂块边缘（a），并重新置于基牙上，用力按下就位并嘱患者再次咬合（b,c）。溢出的树脂用探针去除（d）。在树脂固化过程中要多次取戴树脂块（参见"小贴士"）。而后树脂在口内固化并确保其可顺利取下。使用咬合纸获取咬合印迹。

【小贴士】树脂固化时注意事项

· 要迅速而顺利地完成图6~图8所示的步骤。否则树脂块将很难从牙齿上摘取下来，并因此导致患者信任度的下降。如图8所示，树脂进入倒凹将很难去除，因此要在树脂块固化过程中保持摘戴动作以便于树脂块能够从预备体上轻松取下。

· 自凝树脂在固化过程中会产热，需要用水冲洗降温。

③ 修整外形

参照咬合印迹绘制殆面形态

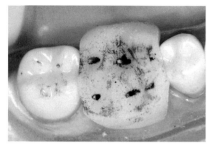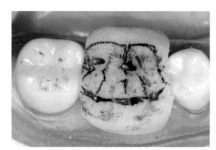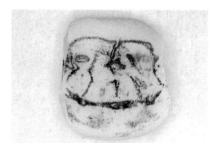

图9a~c 在咬合印迹上用铅笔绘制标记点。据此绘制殆面形态（殆面、中央沟、中央嵴、边缘嵴等），获得外形特征。

a | b | c

铅笔标记邻接点

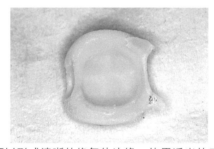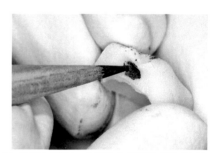

图10a,b 适当的树脂用量和放置压力可以形成清晰的修复体边缘。使用适当的压力放置树脂块，可形成凹型的邻面接触区域（a）。铅笔标记邻接点（b）。抛光之前确保标记完整，如果标记点丢失，邻接处会产生间隙，导致食物的嵌塞。注意：笔者没有标记边缘。铅笔标记会使树脂边缘着色。如果树脂用量恰当、放置压力合适可以清晰地分辨出修复体边缘。

a | b

初步形成颊舌侧轮廓

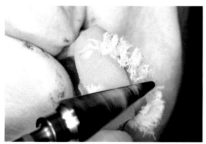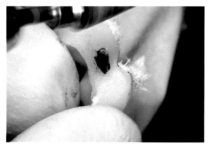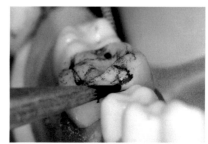

图11a~c 使用金刚砂车针获得牙体外形轮廓。首先颊舌侧磨削成形，而后调整近远中面（a,b）。获得牙齿的初步形态后，口内详细标记形态细节（c）。

a | b | c

在口内检查外形

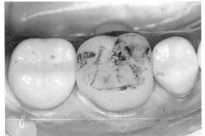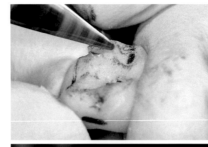
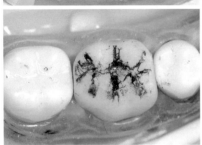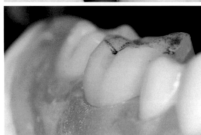

图12a~d　参考前期的标记，用碳刚车针对外形进行调整。必要时可以将𬌗面中央沟、中央嵴和颊舌侧外形进行标记。

a | b
c | d

注意牙尖位置和颊侧轮廓与邻牙协调

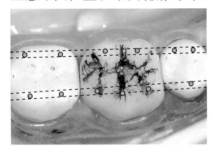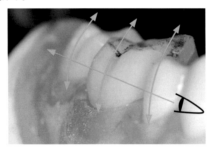

图13a,b　临时修复体保持与牙弓整体和谐非常重要。关键点如下：牙尖基本位于一条直线上，并沿着该直线进行𬌗面形态调整。（a）颊舌面外形应同邻牙协调一致，前磨牙至磨牙段的颊面外形连续。在关注单颗牙外形的同时，也要保持与邻牙协调，牙弓连续一致（b）。

a | b

𬌗面解剖特征

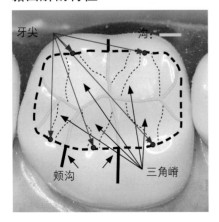

牙尖　　　　　　　沟：
颊沟　　　　　三角嵴

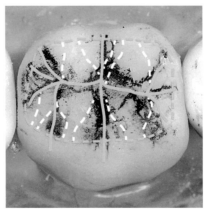

a | b

图14a,b　𬌗面形态会影响牙齿整体的外形，要熟悉𬌗面的重要解剖标志（a）。依据牙弓形态以及对颌牙咬合关系来恢复修复体的功能形态。牙齿原有的表面解剖标志会在基牙预备后消失，需要应用与对颌牙的咬合印迹重塑𬌗面形态（b）。用铅笔标记解剖标志点，如：牙尖、中央沟、中央嵴和副沟、边缘嵴等，指导𬌗面形态的恢复。

殆面修整①用车针边缘雕刻中央沟

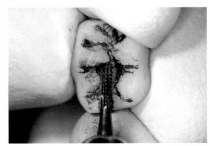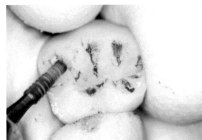

a | b
c | d

图15a ~ d　形成临时修复体初步形态后，进行殆面外形修整。用裂钻的边缘雕刻标记的中央沟，并制作副沟（a~c）。将制作完成的临时修复体就位于基牙并用咬合纸检查咬合关系（d）。

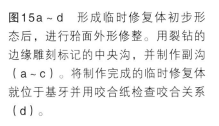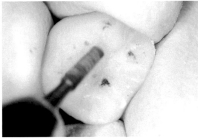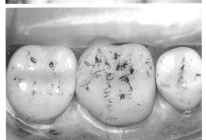

殆面修整②形成光滑表面以防止食物滞留

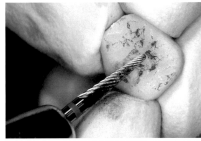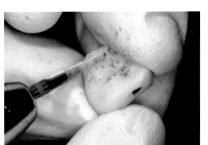

a | b
c | d
e | f

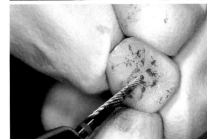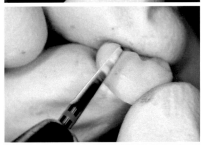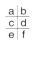

图16a ~ f　使用图15中的裂钻会在殆面上形成锐角导致食物滞留。笔者用细的钨钢裂钻来修整锐利的线角和表面，获得平滑的殆面形态。对颊沟进行同样的操作。

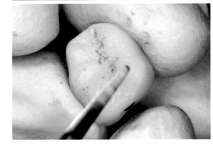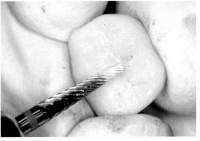

④ 抛光

推荐使用陶瓷抛光硅橡胶轮进行初步抛光

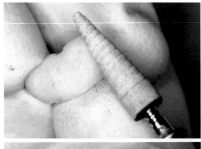
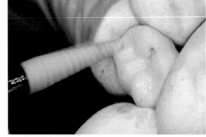
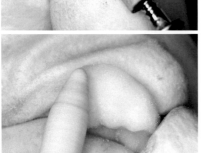
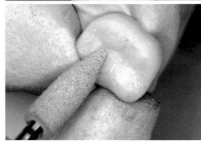

a	b
c	d

图17a~d 临时冠成形后，使用纸锥或用于陶瓷抛光的硅橡胶轮打磨，并再次进行咬合检查，准备抛光上亮。使用硅橡胶轮进行打磨，转速为10000~15000r/min，用一支磨头完成初步抛光。

抛光上亮

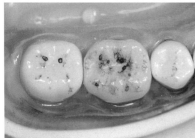
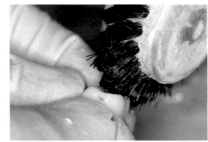
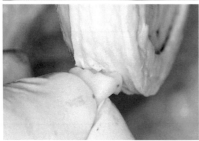
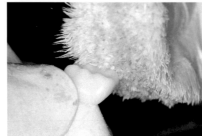

a	b
c	d

图18a~d 完成的磨牙临时修复体具有精细的𬌗面形态（a）。抛光上亮程序如下：使用毛刷和抛光粉抛光𬌗面窝沟（b），使用湿布轮和抛光粉抛光整体外形（c），使用干布轮和磨光膏进行上亮（d）。下个章节中将对椅旁抛光进行讲解。

抛光完成的临时修复体

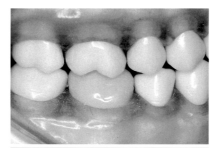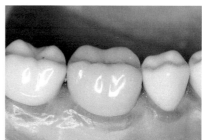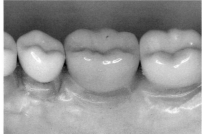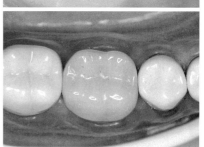

a|b
c|d

图19a～d 完成的下颌右侧第一磨牙临时修复体。咬合状态（a），颊面观（b），舌面观（c），𬌗面观（d）。注意检查并调磨𬌗干扰。

---

5 使用自凝树脂制作后牙临时修复体（印模法）

在这一部分中，结合图20～图26讲解使用自凝树脂制作后牙临时修复体的方法（印模法）。

除了在**图1**～**图4**中所显示的材料器械，还需要托盘和藻酸盐材料（也可以选择硅橡胶印模材料）。印模法的关键点如下：①初始具有理想的牙体形态；②印模可以准确复位；③印模的稳定性，如是否存在邻牙或软组织干扰。

1 制取印模和印模试戴

具有理想形态牙齿的印模制取

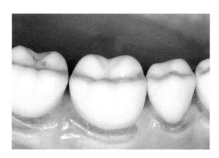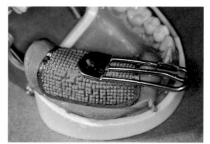

a|b

图20a,b 本节讲解使用诊断蜡型制取印模进行临时修复体制作的方法。如图所示：牙体预备前的牙齿（a）使用网状托盘和藻酸盐制取印模（b）。

画参考标记线以便印模在口内复位

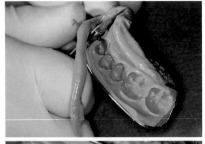
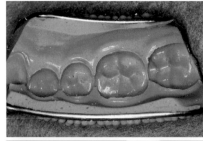
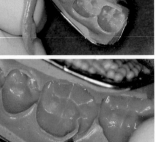
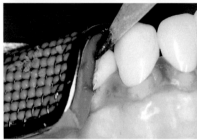

a	b
c	d

图21a~d 本方法的关键是将印模在口内精准复位（a,b）。修整边缘多余的印模材料（c）；绘制参考线以帮助印模复位（d）。

② 调拌并放置自凝树脂

将树脂团块填入印模并复位于牙列

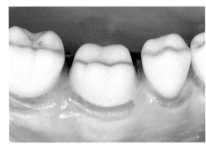
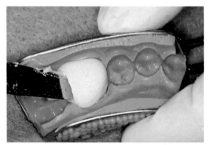
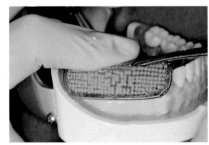

图22a~c 本例模型（图20a）为下颌第一磨牙铸造金属全冠的预备体（a）。在印模内涂凡士林，填放自凝树脂（b）；将印模复位于牙列（c）。

a | b | c

去除多余树脂

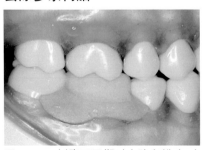
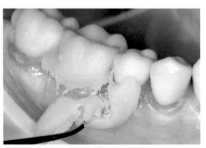

图23a,b 树脂面团期时去除印模（a），用探针和剪刀修整掉多余的树脂（b）。如果该操作过早，修复体形态可能会被破坏。如果太晚，多余的树脂固化于倒凹内则难以去除。工作时间长短与树脂材料的种类、调拌条件、口内温度、室温等有关，所以要提前了解所用材料的性能特点。如果取出印模时树脂冠也从基牙脱离，要小心地将树脂冠从印模内取出并复位至基牙。结合口内印模和自凝树脂可以容易地重建牙冠外形，也可在树脂块未固化前获得对颌牙的咬合印迹（参见直接法如图7和图8）。

a | b

边缘重衬

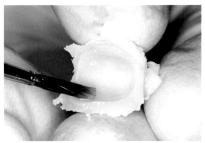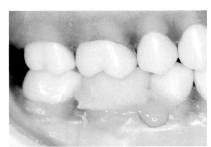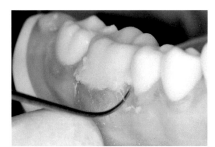

图24a~c　调拌略稀的树脂，涂布在临时修复体边缘区域，将临时修复体在基牙上复位，嘱咐患者进行咬合。用探针去除多余的树脂，并在树脂聚合时反复摘戴修复体，避免树脂进入倒凹而无法取出。口内完成树脂固化。确保固化后临时修复体的可摘戴性，并使用咬合纸检查咬合。

a | b | c

精修外形、抛光和完成

精修外形及抛光的方法与直接法相同

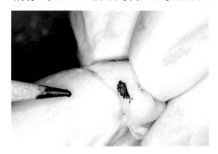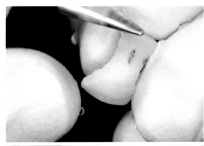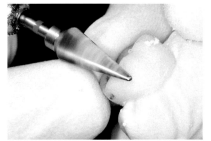

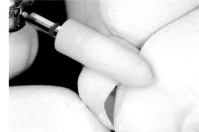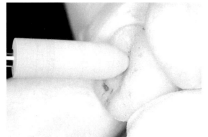

$$\begin{array}{|c|c|c|}\hline a & b & c \\\hline d & e \\\hline\end{array}$$

图25a~e　用铅笔标记邻接点（a~c），进行外形修整。操作方法与直接法一致（图9~图17）。

制作完成的临时修复体

a | b

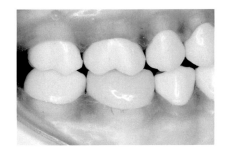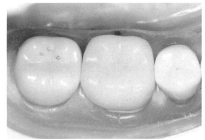

图26a,b　下颌右侧第一磨牙临时修复体制作完成，颊面观（a）和𬌗面观（b）。利用印模法可以简单快速地恢复牙冠外形和咬合特征。如果对临时修复体的外形细节有更高的要求，参照直接法的𬌗面修整方法。

【小贴士】临时修复体制作完成后的检查项目

□咬合接触

□理想的外形轮廓（□𬌗面，□颊舌侧轮廓，□边缘嵴形态）

□侧方运动𬌗干扰（□工作侧，□非工作侧）

□边缘适应性

□合适的邻接（□邻接点位置，□接触压力⇒用牙线，□邻接检查片检查）

□抛光的情况

Summary

本章小结

临时修复体是一种"暂时的牙齿"，其主要目的是能够在牙体预备后至最终修复体戴入前保护基牙、恢复功能。因此正如本章所述，临时修复非常重要。制作功能理想、适合性好的临时修复体对于完成一个完美的修复治疗过程非常重要。质量不佳的临时修复体不但可能引起固位不良、反复粘固而导致治疗时间增加，也可能刺激软组织，影响终印模制取，甚至导致牙齿移位，影响最终修复体就位。

本章阐述了"暂时冠"和"临时修复体"的区别。虽然二者很难区分，但是要根据治疗目的、修复类型和治疗牙位等恰当使用这两个定义。临时修复体的制作通常需要与牙科技师合作完成，需要深厚的修复学知识储备和技能经验积累。即使一个简单的下颌磨牙单冠，要在椅旁制作出一个满足所有要求的理想临时修复体也是非常困难的。

第20章

前牙临时修复体

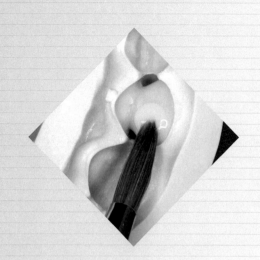

本章学习目标 ✍

- -

关于临时修复体……

1. 前牙临时修复体的类型
2. 掌握前牙临时修复体的制作方法

1　前牙临时修复的目的及制作方法

前牙临时修复的目的是：恢复美观、发音和咀嚼功能。特别是美学的恢复，非常影响患者在治疗期间的身心状态。患者不论性别在治疗中都会非常关注牙齿的外形、颜色、排列和唇齿状态，其关注程度超出医生的想象。前牙美学影响人的外貌，在治疗时应考虑患者的个人情况，包括性别、工作、社会地位等。表1介绍了前牙临时修复体的制作方法及其特点。由于材料自身限制，预成冠、人工牙、自凝树脂等颜色的选择余地有限，但形态方面，操作者要尽量模仿和匹配患者对侧同名牙的外形，恢复牙弓的协调性。

2　利用预成冠制作前牙临时修复体

以下结合图1～图13简述利用预成冠制作前牙临时修复体的步骤。

前牙临时修复体的制作方法及其特点

口内直接法	1. 利用树脂预成冠（图1～图13）	概述	选择合适的上、下颌前牙树脂预成冠，组织面自凝树脂重衬与预备体适合，修整外形与牙列匹配
		优点	· 使用预成冠简化操作，减少椅旁操作时间 · 针对各类型病例，有多种尺寸和形态的预成冠可供选择
		缺点	· 预成冠色调单一，难以调整颜色 · 不适合长期使用 · 预成冠树脂和内衬的自凝树脂难以形成化学结合
	2. 使用自凝树脂制作（利用人工牙的直接法）（图14～图26）	概述	选择合适的人工牙，磨削舌侧部分保留颊侧外壳。使用自凝树脂进行舌侧塑形和重衬
		优点	· 适合于切牙和尖牙 · 美观性好 · 可以自由选择形态颜色（成品人工牙的形态、色泽可选择余地大） · 在颊侧外形恢复和颜色匹配方面具有很大优势
		缺点	· 需要仔细塑造舌侧的外形 · 需要丰富经验和操作技巧
模型间接法	3. 使用自凝树脂制作（间接法）（第22章讲解）	概述	修复治疗涉及多颗牙齿，拟对牙体外形做大量调整，改变咬合垂直距离和存在高美学需求的情况下，需要在口外模型上制作暂时修复体。在口内进行重衬，获得边缘适合性
		基本流程	· 制取诊断蜡型印模，在研究模型上进行模拟基牙预备 · 印模内填自凝树脂，复位于预备后的牙列模型 · 树脂固化后，调整形态，完成抛光 · 口内进行临时修复体重衬和边缘修整
		优点	· 适用于所有的牙位和病例 · 与直接法相比减少了椅旁操作时间 · 能够满足功能及美学要求
		缺点	· 需要有技工室配合 · 需要理想的诊断蜡型以及在研究模型上进行牙体模拟预备 · 需要操作者具有丰富经验和操作技巧

表1　前牙临时修复体的制作方法及其特点

预成冠选择和试戴

临时修复前的基牙

a|b

图1a,b 图示为拟行全瓷修复的上颌左侧中切牙预备体。在制作临时修复体前，检查牙体预备是否满足最终修复体制作的要求。本章中的临时修复体将基于此基牙进行制作。

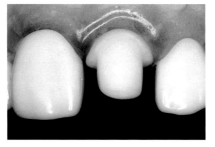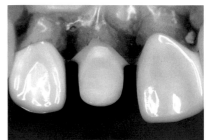

选择合适大小的树脂预成冠

a|b

图2a,b 本章选用JM预成树脂冠（a）（Morita公司）。预成冠有不同的型号可供选择，选择一个合适大小的冠进行试戴（b）。如有必要，可以使用剪刀或者车针进行牙冠调整。

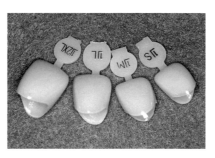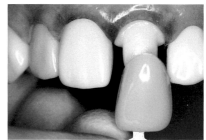

调拌和放置自凝树脂

填入自凝树脂的预成冠戴入基牙

a|b
c|d

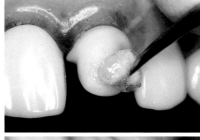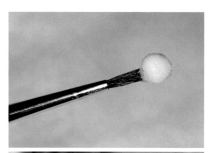
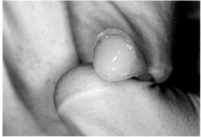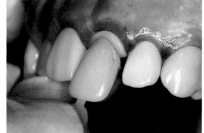

图3a~d 在基牙上涂抹薄层凡士林（a），将自凝树脂填于预成冠内（b,c），用手指按压到位（d）。如果在基牙上有复合树脂充填物，要避免复合树脂同自凝树脂发生粘接。

去除多余的树脂

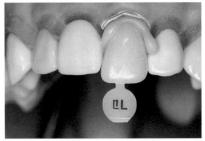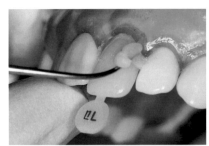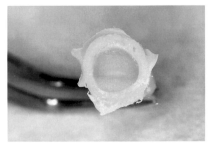

图4a~c 按压牙冠就位，树脂可从边缘溢出（a），用探针迅速去除多余树脂（b）。如果没有及时去除，多余树脂在邻间隙或倒凹固化，将无法取下预成冠。在树脂完全固化前，应多次取戴预成冠，确保树脂固化后预成冠能自由摘戴。添加树脂后，预成冠获得清晰的边缘印迹（c）。

a|b|c

如果边缘不清晰，重衬边缘

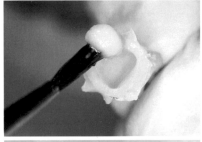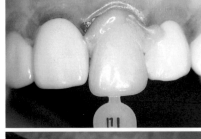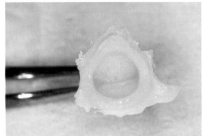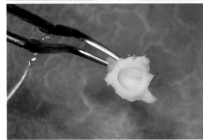

$\frac{a|b}{c|d}$

图5a~d 如果边缘印迹不清楚或者边缘区域的树脂不够，在树脂固化后可以进一步添加树脂（a），然后将预成冠按压就位（b）。临时修复体在基牙上保持稳定，获得清晰的边缘（c）。树脂固化后将其取下并浸泡于热水，待树脂完全固化（d）。

接触点重衬，恢复临时修复体邻接

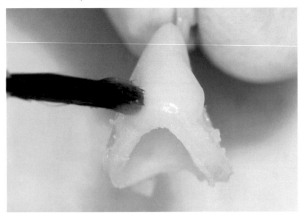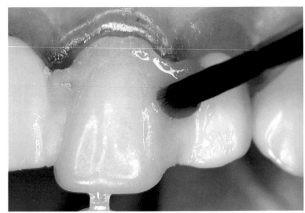

图6a,b 如果邻接点树脂不足，则需在邻接区添加树脂后，重新戴入基牙（a）。也可以口内直接添加树脂于临时冠邻接区（b）。

a|b

③ 修整外形

铅笔标记邻接点

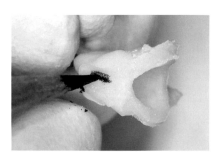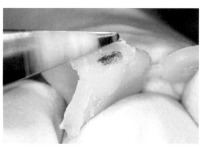

图7a,b　邻接区涂布自凝树脂并按压就位后，可以在接触面形成一个凹面。将这个邻接区用铅笔标记（a），在不破坏此标记的前提下进行形态修整（b）。如果标记被破坏，会导致邻接较松，引起食物嵌塞。　　　　a | b

清除多余树脂和切端手柄

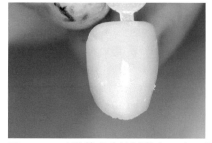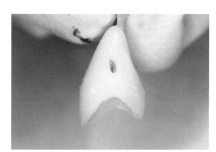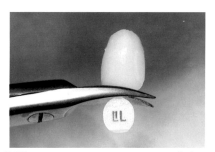

图8a～c　去除掉多余的树脂（a,b），用剪刀剪除切端手柄（c），获得基本的牙齿外形。　　　　a | b | c

铅笔标记切端过长部分，钨钢磨头调整切端长度

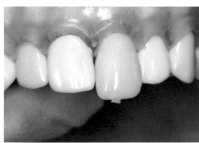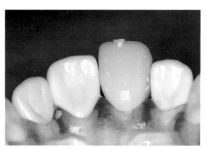

a | b
c | d

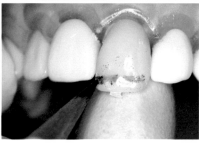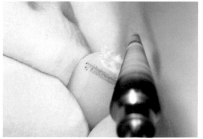

图9a～d　完成边缘和接触点修整后（a,b），修整牙冠长度和舌侧形态。铅笔标记切端多余部分，钨钢磨头调整切端长度（c,d）。

注意舌侧的咬合接触，调整舌面窝形态

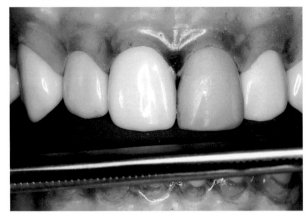
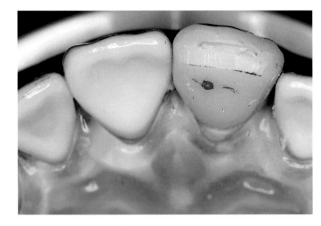

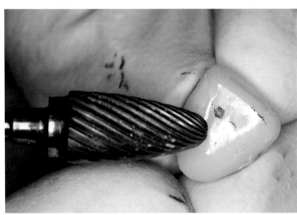
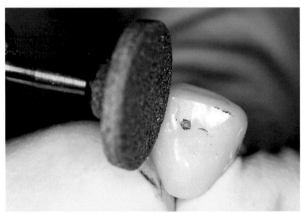

图10a~d 修整牙齿的对称性和轮廓后，用咬合纸检查咬合接触（a,b）。用钨钢磨头或碳化硅磨头修整舌面窝外形（c,d）。

a	b
c	d

4 精修与抛光

用硅橡胶轮进行初步抛光

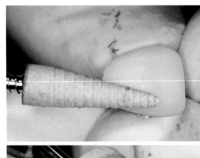
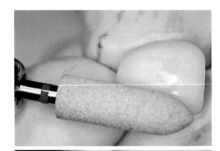

a	b
c	d

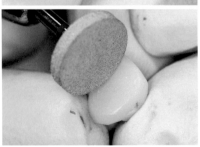
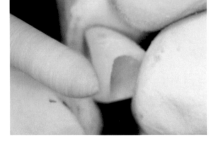

图11a~d 调整形态后，使用纸锥（a）或硅橡胶轮（b~d）进行抛光。笔者使用硅橡胶轮进行打磨，转速为10000~15000r/min，用一支磨头同时完成初步抛光。

抛光上亮

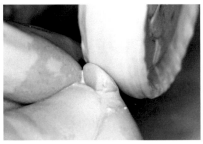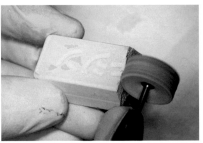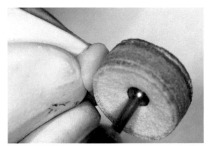

图12a～c　上亮的步骤如下：用湿布轮和抛光粉抛光后（a），使用鹿皮轮和抛光膏完成最后的上亮（b,c）。　　　　a|b|c

最终完成的临时修复体

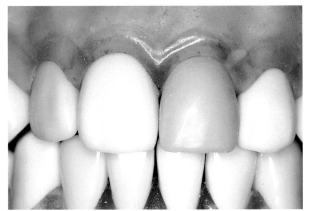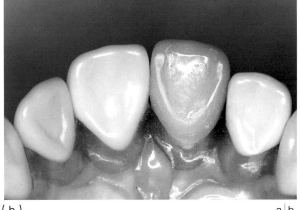

图13a,b　利用预成冠制作的临时修复体。颊面观（a）和舌面观（b）。　　　　a|b

3 利用人工牙制作前牙临时修复体

　　该方法是在选择形状和颜色匹配的人工牙后，磨削保留唇侧外壳并在舌侧充填自凝树脂

（图14～图26）。这种方法适用于上颌切牙和尖牙，在颜色和颊面形态上可以有多种选择，有利于美学修复。但该方法也存在不足：需要储存多种类型的人工牙，还需要丰富的经验和技能。

1 选择人工牙

选择人工牙颜色

a|b

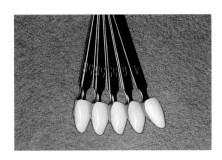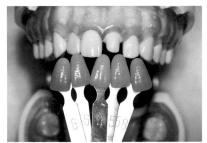

图14a,b　人工牙用作临时修复体的外壳，选择合适的颜色和外形就非常重要。使用人工牙比色板进行颜色筛选。

患者可以参与人工牙的选择

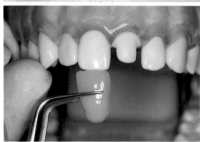
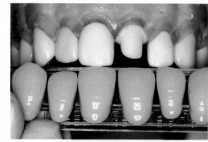
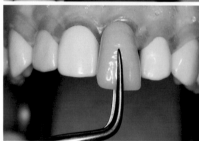

a | b
c | d

图15a ~ d　选择人工牙时要考虑宽度、长度和牙体基本形态（卵圆形、方形、锥形）（a）。参照邻牙外形进行选择（b,c），可以将人工牙放在基牙位置，由患者自行选择（d）。

 人工牙外壳的制作和试戴

磨削人工牙保留颊面外壳，匹配基牙形态

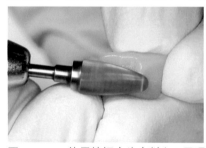
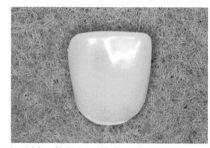
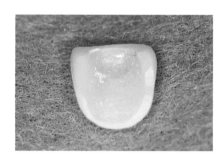

图16a ~ c　使用钨钢磨头磨削人工牙颈部和舌侧，获得颊面外壳。内表面应为凹型以适合基牙形态。　　a | b | c

人工牙外壳试戴，进一步调整外形

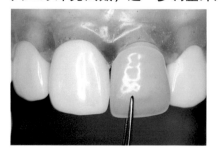
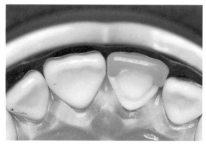

a | b

图17a,b　在基牙上试戴人工牙外壳，进行必要的颈部和切端微调（a）。从𬌗面观察颊侧外形轮廓是否同邻牙协调，必要时进行磨削调整（b）。

③ 混合并放置自凝树脂

在外壳内表面添加树脂，避免产生气泡

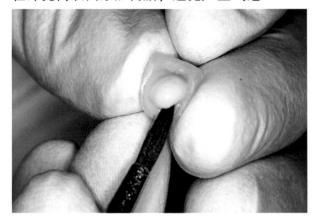
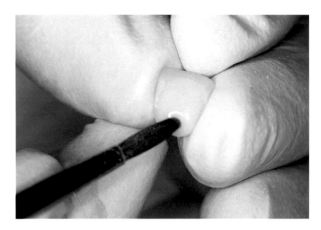
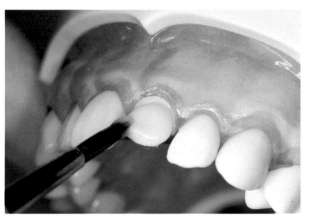
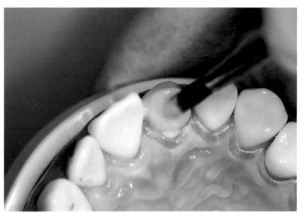

图18a~d　将自凝树脂刷涂在内表面，注意不要有气泡（a~c）。在舌侧颈部涂布足够的树脂，也可以放置混合后的树脂团块（d）。

|a|b|
|c|d|

初步形成修复体舌侧外形

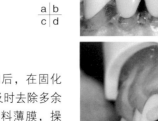
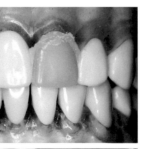
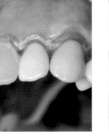
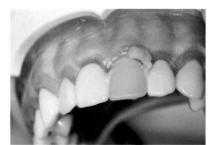
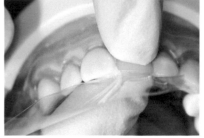

|a|b|
|c|d|

图19a~d　自凝树脂添加后，在固化前要及时塑造舌侧外形。及时去除多余的树脂（a~c），垫用塑料薄膜，操作者用手指进行舌侧加压塑形（d）。垫塑料薄膜可以避免手套和树脂直接接触而粘连。

4 修整外形

铅笔标记邻接点

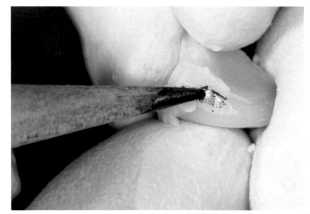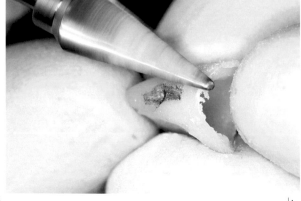

图20a,b 铅笔标记邻接点（a），用钨钢磨头进行形态修整（b）。 a|b

用铅笔标记修复体过长的切端

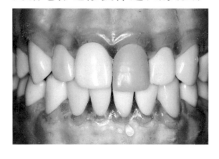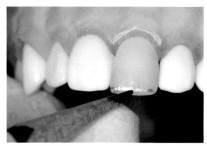

a|b

图21a,b 添加树脂后，切端位置可能发生改变。依据邻牙形态和牙列协调性标记切端的合适长度。

口内进行切端修整

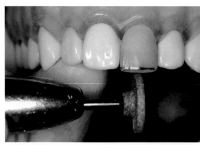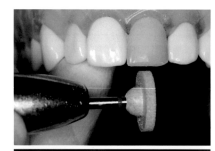

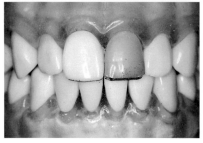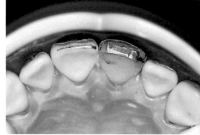

a|b
c|d

图22a~d 切端的调整可在口内进行。仔细调整切端外形（a~c），从𬌗面检查切端厚度以及舌面窝外形并进行调整（d）。

精修前牙唇面外形特征

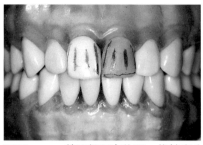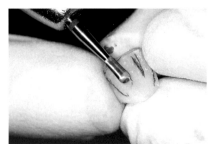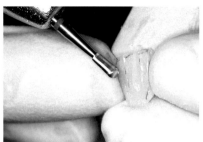

图23a~c　前牙颊面有纹理，能够产生漫反射。用铅笔在正常的邻牙上标记颊面纹理及沟嵴（a）。仔细模仿邻牙唇面形态可以极大提升临时修复体的美学效果。使用小的圆头钨钢磨头进行调磨塑形（b,c）。　　　　　　a|b|c

精修完成和初步抛光

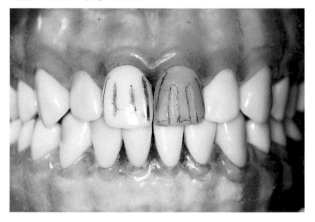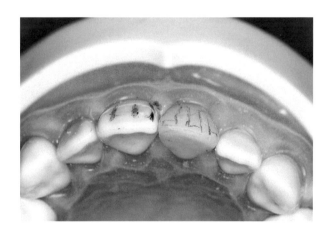

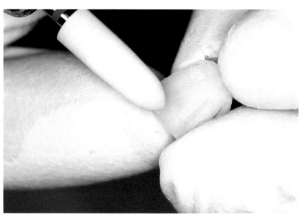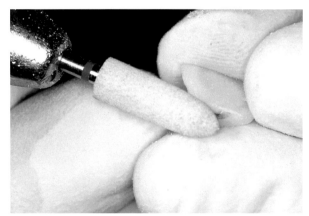

图24a~d　精修完成的情况，在唇面观（a）和殆面观（b）可见红色铅笔痕迹，是图23所参考邻牙标记的唇面凹陷。用硅橡胶磨头对边缘、接触区和唇面沟嵴进行初步抛光（c,d）。　　　　a|b
c|d

5 抛光完成

椅旁抛光的工具和材料

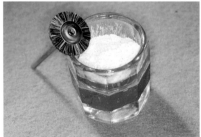
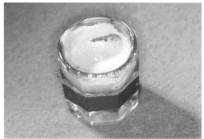
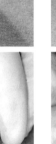
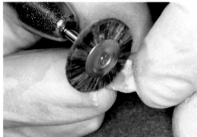

a | b
c | d

图25a～d 使用轮刷和抛光粉在椅旁抛光（a）。在调拌碗中加入抛光粉和水（b），用羊毛刷（Pivot brush，Shofu公司）进行抛光（c,d），然后用鹿皮轮和白色抛光膏上亮。

最终完成的临时修复体

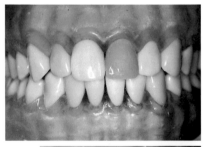
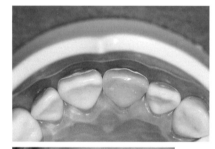
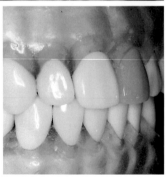
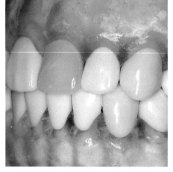

a | b
c | d

图26a～d 最终完成的前牙临时修复体唇面观（a）、𬌗面观（b）、左右侧面观（c,d）。检查边缘适合性、邻接及颊舌侧外形。

4 基于成品桩的前牙临时修复体

　　以下结合图27 ~ 图40讲解基于成品桩和人工
牙的前牙临时修复体制作方法。

1 检查基牙和预处理

进行必要的根管预备

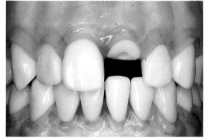 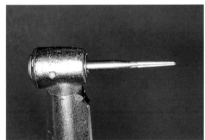 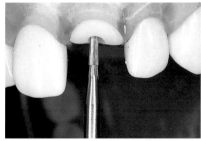

图27a ~ c　以牙体大部分缺损、已行根管治疗的上颌左侧中切牙为例讲解临时修复体制作（a）。如果没有预留桩道，可用
根管预备钻（RTP reamer, Dentech公司）获得桩道空间（b）。如果桩道预留太窄或过短，同样需要进行桩道预备。也可
采用P钻或其他车针进行桩道预备（c）。

a | b | c

2 选择人工牙

选择与基牙颜色匹配的人工牙

a | b

图28a,b　人工牙调磨后的颊侧外壳将
用于临时修复体的制作，选择与基牙颜
色相匹配的人工牙非常重要。可使用人
工牙比色板进行颜色选择。

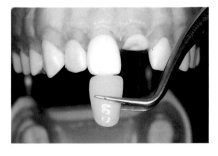 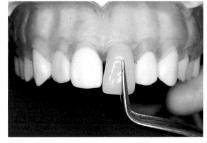

患者可以参与人工牙的选择

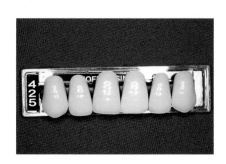

图29　选择人工牙要基于多方面的考虑，如牙齿宽度、长度和基本形状（卵圆形、方形、锥形）。建议参考邻牙进行选择，可以将人工牙置于口内，展示给患者，明确美学效果。

③　人工牙外壳的制作和试戴

磨削人工牙，获得适合基牙的唇面外壳

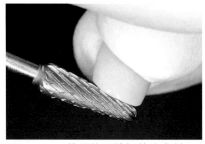
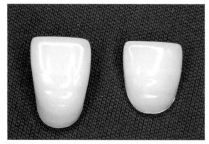
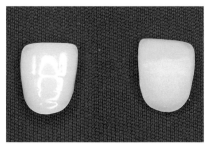

图30a~c　使用锥形钨钢钻头磨削人工牙的颈部和舌侧，人工牙的舌面磨削为凹面型以适合基牙形态（a）。图30b所示为调磨前后的人工牙；图30c所示为人工牙调磨后的唇面和内表面。　　　　　a|b|c

试戴人工牙外壳

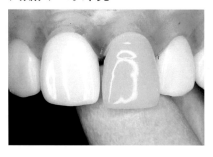

图31　在基牙上进行人工牙外壳试戴，注意颈部和切端外形，并从殆面观检查颊侧轮廓，之后进行必要调整。

④　桩的重衬

将自凝树脂涂在桩上，置入根管

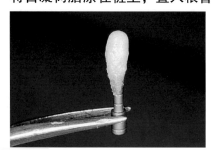
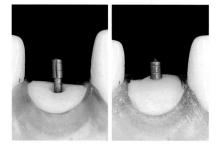

图32a,b　可用卡环丝或废弃的细车针制作临时桩。在本节中，选用合适粗细及长度的成品桩用作临时桩（a）。首先牙齿周围及在根管中涂布分离剂（凡士林），然后在桩上涂布自凝树脂插入根管（b）。　　　　a|b

5 将人工牙外壳置于基牙上

将自凝树脂充分涂布于人工牙外壳的舌面

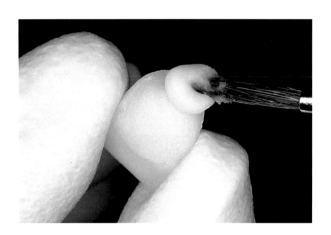

图33　放置自凝树脂时，要避免产生气泡，尤其重要的是在舌侧颈部区域填放足够的树脂。

将人工牙外壳在基牙上就位

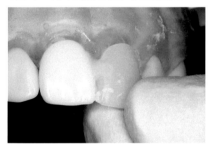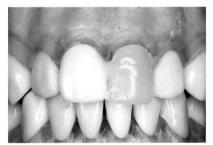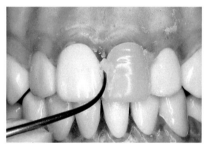

图34a～c　将人工牙外壳在基牙上准确就位（a,b）。树脂固化前及时去除多余树脂（c）。务必去除进入倒凹的自凝树脂，以确保树脂固化后临时修复体可以顺利取出。 a|b|c

6 修整外形

铅笔标记邻接点

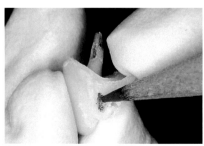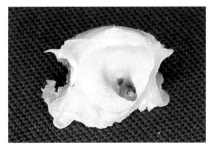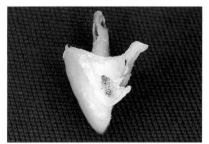

图35a～c　固化后，临时修复体和桩整理取出，并标记邻面接触点。如果边缘不清晰或者树脂不足，应再次添加树脂后，将临时修复体在基牙上准确复位。添加的自凝树脂要与人工牙外壳过渡自然。 a|b|c

保留邻接标记，磨除多余树脂

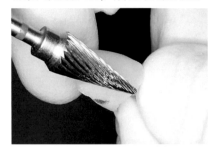
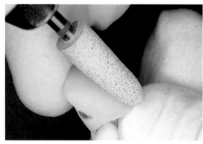

图36a,b 检查临时修复体是否具有清晰的边缘印迹，使用钨钢磨头小心去除多余树脂，保留邻接标记点（a）。使用硅橡胶磨头完成初步抛光（b）。

a | b

初步抛光完成后，口内确认临时修复体形态

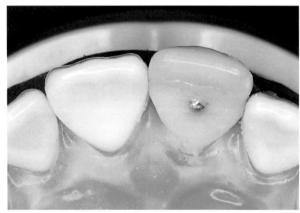
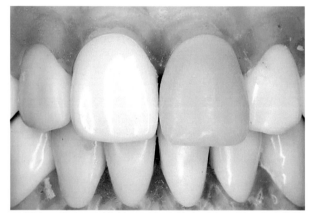

图37a,b 完成整体形态的初步抛光，将临时修复体置于基牙上，从唇方、腭方、侧方等不同角度检查形态及唇面凸度的协调性。

a | b

用小头钨钢磨头修整唇侧沟嵴形态

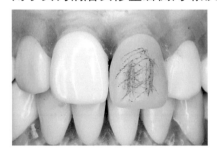
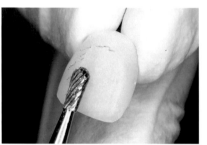
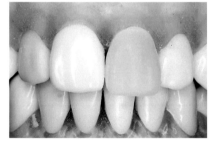

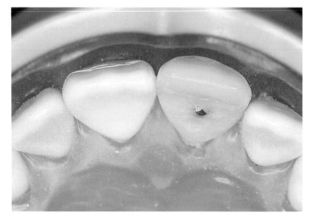

a | b | c
d |

图38a~d 前牙唇面存在沟嵴，可以产生光线漫反射。通过铅笔标记可以清晰显示颊面纹理。良好复制表面沟嵴和纹理，可极大提高临时修复体的美学性能。推荐使用小头钨钢磨头修整唇面的轮廓和纹理（a,b）。**图38c**和**图38d**展示的是完成后的形态。

口内完成切缘调整

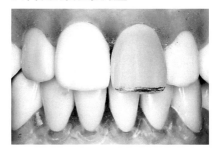
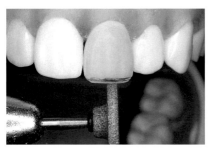
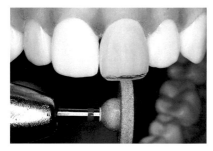

a|b|c
d

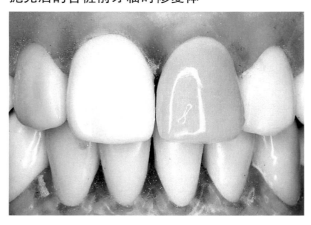

图39a~d　在口内完成切缘的调整。用碳化硅磨头调整切端长短，与对侧正常牙外形协调。殆面观，注意修整切端厚度和舌面窝形态。

抛光完成

抛光后的含桩前牙临时修复体

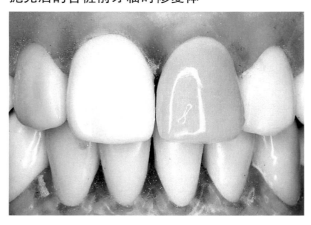
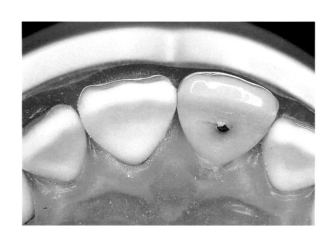

图40a~d　含有桩的前牙临时修复体抛光完成。椅旁抛光使用羊毛刷（Pivot brush，Shofu公司）和抛光粉；上亮使用鹿皮轮和白色抛光膏。

a | b
c | d

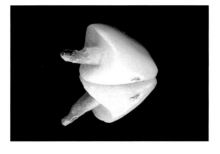
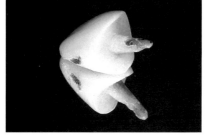

5　前牙瓷贴面临时修复体的制作

　　本章最后结合图41～图55讲解瓷贴面临时修复体的制作过程。

1) 确认基牙外形

确认基牙的外形

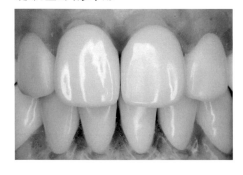

图41　以上颌左侧中切牙为例讲解瓷贴面临时修复体的制作方法。该方法应用广泛，也适用于多颗牙临时修复体的制作。

2) 制备硅橡胶印模

用于制作临时修复体的硅橡胶印模

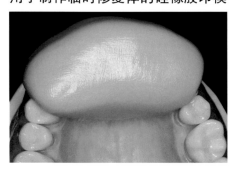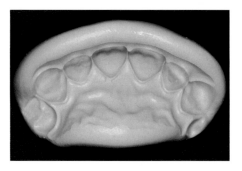

a | b

图42a,b　基于理想的原牙齿外形或者诊断蜡型，用硅橡胶印模材料制作硅橡胶印模。基于诊断蜡型的印模应具有口内可复位性。

去除多余的硅橡胶

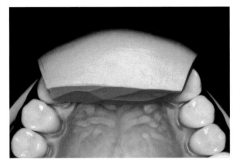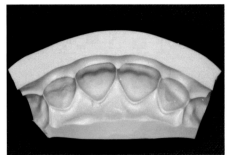

a | b

图43a,b 使用锋利的刀修去多余的硅橡胶，以方便后续操作。

③ 瓷贴面基牙预备

瓷贴面基牙预备

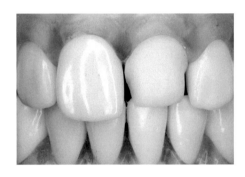

图44 瓷贴面基牙预备后的外形。相关内容参见第16章有详细讲解。

④ 硅橡胶印模试戴

硅橡胶印模在口内试戴，并在牙体上标记其边缘

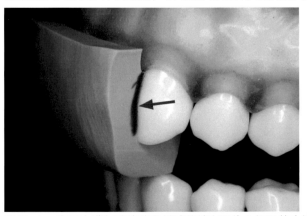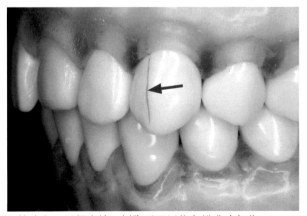

图45a,b 在口内进行硅橡胶印模试戴并在牙体上标记其边缘（红色箭头），以便在填入树脂后可以将印模准确复位。

a | b

5 印模内填放树脂并在口内复位

印模内填放树脂后，在铅笔标记的引导下准确复位

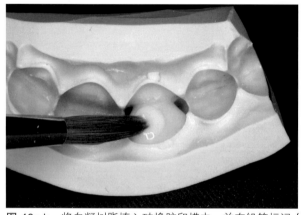 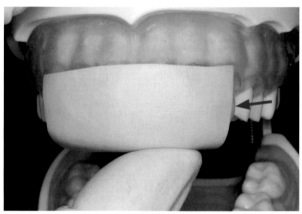

图 46a,b 将自凝树脂填入硅橡胶印模中，并在铅笔标记（红色箭头）的引导下，迅速准确地复位于牙列。 a|b

在树脂面团期移除硅橡胶印模

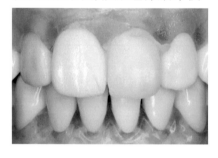 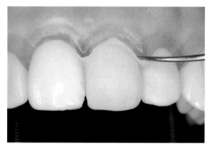 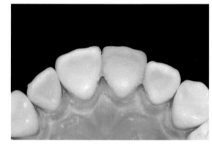

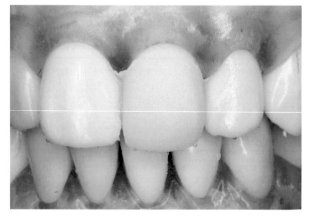

a	b	c
d		

图47a ~ d 在树脂面团期移除硅橡胶印模，最理想的情况是取下硅橡胶印模后，临时修复体存留在牙体上（a）。用探针迅速去除多余的树脂（b）。图47c和图47d所示为去除多余树脂后的临时修复体。贴面的临时修复体需要在基牙上完成固化，以避免形变，这一点与常规临时修复体不同。如果多余的树脂没有完全去除，临时修复体会难以摘取，修复体的薄弱区域也可能发生断裂。

固化后以滑动方式取下临时修复体

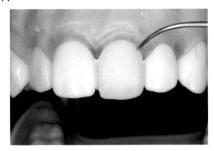
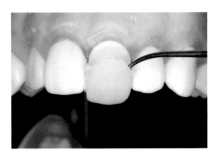

a | b
c | d

图48a~d 使用探针取下固化后的临时修复体。应以滑动的方式移动固化后的临时修复体，以避免破坏边缘（a,b）。如果邻间隙倒凹内的树脂没有完全去除，暂时修复体则难以移动。图48c和图48d所示为取下后的临时修复体。

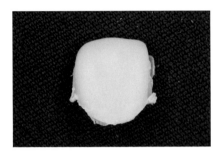
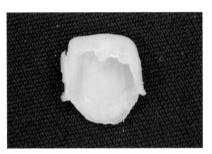

在口内检查临时修复体树脂是否过量或者不足

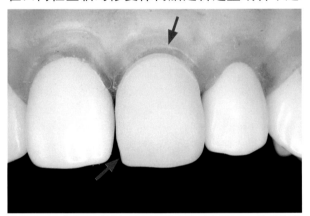
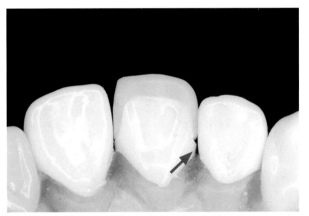

图49a,b 去除临时修复体倒凹处的多余树脂后，将修复体口内复位，检查是否存在树脂过量或不足（红色箭头）。 a | b

添加树脂

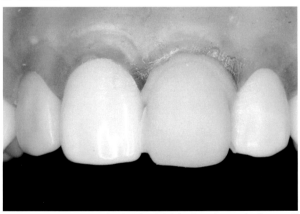
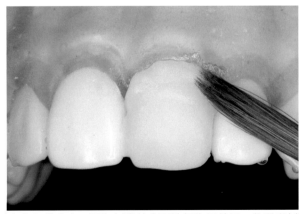

图50a,b 仔细检查临时修复体树脂过量或不足部位后，使用毛刷在修复体内表面添加树脂并牢固地复位于基牙。将溢出树脂同临时修复体颊面自然过渡。 a | b

6 抛光完成

标记邻面接触区后修整外形

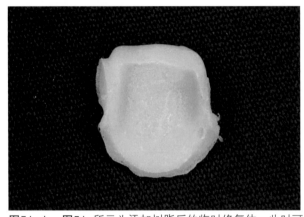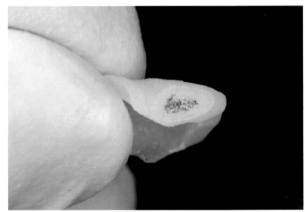

图51a,b 图51a所示为添加树脂后的临时修复体，此时可见明晰的边缘。标记邻接区域，在临时修复体上重建准确的邻接关系（b）。

a|b

选择合适的车针，调整临时修复体外形

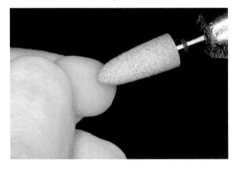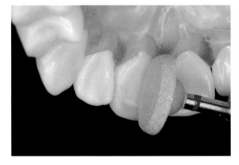

图52a,b 瓷贴面的临时修复体很薄，在使用钨钢磨头打磨时可能会造成修复体边缘的过度磨切。可用硅橡胶磨头进行边缘修整，控制磨切量（a）。腭部区域多余的树脂可以直接在口内进行修整（b）。

a|b

口内修整切端长度

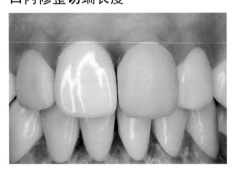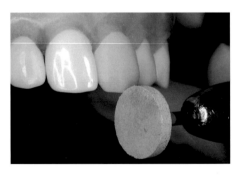

a|b

图53a,b 参考邻牙长度，使用轮状硅橡胶磨头在口内调整切端长度。

瓷贴面临时修复体抛光完成

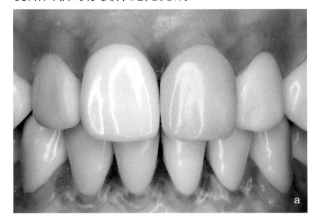
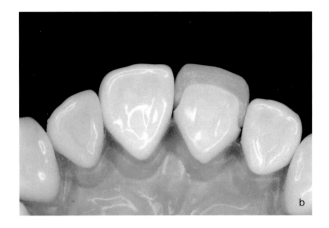

$\dfrac{a\ |\ b}{c\ |\ d}$

图54a~d 抛光后的瓷贴面临时修复体口内状况（a,b），以及修复体取下后的唇面观和内表面观（c,d）。瓷贴面临时修复体在初步抛光后需要进行精细抛光和上亮。

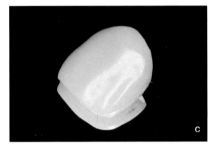
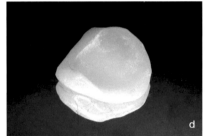

⑦ 临时修复体戴牙

基牙预备体进行表面处理

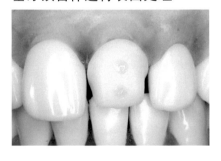

图55 因为瓷贴面的临时修复体没有固位形，所以要与基牙进行粘接。如图所示，在釉质表面酸蚀1~2个点，使用树脂粘接剂点状粘接临时修复体。

【小贴士】贴面临时修复体戴牙的注意事项

1. 如果酸蚀面积过大，会导致粘接面积大，正式戴牙时临时修复体难以去除。
2. 边缘适合性不良及粘接水门汀溶解可能导致牙齿敏感甚至牙髓炎。
3. 切端咬合调整不足会导致修复体松动。

【小贴士】前牙临时修复体制作完成后的检查项目

□美观和谐（□颜色，□唇型，□笑线）

□理想的外形轮廓（□切端长度是否和谐一致，□唇面轮廓，□线角）

□前伸及侧方运动殆干扰（□前伸运动，□侧方运动）

□语音（□没有发音问题）

□边缘适合性

□合适的邻接（□邻接点位置，□接触压力⇒用牙线，□邻接检查片检查）

□抛光的情况

Summary

本章小结

　　临时修复体必须满足良好的适合性、功能性、强度、可清洁性和自洁性以及美观等要求。对于前牙修复而言，恢复美学和语音是最重要的两个因素。术后患者会在诊室用镜子对修复体进行检查。对患者而言，另一个重要的自我检查点就是舌体对修复体的触感。部分敏感的患者会抱怨出现舌尖疼痛和舌部不适的现象。前牙临时修复体已不仅仅是一个用来过渡的修复体，更是影响患者治疗积极性和心理状态的重要因素。

　　不仅如此，临时修复体也可以用作检查最终修复的诊断工具。前牙临时修复体松动的主要原因是缺乏良好的前牙前导，从而导致水门汀溶解以及修复体脱落破损。为了能够达到美观以及同功能协调的前导，一定要观察足够长时间，对引导平面形态（上颌前牙舌面，下颌前牙切缘）进行精细调整。

第21章

后牙临时固定
局部义齿

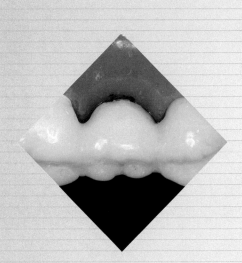

1 临时固定桥的临床作用

2 临时固定桥按制作方法分类

3 利用印模制作临时固定桥

4 使用自凝树脂直接制作临时固定桥

本章学习目标 ☞

关于临时修复体……
1. 后牙临时固定桥的分类
2. 后牙临时固定桥的制作方法

1 临时固定桥的临床作用

在第19章表1中我们已经阐述了临时修复体的意义。在本章中，将重点阐述临时固定桥制作中的要点。

在临时修复体上通过增减树脂可以调整其边缘适合性、牙冠外形和𬌗面解剖形态。固定桥修复中取得基牙共同就位道是至关重要的。对于初学者，很难在口内检查确认是否形成共同就位道，临时固定桥为判定就位道的平行度提供了一个很好的手段。此外，通过评估临时固定桥的自洁能力、可清洁性、牙龈乳头的恢复程度，可作为参考来决定桥体的形态设计。因此，不仅要注意临时固定桥在生理上及功能上的作用，同时也要关注其在诊断和评估方面的价值。

2 临时固定桥按制作方法分类

表1所示为3种临时固定桥的制作方法，概述了本章的内容。如果条件允许，建议先在研究模型上进行印模制取或临时修复体的制作，以减少椅旁操作时间。

临时固定桥按制作方法分类

1-1. 使用自凝树脂制作（基于印模的制作法）（图1~图19）	概述	· 用藻酸盐或硅橡胶材料在备牙前的正常牙齿或诊断蜡型上制取印模。印模修整后，将树脂放在印模内并重新放置于预备后的基牙之上，制作临时修复体
	优势	· 适用于任何牙位 · 和直接法相比减少椅旁操作时间
	不足	· 调整临时固定桥耗时长 · 经验依赖性
1-2. 使用自凝树脂制作（直接法）（图20~图31）	概述	· 在预备后的基牙上放置自凝树脂团块，完成临时固定桥的塑形
	优势	· 适用于磨牙区 · 色彩的选择有一定的自由度 · 具有一定的形状修改自由度
	不足	· 调整合适的形状需要花费大量的时间 · 需要解剖学知识和调磨成形技巧 · 需要抛光技能

2. 技工室使用自凝树脂制作（间接法）第22章讲解	概述	· 当修复涉及多个基牙、大幅度改变牙齿形态、改变垂直距离、美学要求高等情况下，要在研究模型上进行临时固定桥的预制作，然后在口内进行边缘重衬及修整。步骤如下：在具备理想牙体形态的诊断蜡型上制取印模，在研究模型完成模拟基牙预备，填入自凝树脂块的印模复位在研究模型，完成固化、调整外形并抛光，最后在椅旁完成最终修整
	优势	· 适用于任何牙位和病例 · 减少椅旁操作时间 · 可以达到美学和功能要求 · 可以用作诊断性修复体
	不足	· 需要技工室配合 · 需要理想的诊断蜡型以及在研究模型上进行牙体模拟预备 · 临时修复体的椅旁调整需要一定经验和技巧

表1　临时固定桥按制作方法分类

3　利用印模制作临时固定桥

　　本章结合图1～图19讲解利用印模和自凝树脂进行临时固定桥制作的方法（表1中方法1-1）。

　　该方法制作临时固定桥的关键是在研究模型上增加作为桥体的牙齿，但制作具有理想咬合和外形的桥体蜡型绝非易事。用于制取临时固定桥的印模要求如下：①由于临时修复体的形态特征来源于印模，因此需在口内或者诊断蜡型上恢复理想的修复体形态后再制取印模；②印模复位要精确；③去除印模多余的部分，并修整软硬组织倒凹。

检查对颌牙齿，制作桥体蜡型

基牙预备前

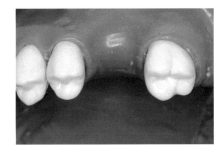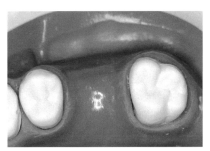

a | b

图1a,b　上颌左侧第一磨牙缺失，固定桥基牙预备前的状态。颊面观（a）和𬌗面观（b）。

制作桥体蜡型

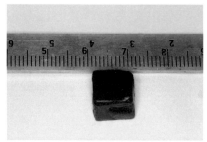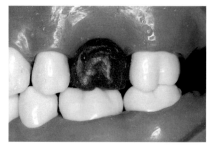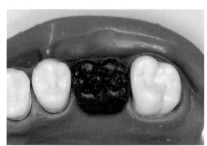

图2a～c　图示为在口内直接制作桥体蜡型、直接制取印模的方法。取用适当大小的蜡块（a），在椅旁雕塑成上颌第一磨牙形态，检查咬合情况，并调整外形（b,c）。另一种方法是口外制作诊断蜡型，基于诊断蜡型制取临时修复体的印模。

a｜b｜c

② 印模的制作和试戴

仔细制作印模，要能够准确复位

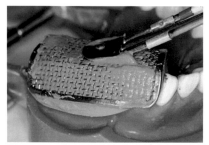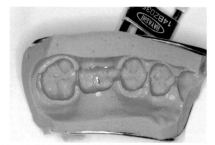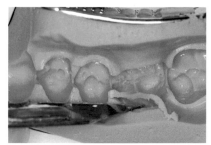

图3a～c　使用藻酸盐或硅橡胶材料制作基牙和桥体蜡型区域的印模（a），修剪多余的材料（b）。如果在外展隙区域有多余印模材料也应去除（c），要求印模必须能够准确复位。可在口内进行铅笔标记，以帮助准确复位（a）。

a｜b｜c

③ 基牙预备

理想的基牙预备

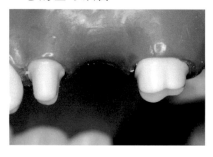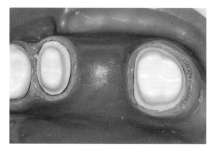

a｜b

图4a,b　在试戴印模后，按照要求完成基牙预备。固定桥预备时注意取得共同就位道。

混合并放置自凝树脂

注意自凝树脂的粉液比和使用时机

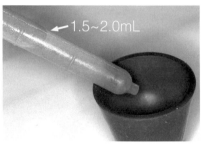
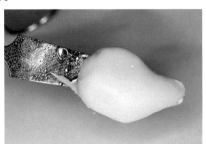
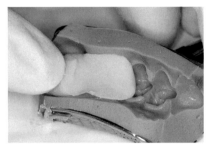

图5a~c　对于三单位临时修复体而言，添加1.5~2.0mL单体比较合适（a）。树脂团块应具有适当的硬度（b），如果太软会给操作带来不便，也容易粘在手套上。为避免树脂粘在操作者手上，可以在指尖应用凡士林，但是凡士林会影响后期用树脂修补临时修复体。图中操作者仅用水润湿了指尖，如果操作时机合适，不会在手套上黏附太多树脂。因此要熟悉树脂的性能，并掌握使用的时机。将树脂放置在印模内（c），并迅速把印模复位于口内。提前要在基牙上涂布分离剂。　　　a│b│c

去除印模

图6a,b　当树脂块处在面团期晚期时，取下印模，用探针和剪刀去除多余的材料。如果树脂修复体随印模同时取出，则需小心取出临时修复体，避免变形，在基牙上复位。　　　　　a│b

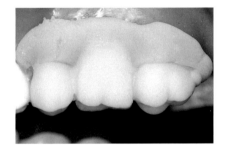
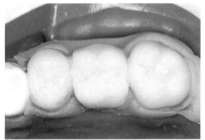

去除多余树脂材料并确定边缘位置

用探针和剪刀去除多余的树脂

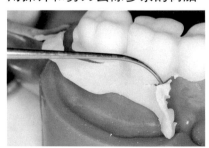
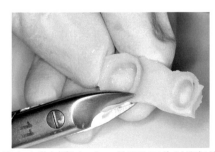
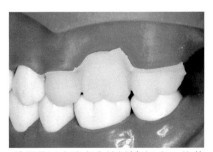

图7a~c　在移除印模后，立即用探针清除多余的树脂（a），然后取下临时修复体，并用剪刀去除多余的材料（b）。修整时，在树脂固化过程中要反复摘戴临时修复体，以确保树脂不会卡入倒凹或明显变形。临时修复体在口内完成固化（c）。在树脂固化过程中会产生热量，用水冷却，避免刺激牙髓和软组织（图21）。　　　a│b│c

进行边缘重衬

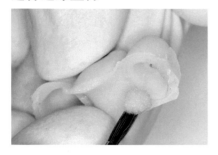 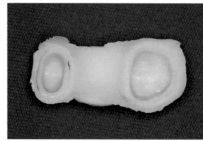

图8a,b 重新调拌较稀的树脂,刷涂于临时修复体边缘区(a),在基牙上按压就位,嘱患者咬合。图8b所示为经过重衬后的临时修复体具有清晰边缘。可以在临时修复体主体的树脂固化前就进行重衬,让重衬的树脂和修复体主体部分一起完成固化。

a|b

修整外形

标记邻接区,修整外形

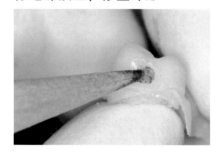 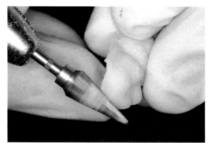

a|b

图9a,b 在邻接区用铅笔进行标记(a)。修整进入邻间隙倒凹区的树脂,使修复体可以在基牙上自由摘戴(b)。

树脂不足的区域添加树脂

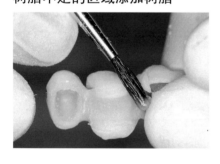 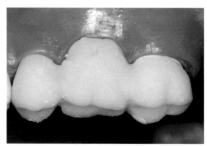

a|b

图10a,b 形态修整前,在树脂不足的地方(如连接体位置)和有气泡的部位添加树脂,添加的树脂在口内基牙上完成固化。

修整桥体外形和组织面形态

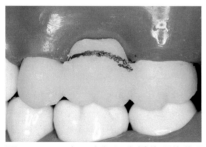 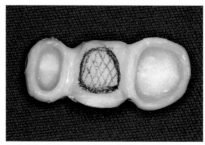 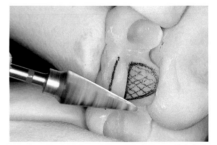

图11a~c 在口内标记出桥体颈缘位置和颊侧轮廓(a)。检查桥体组织面,标记黏膜接触区域(b),后牙临时固定桥的桥体一般设计为盖嵴状(根据具体情况调整)。参考铅笔标记修整修复体的颊侧轮廓和颈缘外形(c)。　　　　a|b|c

用于修整连接体下方外展隙的工具

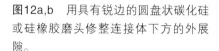

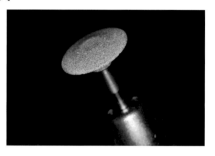
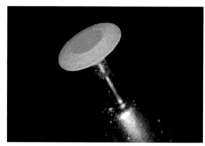

a | b

图12a,b　用具有锐边的圆盘状碳化硅或硅橡胶磨头修整连接体下方的外展隙。

修整磨头外形以适用于外展隙成形

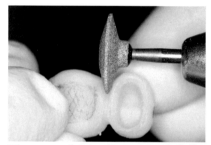
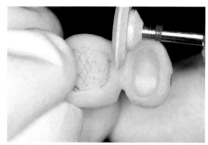
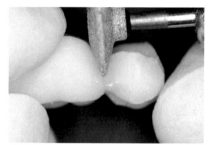

图13a ~ c　如图12所示，用于修整外展隙的磨头需要打磨出锐边，并适应外展隙的形态。图13a和图13b显示用碳化硅磨头和硅橡胶抛光磨头修整颊侧外展隙。图13c示使用碳化硅磨头修整底部外展隙。

a | b | c

临时修复体基本成形

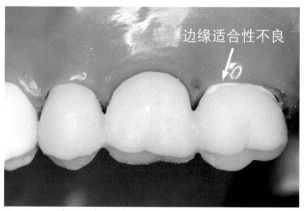
边缘适合性不良

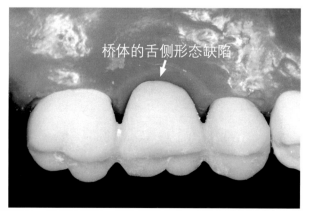
桥体的舌侧形态缺陷

图14a,b　临时修复体基本成形。在口内进行全面检查，包括以下要点：①邻接情况；②边缘适合性；③牙冠颊舌侧轮廓与牙弓的和谐一致性；④边缘嵴；⑤外展隙；⑥咬合情况。本图中，可见第二磨牙边缘适合性不良，以及桥体的舌侧形态缺陷。

a | b

精修与抛光

铅笔标记桥体组织面并进行形态修整

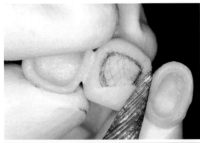
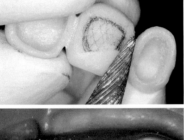
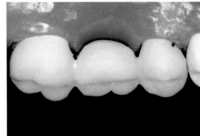
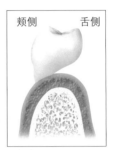

图15a~e 使用钨钢车针将桥体调整成为盖嵴状。预先进行铅笔标记，参照标记进行形态调整（a,b）。临时固定桥的盖嵴式桥体应该满足3个条件：①桥体颊侧颈部同缺牙区牙槽嵴接触以恢复美观；②黏膜接触区应为椭圆形，避免桥体跨过牙槽嵴顶，理想的黏膜接触方式应该是轻度接触；③保持桥体舌侧颈部开放，以便于清洁（c）。可以在口内黏膜接触区涂甲紫等标记，将印迹直接印在临时修复体的组织面，用于指导外形修整（d,e）。

使用粗裂钻修整𬌗面外形

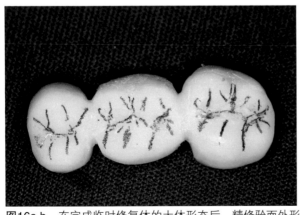
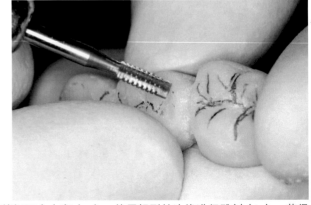

图16a,b 在完成临时修复体的大体形态后，精修𬌗面外形。铅笔标记中央窝（a），使用粗裂钻边缘进行雕刻（b），获得𬌗面解剖形态。将修复体复位于口内，使用咬合纸进行咬合检查（参见第19章）。

a│b

使用细钨钢磨头精修殆面形态

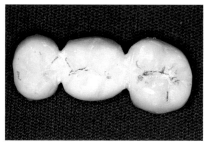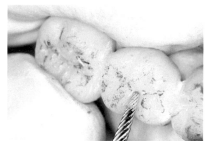

图17a,b 使用裂钻雕刻殆面形态会留下深沟锐边，造成食物残留。进一步用细的钨钢磨头将深沟锐边磨圆钝，同时将颊侧轮廓修整光滑圆钝（参见第19章）。

a|b

均匀抛光每个表面

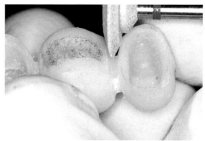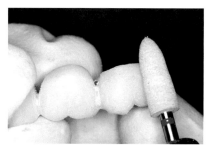

图18a,b 使用抛光纸锥或硅橡胶抛光磨头进行初步抛光，临时修复体的底部和外展隙也要抛光。如果条件允许，按如下步骤对临时修复体进行精细抛光：用羊毛刷轮和抛光粉抛光殆面沟嵴；用湿布轮和抛光粉进行整个修复体的抛光；用干燥的鹿皮轮和白色抛光膏进行表面上亮（参见第19章和第20章）。

a|b

制作完成修复上颌左侧第一磨牙的临时固定桥

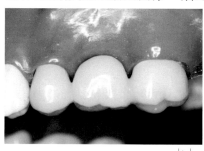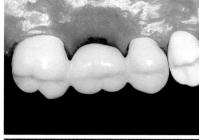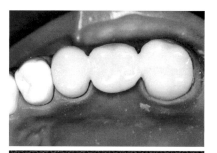

a|b|c
d|e

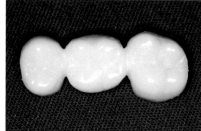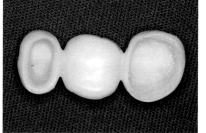

图19a～e 完成上颌左侧第一磨牙临时固定桥的制作，临时修复体边缘密合。检查并调磨侧向运动的干扰（a～c）。桥体的颊舌径为自然牙的2/3，以防止过度咬合负载（d,e）。要时刻牢记，标准的基牙预备是后续临床操作的基础。

4　使用自凝树脂直接制作临时固定桥

本节结合图20～图31讲解表1中使用自凝树脂直接制作临时固定桥的方法。从耗时和经验依赖性而言，使用自凝树脂块制作临时固定桥比制作临时冠更为困难。操作者需要有良好的树脂操作技术和牙齿形态雕刻能力，同时需要对牙弓的和谐一致性、良好的咬合接触、外展隙形态及其可清洁性、边缘适合性等进行评估。此外，临时修复体的制作不能占用大量的椅旁时间。虽然这种临时修复体的制作方法难度最大，但如果能够掌握，就可以从容应对临床上的各种情况。

① 混合并放置自凝树脂

将混合好的树脂块置于基牙

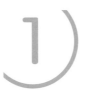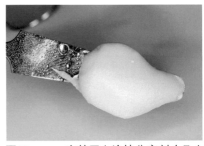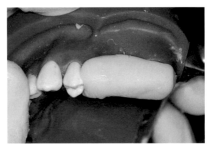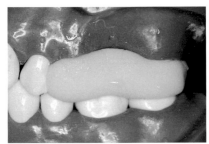

图20a～c　在基牙上涂抹分离剂（凡士林）后，混合自凝树脂（a），然后如上一节所述，将合适大小的树脂团块置于基牙上（b）。嘱患者咬合，获得咬合印记（c）。

a|b|c

用剪刀修剪多余树脂

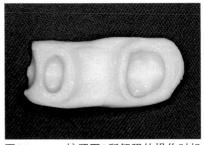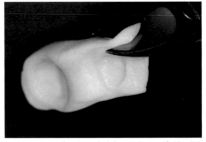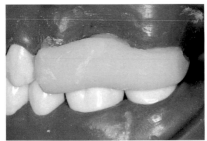

图21a～c　按照图6所解释的操作时机，从口内取出临时固定桥（a），并使用剪刀剪除多余的树脂（b）。修复体边缘重新添加树脂，放回口内嘱咐患者用力咬合。在树脂固化前要反复取戴临时修复体，以避免树脂卡入倒凹，固化后无法取出（c）。树脂块越大，聚合收缩越明显，所以必须在树脂固化前反复取戴临时固定桥，而且操作时要避免修复体变形，确保临时修复体完全聚合后能够自由取戴。自凝树脂固化时会产热，需要喷水冷却。

a|b|c

树脂在口内固化，以保证良好的边缘适合性并获取精确的对颌牙咬合印记

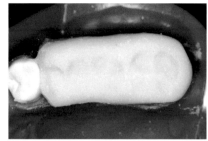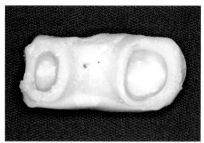

图22a,b　树脂在口内固化，可以准确地获取对颌牙咬合印记。咬合印记（a）对于修整殆面形态以及颊舌侧轮廓具有重要参考价值。边缘经过添加树脂重衬后，可以得到清晰的边缘印记（b）。

a｜b

② 修整外形

铅笔标记邻接区以及外形轮廓

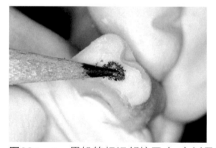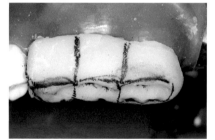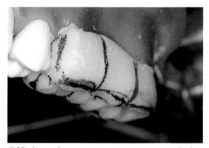

图23a~c　用铅笔标记邻接区（a）以及外部轮廓线、咬合接触面、颊舌轮廓和边缘嵴等（b,c）。

a｜b｜c

参考咬合印记标记临时修复体殆面解剖特征

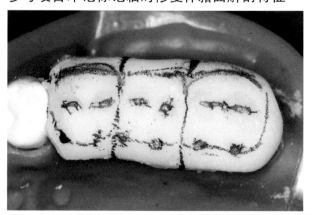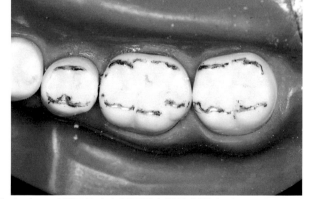

图24a,b　标记殆面解剖特征（咬合接触点、中央沟和边缘嵴等）（a）。对颌牙的咬合印记是主要的参照（b）。

a｜b

临时修复体调磨顺序：①颊舌面轮廓；②邻接区；③颈部区域

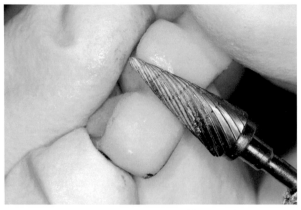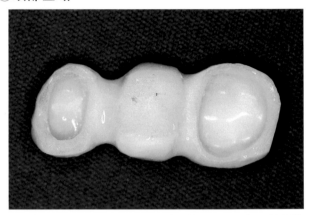

图25a,b　锥形或子弹形钨钢磨头修整临时修复体轮廓。首先对颊舌侧外形进行初步打磨，然后进行接触点和颈部区域的修形（a），形成临时修复体的基本外形（b）。本步骤的关键是临时修复体可以顺利取戴，并达到牙列的整体外形协调。

a｜b

初步形成外形轮廓，口内就位，评估外形

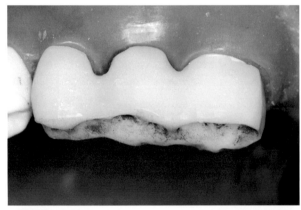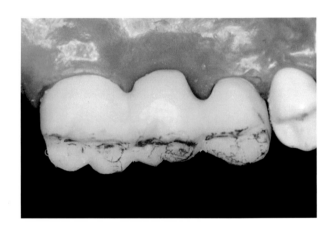

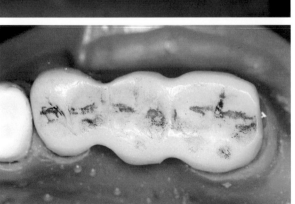

a｜b
c｜

图26a～c　将修复体放回口内，对临时修复体外形、与牙弓和谐性、𬌗平面大小、颊舌侧轮廓和邻接区进行检查。用咬合纸和铅笔对需要调整的区域进行标记。

必要时进行边缘重衬

图27a~d　如有边缘密合度不佳，在口内检查修复体形态的同时进行边缘重衬。重衬前轻度打磨修复体内表面，以提高与新添加树脂的结合。为避免重衬时抬高临时修复体，添加树脂后要施加一定咬合压力。用钨钢磨头打磨多余树脂。用铅笔对桥体底部组织接触区进行标记，将桥体调整为盖嵴式（d）。

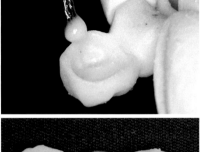
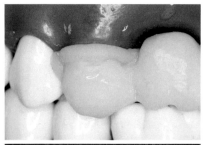

a	b
c	d

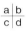

3　精修与抛光

临时修复体外形精修

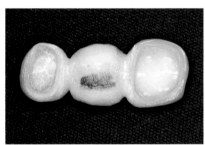
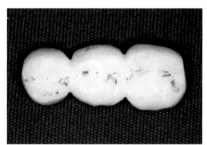

图28a,b　铅笔标记桥体与组织间的接触区，使用锥形钨钢车针修整舌侧形态，以形成盖嵴式桥体。使用细锥形车针或者盘状磨头修整连接体的外展隙。临时修复体外形检查要点：①邻接区；②边缘适合性；③颊舌轮廓与牙弓的协调性；④边缘嵴；⑤外展隙空间；⑥咬合情况（图14）。

a|b

用裂钻以及细的锥形钨钢磨头修整𬌗面解剖特征

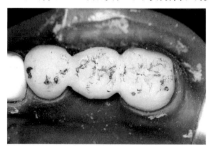
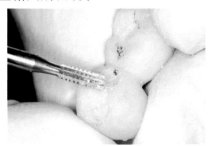
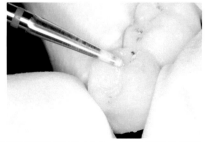

图29a~c　口内进行临时修复体形态的全面检查（a）。使用粗裂钻的边缘初步进行𬌗面形态修整（b），再使用细的锥形钨钢磨头精修𬌗面解剖特征（c）。

a|b|c

抛光每个牙面

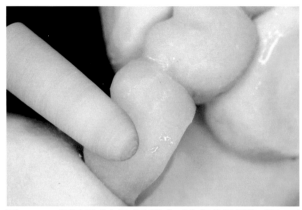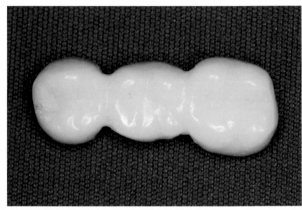

图30a,b 要尽量减少椅旁制作临时修复体所用的时间。应在初步修形阶段就使用钨钢磨头，以获得光滑表面，使后续抛光过程效果好、效率高。在中等转速（10000～15000r/min）条件下使用硅橡胶磨头同时完成初步抛光和精细抛光。也可以采用图18描述方法，使用布轮、抛光粉和抛光膏等进行抛光上亮。临时修复体的光滑程度非常影响患者的感受。边缘适合性、𬌗面的抛光度、舌侧轮廓等会影响舌的感受，敏感的患者会在戴入临时修复体后抱怨舌部不适。因此一定要按照抛光程序，认真完成抛光。

a│b

制作完成修复上颌左侧第一磨牙的三单位临时固定桥

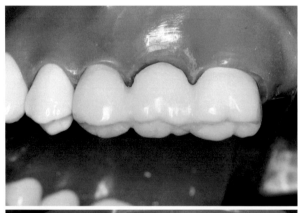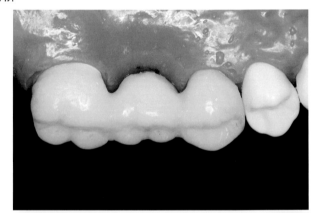

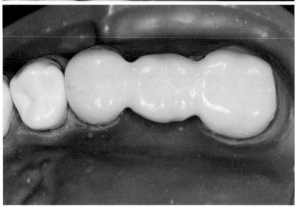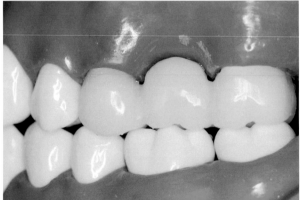

图31a～d 修复上颌左侧第一磨牙的三单位临时固定桥制作完成，要达到临时修复的目标和功能（参见第19章）。

a│b
c│d

【小贴士】临时固定桥制作完成后的检查项目

□咬合接触

□边缘适合性

□理想的外形（□殆面，□颊舌轮廓，□边缘嵴）

□外展隙（□牙龈乳头的空间，□颊舌侧外展隙）

□合适的邻接（□邻接点位置，□接触压力⇒用牙线，□邻接检查片检查）

□理想的桥体形态（□组织面形态、黏膜接触，□自洁能力）

□侧方运动殆干扰情况（□工作侧，□非工作侧）

□抛光的情况

Summary

本章小结

如前所述，临时固定桥具有诊断和评估的作用。基牙分布与平行度、缺牙间隙以及咬合等因素都会影响固定桥的长期预后。在此着重强调临时修复体制作一个重要原则：不应在制取终印模后进行临时修复体的制作，而应使用形态良好的临时修复体评估基牙后，再进行终印模制取。全面评价基牙预备状况的最理想方法是制取模型进行口外评估。使用自凝树脂制作临时修复体（包括嵌体、高嵌体和贴面）能够显示基牙的多方面信息。理想的基牙预备可使临时修复体的制作相对容易，并可以达到临时修复的各项要求，如强度、美观和功能等。修复医生应反复练习临时修复体的制作，以提升临床技能。

第22章

前牙临时固定
局部义齿

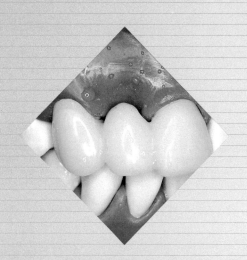

本章学习目标 ☞

关于临时修复体……

1. 前牙临时固定桥的分类
2. 前牙临时固定桥的制作方法

1 前牙临时固定桥的临床作用

前牙临时固定桥不仅要恢复咀嚼功能，还要恢复患者的美学和语言功能。与后牙临时固定桥相比，上颌前牙的临时固定桥涉及切牙、尖牙和前磨牙，牙齿轴向倾斜度不同，难以实现基牙之间相互平行。此外，这些牙齿还担负下颌功能运动引导作用，前牙固定桥的咬合负荷与后牙固定桥的咬合负荷不同。如上一章所述，临时修复体还具有诊断的功能，前牙的临时固定桥可以诊断评估基牙平行度以及咬合等相关功能，包括舌侧形态与斜度、下颌运动引导、引导力的分布等。

2 前牙临时固定桥的制作方法

在第21章表1中描述了3种临时固定桥制作方法。考虑美学和咬合功能，不推荐使用口内直接制作法，因为患者对该方法制作的前牙临时固定桥常提出较多问题，包括咀嚼、美学、语音和咬合引导等。如果可以制作诊断蜡型，利用诊断蜡型的印模，在模拟预备后的研究模型上制作临时固定桥将节省椅旁操作时间，并提升修复效果。

在本章中，将讨论两种临时固定桥制作方法。第一种是在技工室利用诊断蜡型间接法制作临时固定桥（图1～图17）；第二种是利用硅橡胶印模在口内制作临时固定桥（图18～图26）。

3 技工室间接法制作临时固定桥

在本节中，将讨论在技工室利用诊断蜡型的硅橡胶印模在模拟预备后研究模型上间接法制作前牙临时固定桥的方法（图1～图17）。该方法的概述及优缺点在第21章表1中有简要介绍。

① 基牙的评估

预备前的基牙情况

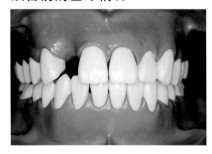 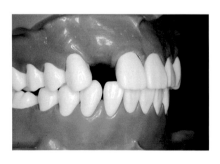

a|b

图1a,b 基牙预备前上颌右侧牙列缺损的状况。正面观（a）和侧面观（b）。

②　诊断蜡型和硅橡胶印模的制作

缺牙两侧邻牙形态完整，只需制作缺失牙的诊断蜡型

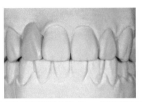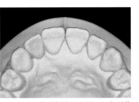

图2a,b　在研究模型上的缺牙处完成诊断蜡型制作（**图1**）。如果缺牙两侧邻牙完好，如图所示，则只制作缺失牙的诊断蜡型；但如果邻牙形态不良，则应参考**图3**，在𬌗架上制作诊断蜡型，同时应考虑牙弓整体协调和咬合引导。在确定治疗方案后，第一次治疗仅进行研究模型制取和面弓转移颌位关系。基牙预备和临时固定桥的戴入由第二次治疗完成。　　a|b

如基牙形态不理想，应制作整个固定桥的蜡型

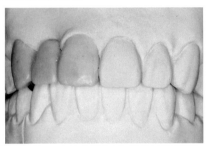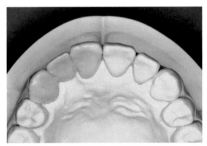

图3a,b　如两个基牙形态都不理想或者有较大缺陷，应该制作固定桥的诊断蜡型。由于前牙固定修复有较高的美学要求，因此常需制作诊断蜡型以便与患者沟通。可在研究模型上完成模拟基牙预备（**图5**和**图6**）后制作诊断蜡型。　　a|b

诊断蜡型的硅橡胶印模

a|b

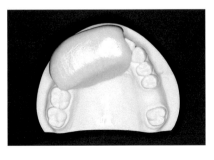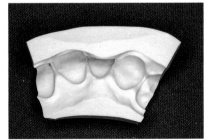

图4a,b　在诊断蜡型上涂布分离剂（凡士林），制取硅橡胶印模（a）。修掉多余的硅橡胶材料（b）。

③ 在研究模型上模拟基牙预备

在研究模型上模拟基牙预备，使用与口内操作相同的工具

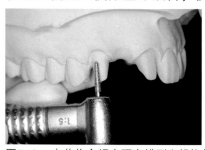 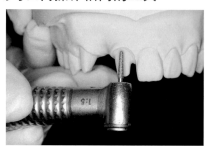

图5a,b 本节将介绍在研究模型上模拟基牙预备，在技工室制作临时固定桥的过程。在研究模型上模拟基牙预备，以便：①预测牙体预备形态，包括对颌牙的调改；②为制作诊断蜡型和临时固定桥做准备。模拟预备时，建议使用和口内基牙预备相同的工具，以便：①获得与口内实际预备相似的牙齿预备体；②练习基牙预备操作。建议由医生亲自操作，通过与口内相同的步骤，模拟预备效果并发现口内预备可能会发生的问题。此外，建议模拟预备时相对标准预备要求，略少磨除牙体组织，目的是使在模型上制作的临时修复体相对于真实的基牙，具有较大的内部空间，容易在口内就位。　　　　　a|b

完成模拟基牙预备

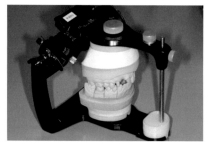 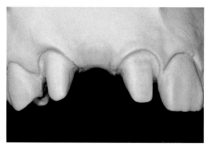 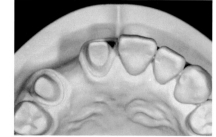

图6a～c 完成模拟基牙预备。从图2到此步骤的过程都应该在𬌗架上进行。　　　　　a|b|c

【小贴士】复杂修复治疗成功的关键在于临时修复体的精细调整

修复治疗越复杂，越需要花费更长时间进行临时修复体的调整。日本著名的牙科专家Raymond Kim博士说过"我临床工作时间的80%～90%都用于临时修复体的调整""我的爱好就是调整临时修复体"。大多数口腔修复医生都认同并在日常临床工作践行这种观点。

技工室制作临时固定桥

分割硅橡胶印模，制作孔洞便于注入自凝树脂

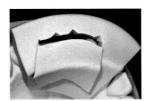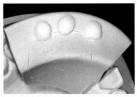

图7a,b 在诊断蜡型上制取的硅橡胶印模，分割并制作孔洞方便自凝树脂的注入（a）。 对硅橡胶印模的处理根据自凝树脂的类型或临时固定桥制作方法有所不用。注入树脂后的硅橡胶印模（b）。去除多余的树脂，并将该印模各部分准确复位。

a|b

树脂聚合后的状态

a|b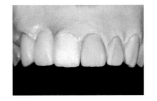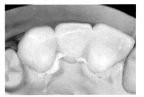

图8a,b 树脂聚合后的状态。

常规方法进行临时固定桥修整和抛光

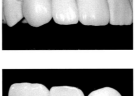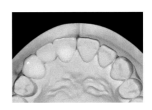

a|b
c|d

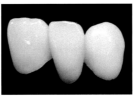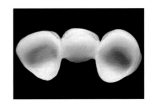

图9a~d 图示抛光完成后的临时固定桥。从组织面（d）可见临时固定桥比较薄，以便于在内部重衬自凝树脂，复位到患者口内基牙上。

口内基牙预备

口内基牙预备

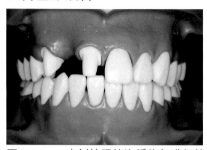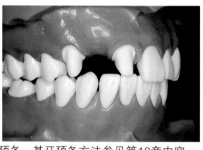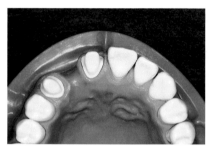

图10a～c 本例按照烤瓷桥修复进行基牙预备。基牙预备方法参见第18章内容。　　　　　a｜b｜c

临时固定桥试戴

如果临时固定桥内部空间足够大，则不需要内部调整

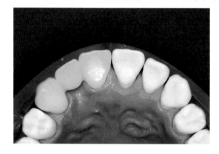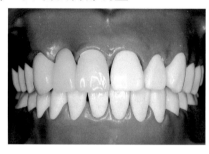

a｜b

图11a,b 在口内基牙上试戴临时固定桥。如图5所述，如临时固定桥内部的空间足够大，不需要调整就可以复位至口内基牙，后续可以直接在临时修复体内部添加树脂进行口内重衬。如临时桥不能在基牙完全复位，则首先需要进行内部调磨，顺利就位后再进行重衬。

用自凝树脂进行口内重衬

用探针清除多余的自凝树脂

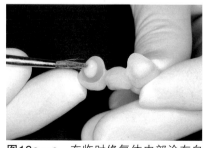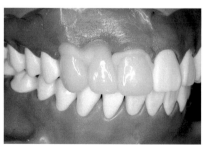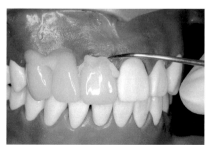

图12a～c 在临时修复体内部涂布自凝树脂（a），然后口内复位至基牙，让患者咬合（b），用探针除去多余的树脂（c）。　　　　　　　　　　　　　　　　　a｜b｜c

8 临时固定桥的形态修整

临时固定桥形态调整

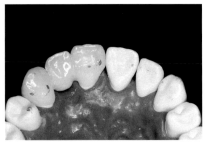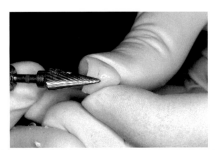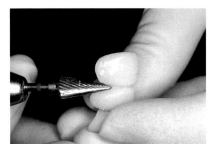

图13a～c　本图所示步骤的操作要点与第21章所述后牙临时固定桥相同。用咬合纸检查咬合，在牙尖交错位没有主动咬合接触，在下颌功能运动中有理想的前牙引导（a）。用铅笔标记邻接区，调整邻面倒凹区域（b），使临时固定桥可以在基牙上自由戴入，完成大体形态的调整（c）。　　　　　　　　　　　　　　　　　　　　　　a│b│c

修整外展隙的工具

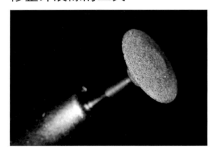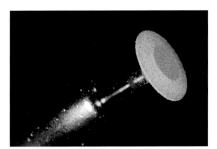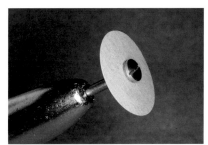

图14a～c　本图展示了3种用于修整外展隙的工具：轮状碳化硅磨头（Shofu公司）（a）；外形修整为轮状的硅橡胶磨头（Shofu公司）（b）；纸砂片（c）。　　　　　　　　　　　　　　　　　　　　　　　　　　a│b│c

重点修整外展隙形态以及桥体的软组织接触区

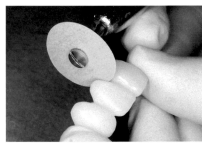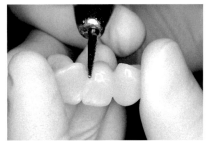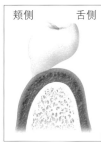

图15a～c　制作临时固定桥应重点关注外展隙的形状和大小，外展隙的形态影响牙龈乳头的成形，应注意其外形曲度的恢复（a）。软组织接触区域的调磨基于桥体形态设计（b），本例中桥体形态设计为盖嵴式。盖嵴式桥体的要点如下（c）：①桥体颊侧颈缘同缺牙区牙槽嵴顶接触，恢复美观；②软组织接触区的形状为椭圆形，理想情况下，桥体与软组织应轻接触；③不要覆盖牙槽嵴顶舌侧区域，舌侧要为牙刷清洁预留通路。从外展隙到桥体软组织接触区要过渡平滑。　　　　a│b│c

9 精修与抛光

仔细检查临时修复体边缘适合性

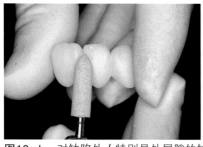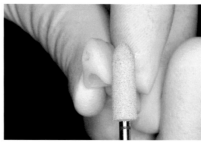

图16a,b 对缺陷处（特别是外展隙的缺陷）或气泡处用自凝树脂修补。之后使用纸锥或硅橡胶磨头抛光，注意桥体下方软组织接触区和外展隙也应抛光。

a｜b

临时固定桥修复上颌右侧侧切牙

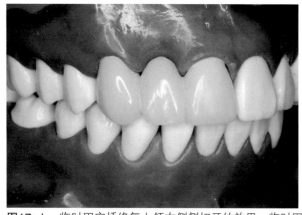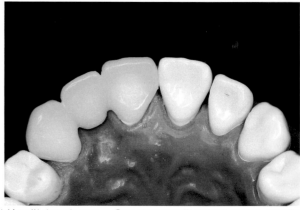

图17a,b 临时固定桥修复上颌右侧侧切牙的效果。临时固定桥的精细抛光程序如下：①用羊毛刷和抛光粉进行咬合表面抛光；②用湿布轮和抛光粉抛光整个表面；③用干布轮和抛光膏进行最后抛光。

a｜b

4 利用硅橡胶印模在口内制作临时固定桥

在本节中，结合图18～图26讲解利用硅橡胶印模在口内制作临时固定桥。该方法的概述与优缺点在第21章表1中已有介绍。

硅橡胶印模的制作

在诊断蜡型上制作硅橡胶印模

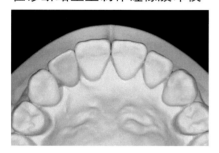 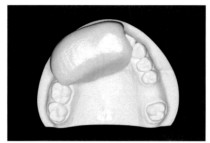 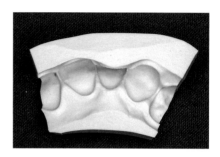

a|b|c
|d

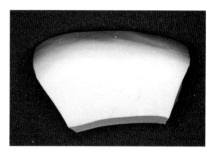

图18a～d　与图2～图4相同方法，研究模型上用蜡型恢复缺失牙，使其具有正确形态和前牙引导。涂布分离剂（凡士林）后，制取硅橡胶印模（a,b），修剪多余材料准备用于临时固定桥的制作（c,d）。

硅橡胶印模口内试戴

硅橡胶印模口内试戴，并在边缘相对的牙齿上进行标记

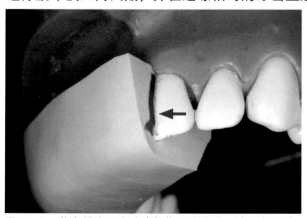 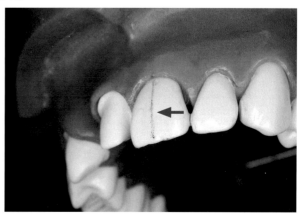

图19a,b　将印模在口内准确复位至关重要。试戴印模时，在印模边缘相对的牙齿上铅笔标记，以便印模填充树脂后能准确复位。

a|b

③ 混合自凝树脂并填入印模

注意自凝树脂粉液比和树脂团块填入印模的时机

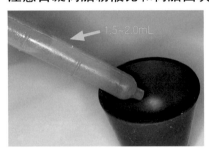 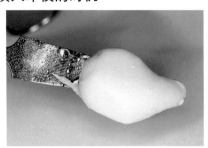 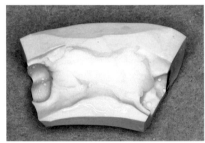

图20a~c 在硅橡胶印模中填充自凝树脂。该病例中制作三单位临时固定桥，使用1.5~2.0mL的单体（a）。将自凝树脂调拌至合适的硬度（b），如果太软，自凝树脂就会粘在手套上难以操作（参见第21章图5）。自凝树脂处于面团期时将其填充在印模中（c），避免树脂中混入气泡。

a|b|c

硅橡胶印模口内复位

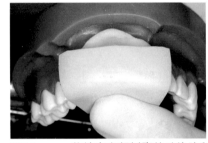 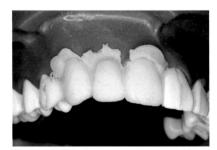 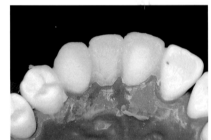

图21a~c 将填有自凝树脂的硅橡胶印模快速准确地复位于口内（a）。在恰当的时机移除印模（b），如临时固定桥在印模内部一同被取出，应将临时固定桥小心取出，避免形变并复位回口内。使用探针清除多余的树脂。固化前，反复摘戴修复体，避免固化后卡入倒凹无法取下（c）。自凝树脂固化过程中产热，需要进行喷水冷却，防止过热，保护软组织和牙髓。

a|b|c

固化后的临时固定桥

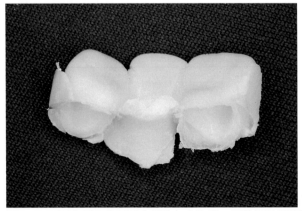 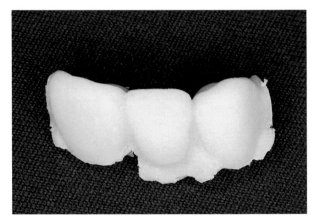

图22a,b 固化后将临时固定桥从口内取出。铅笔标记邻接区，为下一步外形修整做准备。

a|b

4 修整外形

先调整进入邻接区下方倒凹的树脂，使临时修复体能顺利摘戴

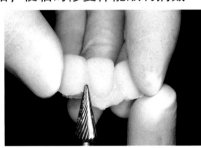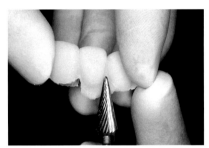

图23a,b 首先进行初步打磨，先调整进入邻接区下方倒凹的树脂，使临时修复体能顺利摘戴。用锥形或子弹形钨钢磨头调改外形。先调磨颊面和舌面外形，再调整邻接区和颈缘。注意临时固定桥要能够顺利就位，以便检查牙弓整体协调性和咬合接触。

a|b

检查临时修复体外形

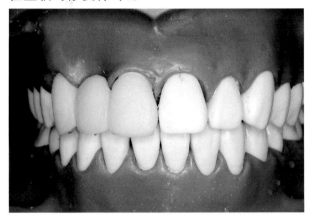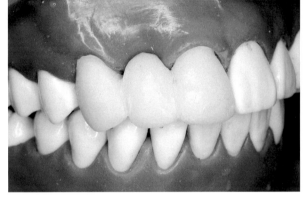

a|b
—
c

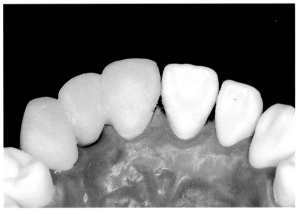

图24a～c 在树脂有缺损处或有气泡处填补自凝树脂进行修补，注意填补的树脂要在口内固化。在口内检查修复体咬合和外形，要点如下：①邻接的情况；②边缘适合性；③牙齿外形同牙齿排列是否协调；④边缘嵴外形；⑤外展隙的情况；⑥咬合情况。

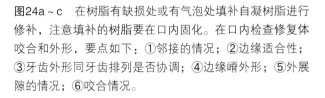

5 精修与抛光

精修与抛光

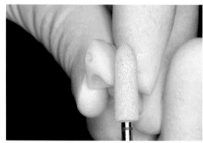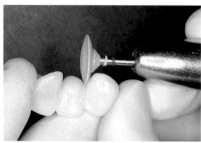

图25a,b 通过口内重衬获得理想的边缘后，使用钨钢磨头调磨唇面和舌面形态（a）。之后调磨桥体的颊面轮廓、颈部接触以及连接体周围的外展隙（b）。调整过程中使用钨钢磨头进行均匀平滑的打磨，以便后续进行有效的抛光。使用硅橡胶磨头，在中等转速（10000~15000r/min）下，完成抛光。

a|b

临时固定桥修复上颌右侧侧切牙

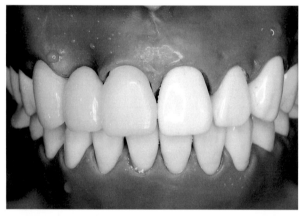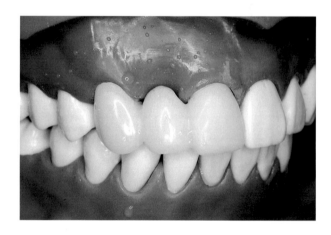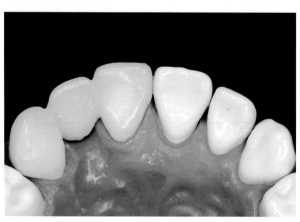

a|b
c

图26a~c 完成的上颌右侧侧切牙临时固定桥颊面观、侧面观、𬌗面观。可以采用图17所述方法，进行进一步抛光上亮。

【小贴士】制作临时修复体的树脂材料

制作临时修复体的树脂可分为两种：MMA树脂与复合树脂。MMA树脂是由聚合物（粉末）及单体（液体）两组份混合发生聚合形成的自凝树脂。复合树脂常见为光固化型和双固化型，搭配枪式混合器。与MMA树脂相比，复合树脂的化学性能稳定，制作的临时修复体可以长期使用。不过，在初步成形的临时修复体边缘有缺损或外形不理想，需添加树脂进行修补时，复合树脂的性能不够理想。临床中应根据材料的性能特点、治疗计划和修复体的位置等因素综合考虑，选择合适的材料（表1）。

材料特征	MMA树脂	复合树脂
主要成分	·单体：甲基丙烯酸甲酯（MMA） ·聚合物：聚甲基丙烯酸甲酯(PMMA)	二甲基丙烯酸酯 无机填料
聚合收缩率	大	小
断裂强度	低	高
黏度	高	低
耐磨性	差	强
产生气泡	多	少
吸水性	高	低
聚合产热	高	低
材料增添、边缘重衬性能	易于添加材料、新旧材料之间化学结合好	需要使用粘接剂，新旧材料之间化学结合差，易于剥脱
选择标准	1. 短期使用的临时修复体 2. 治疗过程中需要边缘重衬和调整修复体形态	1. 相对长期使用的临时修复体 2. 不需进行边缘重衬 3. 边缘位于龈下较深位置的修复体
适用范围	1. 临时修复后还需进行牙髓治疗、桩核制作或基牙预备等，需要反复调整临时修复体的形态 2. 由于改变VDO或增加牙齿数量需要大范围调整临时修复体形态或反复调整临时修复体的形态	1. 需较长期的临时修复 2. 有其他牙齿等待完成治疗，目标基牙短时期内无法正式修复，需要临时恢复功能与外观
产品商品名及制造商	· Provinice (Shofu) · Unifast (GC) · Metafast (Morita, Sunmedical) · Temporary bridge resin (DENTSPLY Caulk)	· Luxatemp (DMG, Yoshida) · Protemp (3M ESPE) · Tempspan (Pentron)

表1 MMA树脂和复合树脂的对比

【小贴士】关于临时粘固的问题

临时修复体需进行临时粘固。临时粘固材料应该具有以下特性：①较短的固化时间；②治疗期间临时修复体粘固牢靠；③临时修复体粘固后易于去除；④对周围组织无损伤；⑤对牙髓有安抚作用。此外，临时粘固的材料选择还应考虑最终修复采用的粘接方法和粘接材料。正式修复体最终粘固或粘接时要求：①完全去除基牙上的油性物质；②完全去除临时粘固水门汀。只有满足上述要求，才能实现最终粘固或粘接的强度。如前所述，临时修复体和临时粘固是整个修复治疗中的一个环节，当进行牙体预备开始前，就应确定好最终修复的材料和类型，以及临时修复体的材料与粘接材料。简而言之，应根据最终的治疗目标提前确认治疗过程中使用的材料。选择合适的材料可用于临时修复体的粘固（表2）。

	氧化锌丁香酚水门汀	不含丁香酚水门汀	聚羧酸锌水门汀	玻璃离子水门汀
优点	1. 牙髓安抚作用	1. 对牙髓刺激性小 2. 对周围组织刺激性小	1. 粘固性能好 2. 对牙髓刺激小 3. 耐酸性较高 4. 可以调整粘固力和强度 5. 与牙齿可发生粘接作用	1. 粘固性能好 2. 精确的粉液比 3. 含氟，具有抗龋作用 4. 与牙齿可发生粘接作用
缺点	1. 丁香酚对树脂聚合有抑制作用 2. 残余油基物质 3. 粘固效果不良	1. 无残余丁香酚，不影响树脂聚合 2. 残余油基物质	1. 可以与牙齿发生化学粘接，难以清除 2. 可能引起牙齿变色	操作性差，多余水门汀难以清除
注意事项	1. 残留的油类物质在基牙表面形成一层油膜⇒影响底涂剂和牙齿处理剂的作用 2. 丁香酚对树脂聚合的抑制作用 3. 如最终粘固使用树脂水门汀，则临时粘固时应避免使用此类材料	1. 由于残留的油类物质在基牙上形成一层油膜⇒影响底涂剂和牙齿处理剂的作用 2. 正式修复使用树脂水门汀粘固前要彻底进行脱脂处理	1. 影响酸蚀剂与底涂剂对于牙本质的作用 2. 如用于粘接临时修复体，牙齿表面的水门汀残留难以去除	1. 对树脂水门汀粘接无明确影响 2. 如用于粘接临时修复体，牙齿表面的水门汀残留难以去除
产品商品名及制造商	· Neodine (Neo seiyaku) · Tempbond (Kerr)	· Freegenol, Temporary Pack (GC) · Tempbond NE (Kerr)	· Hy-Bond temporary Cement(Hard, Soft) (Shofu)	· Fuji Temp (GC)

表2　临时粘固剂的分类及特点

【小贴士】前牙临时固定桥制作完成后的检查项目

□ 理想的牙齿形态 (□ 殆面，□ 唇舌面，□ 边缘嵴)

□ 唇部的支撑作用，面部形态

□ 笑线和唇线的协调度

□ 边缘密合性

□ 外展隙（□ 牙龈乳头的高度，□ 对称性）

□ 黑三角

□ 合适的邻接（□ 邻接点位置，□ 接触压力⇒用牙线，□ 邻接检查片检查）

□ 桥体形态（□ 组织表面形态，□ 黏膜接触情况，□ 自洁性）

□ 前伸运动和侧方运动的引导（□ 引导接触情况，□ 接触的压力，□ 后牙分离的程度）

□ 抛光的情况

□ 患者的满意度

Summary

本章小结

前牙临时修复体作为最终修复体的原型，应满足以下方面的要求：①牙齿形态，包括微笑线和面部支持作用；②牙龈乳头外形；③语言功能；④前牙引导功能。患者对前牙临时修复体的美学需求非常高，同时对发音和前牙引导功能的协调也非常挑剔。前牙临时固定桥不仅是用于判断基牙预备体和基牙平行度的诊断手段，而且还是美学、发音和前牙引导的诊断工具。良好的临时修复体可以增进医患间的信任度，提高患者的修复治疗意愿。因此，修复医生应当熟练掌握前牙临时修复体的制作方法。

第23章

排龈

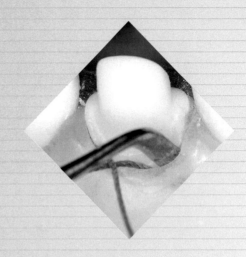

本章学习目标 ☞

- -

关于排龈……
1. 排龈的目的和分类
2. 获得精准印模的排龈方法

1　排龈的定义及临床意义

排龈（Gingival displacement / Gingival retraction)）是指通过适当的方法及材料使得基牙边缘的牙龈组织退缩。在整个治疗过程中，排龈的7个目标：

（1）备牙时保护牙龈，并确保制备清晰的龈下边缘。

（2）使临时修复体获得更好的边缘适合性。

（3）终印模制取时，有效暴露完成线及以下的牙齿表面，以获得准确的终模型。

（4）取模时控制龈沟出血和渗出液对印模材料的影响。

（5）利于检查修复体的边缘适合性。

（6）控制龈沟血液及渗出液对最终粘固效果的影响。

（7）粘固时，避免将多余材料推入龈下组织，以及清洁龈下粘固剂时避免牙龈损伤。

2　排龈的类型及排龈药物、排龈线的分类

排龈方法有多种类型，具体选择视治疗目的、操作步骤及牙龈状况而定（图1~图20）。表1展示了排龈方法的种类和特点，表2所示为排龈药物，表3所示为几种排龈线的特点。

排龈方法的种类和特点

种类	特点
机械排龈法	· 用棉线、丝线、暂时修复体等机械性排龈 · 排龈线应放置于龈沟内。临时修复体的厚度可以在垂直向和水平向排龈 · 不含化学制剂，难以控制出血和渗出液
化学排龈法（表2）	· 用收敛剂（氯化铝、硫酸铝钾）进行排龈 · 肾上腺素或硫酸铁的止血作用使完成线更加清晰
机械化学排龈法	· 最常见的方法，机械法和化学法的结合 · 排龈线浸渍有止血剂 · 添加氯化铝的高岭土放置在完成线周围，达到预期收缩牙龈的效果
外科排龈法	· 用电刀、激光等切除部分牙龈 · 这种方法实际上是去除了部分牙龈，确切地说它并不属于排龈的范畴。可以根据病例条件选择此方法 · 伴有牙龈损伤，术后止血是最大的挑战

表1　排龈方法的种类和特点

排龈药物

药物功效		品名	成分	公司
止血作用	收缩血管	Bosmin	0.1%肾上腺素	Daiichi seiyaku
	凝血	Astringent	15.5%硫酸铁	Ultradent
收敛效用		Dental TD zet	25%氯化铝 5.25%利多卡因	Bee Brand Medico Dental
		Hemodent	25%氯化铝	Premier Dental Products Co.

表2　排龈药物

排龈线特点

种类	优点	不足
棉线	· 易操作 · 药物渗透率高（可有含药或者不含药两种选择）	· 易损坏 · 残留纤维 · 强度欠佳 · 如不含药物时需要浸泡药物（机械化学排龈方法）
丝线	· 强度大，不易损坏 · 无残留纤维，光滑 · 外科用丝线有多种尺寸可选	· 排龈效果欠佳 · 药物渗透性较棉线低 · 不是作为排龈线生产的

表3　排龈线特点

3　牙体预备时和终印模制取前排龈的区别

排龈通常在牙体预备和最终印模时进行。排龈所选的基本材料类似，但所应用的技术要依据临床情况进行选择，还有一些注意事项。

1. 牙体预备时排龈

牙体预备时排龈的目的如下：①通过排龈获得完成线的清晰视野；②保护牙龈组织不被车针损伤。依据牙齿种类和组织条件（龈沟深度、牙龈生物型）选择合适粗细、种类和张力的排龈线至关重要（表4）。

牙体预备时的排龈

龈沟条件	注意事项	完成线位置
浅龈沟（1～1.5mm）（健康正常的组织条件）	· 选择细的排龈线 · 在排龈时不要破坏上皮附着 · 有些病例无法将排龈线完全压入龈沟	· 完成线应设计在龈下0.4mm以内
深龈沟（2～3mm）	· 选择粗的排龈线 · 术后牙龈退缩风险高 · 有时因龈沟深，单线法无法达到排龈效果 ↓ · 使用较粗排龈线的单线排龈法：水平向排龈量不足，造成牙龈组织损伤 · 双线排龈法：有损伤上皮附着的风险	· 完成线应设计在龈下0.5～0.7mm，也有可能更深 · 术后牙龈退缩，存在修复体边缘暴露的风险

表4　牙体预备时的排龈

2. 终印模制取前排龈

终印模制取时排龈的目的如下：①观察完成线和完成线以下的牙齿结构，在完成线下方获得空间，便于印模材料的进入；②避免印模材料与血液和渗出液接触，以获得准确、完整的终印模。

前面曾经解释过，应戴入临时修复体评价组织情况及咬合情况后，再进行终印模的制取。在终印模制取前，应对完成线和牙龈的位置关系、完成线的连续性、是否存在釉质飞边和基牙预备缺陷等进行重新检查（参见第21章），确认了基牙和软组织之间的理想关系后进行终印模制取。要依据牙龈组织条件，包括生物型、龈沟深度等，选择排龈线和排龈技术的种类。下一部分我们将进行详述。

4　终印模制取前的机械化学排龈法

本章将对机械化学排龈的最基本技术及其注意事项进行讲解。示例中用的排龈线不是商品化排龈线，而是由日本大学口腔医院自行制作，具体制作方法将在后面进行介绍。

检查基牙预备体和局部浸润麻醉

局部浸润麻醉用于止痛和抑制渗出

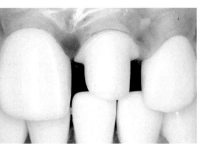 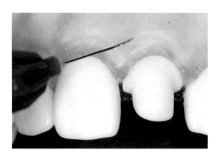

a|b

图1a,b　本节选取上颌左侧中切牙作为基牙来讲解排龈技术（a）。应用局部浸润麻醉，减缓疼痛并抑制渗出（b）。

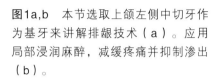

排龈线和排龈器

排龈器械

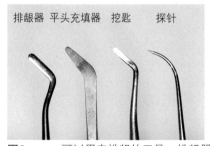 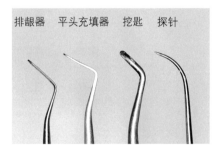 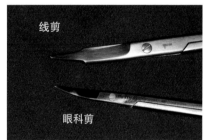

图2a~c　可以用来排龈的工具：排龈器、探针、挖匙、平头充填器或者其他充填工具（a,b）。剪龈线的剪刀要非常锋利，最好使用眼科剪（c）。

a|b|c

商品排龈线种类与自制排龈线

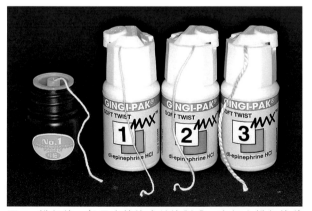 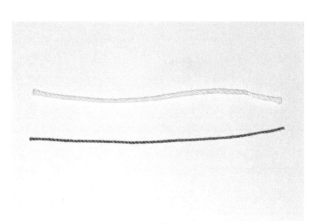

图3　排龈线一般是由棉线或丝线制成。市场上排龈线种类较多。也可以将外科缝合丝线或手工棉线用作排龈线（表3）。

图4　在本章中我们使用自制排龈线。

【小贴士】 自制排龈线的方法

自制排龈线方法简单，将棉线或者丝线浸泡在收敛剂中即可：

（1）选用Olympus（Nagoya, Japan）的40号（紫色，细）和20号（黄色，粗）棉线用于制作排龈线（**图5**）。

（2）将几条线合股，达到合适粗细。

（3）将线在纸板上缠绕10次，然后每隔6cm结扎。这样可以在浸泡收敛剂中后获得长度相同的排龈线（**图6**）。

（4）制备40%硫酸铝溶液。

（5）将线在硫酸铝溶液中浸泡半天，溶液应均匀扩散（**图7**）。

（6）将线绳自然晾干一天，图8为干燥后的排龈线。

（7）按6cm长度剪断。

（8）消毒。

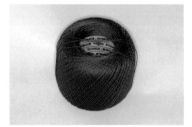

图5　Olympus的棉线。

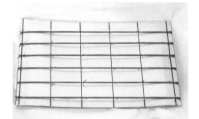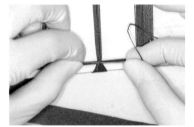

图6a,b　在纸板上缠绕线绳，每隔6cm结扎。

a|b

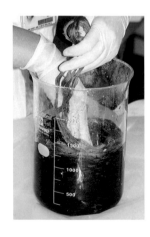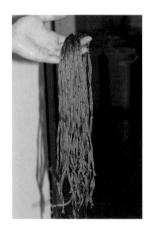

7|8

图7　在40%硫酸铝中浸泡半天。

图8　干燥后的自制排龈线。

浸有收敛剂的排龈线湿润后再进行排龈

a|b

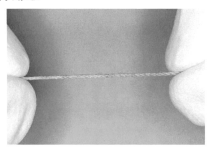 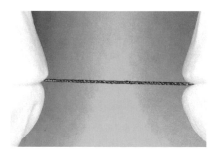

图9a,b　前期浸有收敛剂的干燥排龈线（a）需要先用水润湿再用来排龈（b）。这会增加排龈线的弹性并能够提升收敛剂对组织的作用效果。

使用前捻紧排龈线

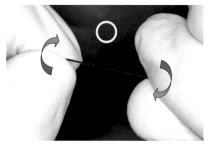 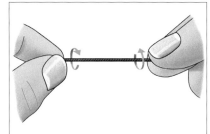 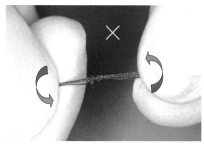

图10a~c　使用拇指和食指控制排龈线两端，分辨原有各股线扭转的方向，拉直后沿着该方向再次捻紧（a,b）。如果捻线方向错误，会导致丝线的缠绕（c）；如果排龈线捻得不紧，则很难用于排龈，且容易出现各股线的分离、龈沟内的纤维残留等问题。如果排龈线太粗，解开捻在一起的线，去除几股后再重新拧紧，制作出更细的排龈线。

a|b|c

 ## 初步排龈

排龈位点干燥

图11　排龈的位点应该非常干燥。操作时用棉卷防潮隔湿，尤其是下颌牙齿或腮腺开口部位。如果排龈区被唾液浸湿，会增加排龈线置入龈沟的难度。排龈准备的原则=干燥的排龈区+润湿的排龈线。

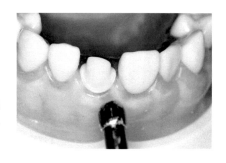

在基牙上环状套入排龈线

a|b

图12a,b　准备完成后，开始进行排龈。用拇指和食指捏紧排龈线形成圈状并向根方拉动。这样可以使排龈线紧贴牙齿近远中区域，便于排龈。

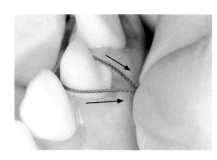 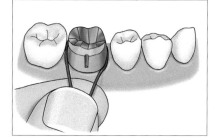

从基牙的近中或远中开始压入排龈线

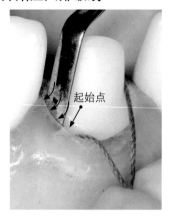

起始点

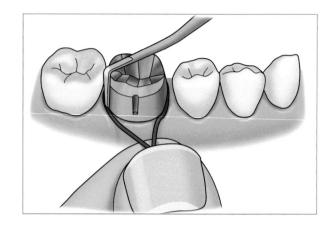

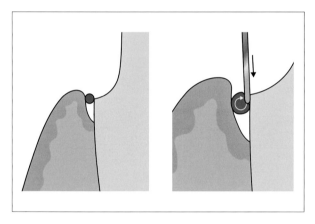

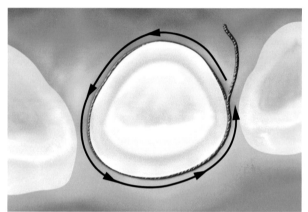

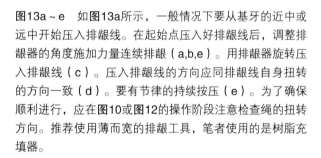

a	b
c	d
	e

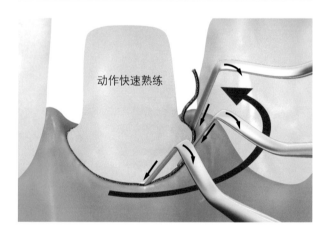

动作快速熟练

图13a ~ e　如**图13a**所示，一般情况下要从基牙的近中或远中开始压入排龈线。在起始点压入好排龈线后，调整排龈器的角度施加力量连续排龈（a,b,e）。用排龈器旋转压入排龈线（c）。压入排龈线的方向应同排龈线自身扭转的方向一致（d）。要有节律的持续按压（e）。为了确保顺利进行，应在**图10**或**图12**的操作阶段注意检查绳的扭转方向。推荐使用薄而宽的排龈工具，笔者使用的是树脂充填器。

腭侧区域增加排龈器的倾斜角度

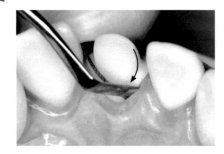
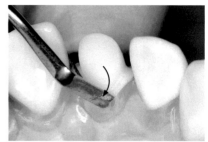

a|b
c|d

图14a～d　在腭侧使用排龈器连续排龈（a,b）。腭侧排龈的关键点是排龈器应与牙面成10°～25°，使龈线旋转，将排龈线推入龈沟（c,d）。

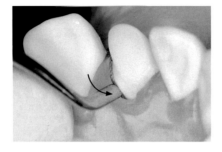
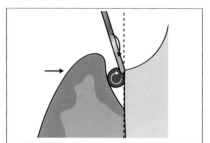

用锋利的剪刀剪断排龈线

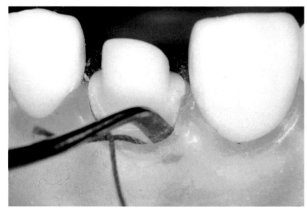
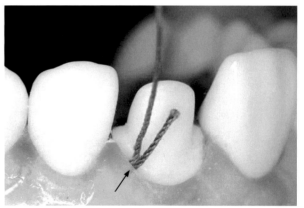
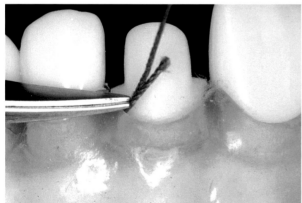
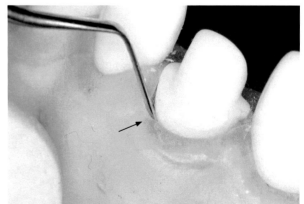

图15a～d　本节讲解双线排龈法。该方法中，置入的第一根排龈线应在绕回到排龈起始位置时剪断。图15a示排龈即将完成；图15b示排龈线回绕到了起始位置，此时用锋利的剪刀剪断排龈线（c）。如果使用的剪刀较钝，可能导致排龈线纤维残留或剪刀把排龈线带出龈沟。图15d示剪断后的排龈线。

a|b
c|d

4 双线排龈

双线排龈法示意图

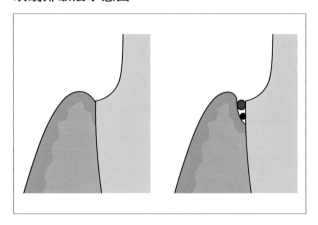

图16　图15中所述的双线排龈法是一种能够清晰显示完成线的技术。将第一根较细的排龈线压入龈沟内，再将第二根较粗的排龈线压到第一根线上方（如右图）。其优点如下：①可以控制渗出和血液，减小对印模的影响；②终印模可以准确复制完成线和完成线下方牙体结构。缺点如下：①第二根排龈线的压入导致组织损伤；②技术难度大；③必须选择合适粗细的排龈线；④操作必须迅速以避免收敛剂对组织的不利影响，排龈线在龈沟内放置不得超过10分钟；⑤牙根距离较近或者同时预备多个基牙的情况不能使用该方法。

第二根排龈线比第一根粗

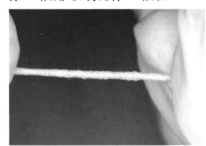 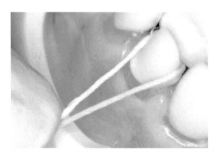 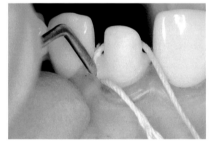

图17a～c　第二根排龈线要选用更粗的排龈线（a），依据组织条件也可以选择和第一根排龈线相同的排龈线。浸湿排龈线后检查扭转方向并捻紧。图17b、图17c显示用拇指和食指捏紧排龈线形成圈状置于基牙上，使排龈线紧紧地压在基牙近远中表面并嵌入龈沟。

a | b | c

腭侧排龈的要点与第一根排龈线相同

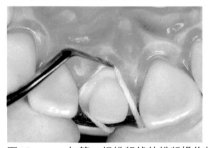 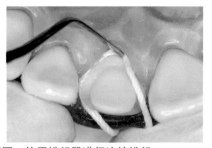 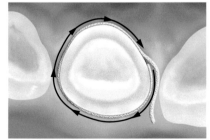

图18a～c　与第一根排龈线的排龈操作相同，使用排龈器进行连续排龈。

a | b | c

第二根排龈线的末端要保留稍长一些

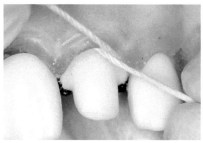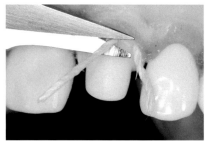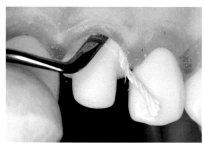

图19a~c　第二根排龈线放置完成（a）。排龈线绕牙齿一周，剪掉起始位置排龈线的线头（b）。排龈线尾部保留少许留在龈沟外，以便后续夹取排龈线（c）。　　　　a｜b｜c

双线排龈完成

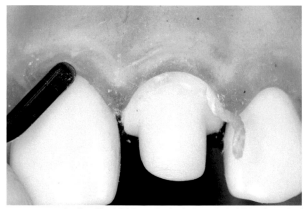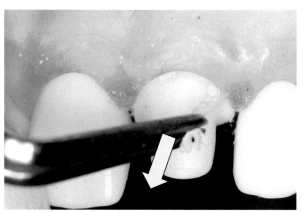

图20a,b　完成双线法排龈。龈沟外留一小段排龈线，在终印模时用镊子取出排龈线。精准地排龈，可以使排龈线在没有磨损情况下一次性取出。　　　　a｜b

---

【小贴士】排龈操作要点

　　排龈的起点（近中点或远中点）和排龈方向（顺时针旋转或逆时针旋转）可以不同，这取决于排龈线的类型、排龈线固定方法、牙位、排龈工具类型、操作者习惯等因素。排龈操作的要点总结如下：

（1）确保排龈位点的干燥，润湿并扭紧排龈线。

（2）排龈位点隔湿。

（3）通常将牙齿近远中区域作为排龈的起点，如果牙龈组织太薄，可以从颊侧中部开始排龈。

（4）排龈线与牙面间保持张力。

（5）旋转移动方式推入排龈线，压线的方向应防止排龈线散开。

（6）依据牙体长轴垂直移动排龈器。

（7）使用排龈器时要保持节律并连续操作，防止将排龈线带出龈沟，排龈线要始终保持张力。

Summary

本章小结

对于年轻牙医而言，排龈技术的难度较大。一方面，教科书和文献中缺乏对该操作具体步骤及其注意事项的详尽描述；另一方面，模型操作练习无法真实体验排龈操作。排龈技术是一门针对修复治疗的辅助技术，其本身并不是修复的目的，但是如果想获得美观性和适合性俱佳的修复体，同时达到与牙周环境和谐统一、预后良好，完善的排龈是必不可少的。

排龈技术另一个关键点是在排龈时要保持牙周组织的健康。因此，修复前牙周健康的维护、恰当的牙体预备和良好的临时修复体都非常关键。排龈操作是牙体预备和制取终印模的必要程序，但可能导致牙龈组织的机械性和化学性损伤。因此使用这门技术时，务必要操作快速、力量轻柔。如果操作不当，会导致牙周组织退缩等不良后果。

第24章

个别托盘

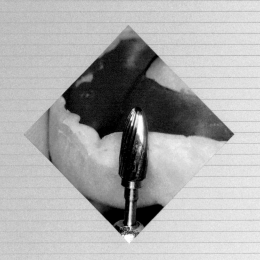

本章学习目标 ☞

关于个别托盘……
1. 临床意义
2. 制作方法

1 个别托盘的临床意义

个别托盘（Custom resin tray）是一种基于患者牙弓形态而制作的个性化托盘，用以提升终印模的准确性。通常是将一片厚1.5～2mm的蜡片铺在研究模型牙列上，预留间隙；之后使用托盘树脂制作个别托盘。

个别托盘的临床意义在于：①保证终印模材料的厚度均匀一致，减小印模变形；②减少终印模材料用量；③个别托盘同患者的牙弓外形匹配，可以降低取模过程中患者的不适感。

2 上颌个别托盘的制作

个别托盘用于固定义齿修复、可摘义齿修复、全口义齿修复的制作要求不完全相同。虽然根据印模的要求，各类修复体的个别托盘制作各有特点，但基本步骤是一致的。下面结合图1～图15讲解上颌固定义齿修复个别托盘的基本制作流程。

1 树脂个别托盘的基础知识及所需器材

上颌印模相关的重要解剖标志

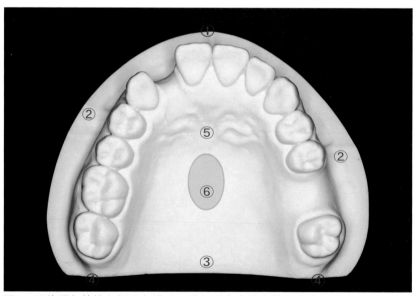

图1 牙体预备前的上颌研究模型。膜龈联合处的修整是准确制作个别托盘边缘的关键。如果膜龈联合位置修整不良，则间隙蜡片和托盘树脂无法在该位置铺展。上颌树脂个别托盘制作相关重要的解剖标志如下：①上颌唇系带；②颊系带；③颤动线；④翼上颌切迹；⑤腭皱襞；⑥腭穹隆（在图示阴影部位可能存在腭隆突）。

制作个别托盘所需器材

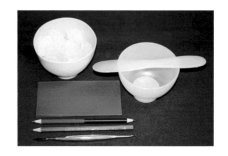

图2　制作树脂个别托盘所需的器材如下：用于调拌树脂的塑料碗和调拌刀；用于树脂表面平滑以及树脂降温的冷水和大橡皮碗；用于蜡和树脂边缘修形的蜡刀。

a|b

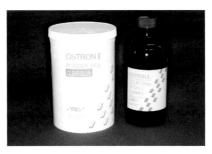
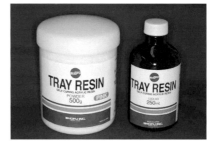

图3a,b　除图2所示的器材外，还需要制作托盘的树脂材料。这里介绍两种树脂：Ostron II（GC公司）（a）；托盘用树脂（Shofu公司）（b）。

②　边缘轮廓绘制

绘制边缘轮廓时要注意解剖标志

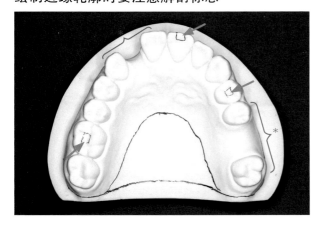

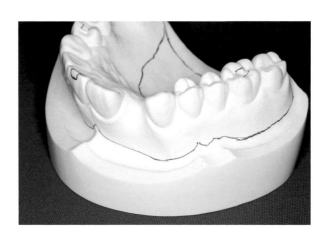

a|b
—
　c

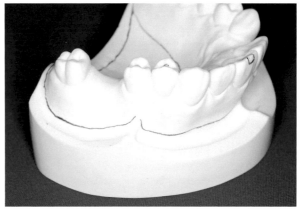

图4a~c　以制取上颌左侧磨牙以及上颌右侧前牙固定义齿的终印模为例，讲解绘制个别托盘的边缘轮廓线。首先，不要把托盘止点设置在要预备的基牙上，应放置在邻牙、对侧牙和上腭。图4a中箭头所示为个别托盘止点位置；红色大括号所示为固定桥修复的位置。后续图6将讲解前牙设置托盘止点的注意事项；小贴士将讲解腭部设置托盘止点的注意事项。边缘线应该避开系带并设置在膜龈联合的不移动的组织处（b,c）。

3 放置间隙蜡片

上颌个别托盘放置间隙蜡片的方法

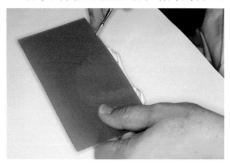

图5a 将蜡片放在模型的上方并剪成合适的大小。

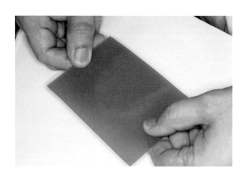

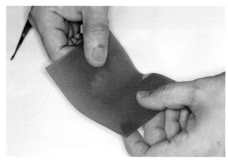

b | c

图5b,c 加热蜡片，放置在模型的上面。注意不要给蜡片施加过大压力，应使蜡片厚度均匀地铺展在整个区域。

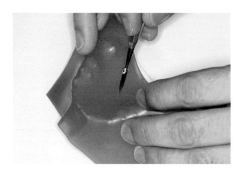

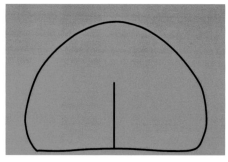

d | e

图5d,e 在模型上腭部位铺蜡时，如图5e所示在蜡片切一条直线，使蜡垫片更好地适应模型。

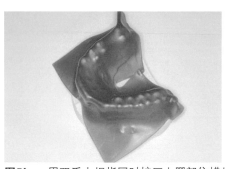

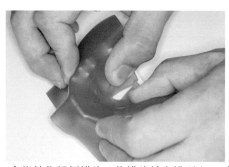

图5f,g 用双手大拇指同时按压上腭部位蜡片，食指按住颊侧蜡片，将蜡片铺在模型上。过程中应多次使用火焰加热维持蜡的柔软状态。

f | g

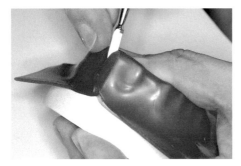 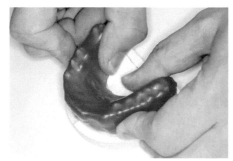

图5h,i 如果蜡片部分折叠、厚度增加，则用蜡刀进行修整（h）。确定蜡与模型紧密贴合，然后在腭侧止点区域修整、去除多余蜡片（i）。h|i

间隙蜡片铺置完成

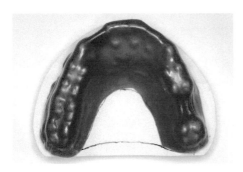 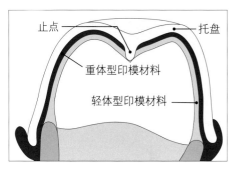

图5j,k 上颌模型间隙蜡片铺置完成（j）。注意不要在基牙的𬌗面设置托盘止点。托盘制作时铺置一层蜡片可以创造厚度均匀的印模材料空间（k）。　　　　　　j|k

图中标注：止点　托盘　重体型印模材料　轻体型印模材料

④ 设置托盘止点

托盘止点的临床意义

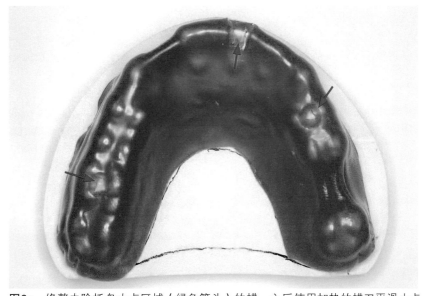

图6a 修整去除托盘止点区域（绿色箭头）的蜡，之后使用加热的蜡刀平滑止点区域周围的蜡。托盘止点（stopper）是制作个别托盘时树脂与石膏模型直接接触的位置，其作用在于：用个别托盘制取终印模时，托盘止点与口内对应位置的牙齿或硬腭接近甚至接触，从而避免托盘过度下压，以维持托盘与牙列之间预留的印模材料间隙，保证终印模的印模材料厚度均匀。

切端的止点修整深度应在2～2.5mm之间

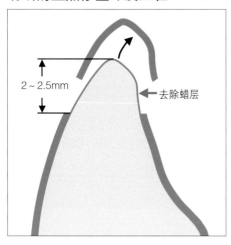

图6b　切端止点的修整深度应在切缘下2～2.5mm，止点应该环绕于切缘。如果止点太靠近切缘，那么在脱模时，石膏模型切缘可能断裂。止点的设计使印模材料可流入托盘并减少切端区域的压力。

【小贴士】上颌树脂个别托盘的腭部止点

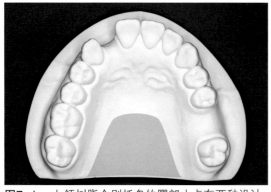 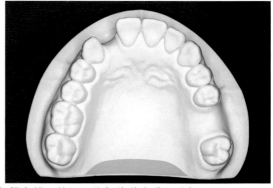

图7a,b　上颌树脂个别托盘的腭部止点有两种设计，应根据印模目的以及修复体种类进行选择。图7a所示为固定修复个别托盘的止点设计，托盘覆盖腭皱区，以腭穹隆区域作为个别托盘的止点；图7b所示为可摘局部义齿修复个别托盘的止点设计，托盘覆盖全部上腭，以硬腭边缘作为个别托盘的止点。此外要注意，对于可摘局部义齿修复个别托盘的制作，基牙上不能设计止点。

a | b

5 托盘树脂的准备及应用

使用托盘成型器制作树脂个别托盘

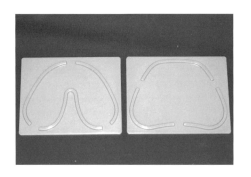

图8a 模型上间隙蜡片铺置完成后，混合托盘树脂制作个别托盘。有两种制作方法：①使用托盘成型器；②直接在石膏模型上铺置马蹄形或者半月形树脂。本节将讨论第一种方法，该技术托盘成型相对简单。图示为托盘成型器（GC公司）。

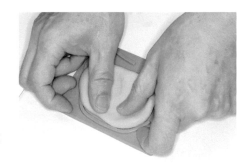

图8b 根据说明书混合托盘树脂，凡士林润滑托盘成型器后，将树脂按压其上。

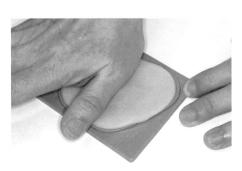 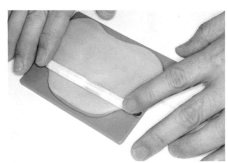

图8c,d 用手掌将树脂压平整，厚度均匀（c），用修整刀去除多余材料。可以用玻璃棒平整树脂（d）。　　c│d

在止点的位置填塞树脂

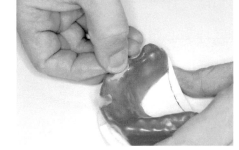

图9a 在模型表面上涂抹凡士林后，将树脂混合物填塞于止点位置。如果不进行这一步，托盘内部可能无法形成准确的止点。

树脂非常软，需小心操作

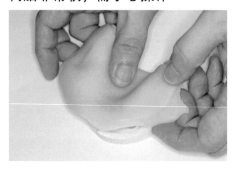

图9b 将塑形后的托盘树脂从托盘成型器上取出，铺放在模型上。托盘树脂非常软，因此需要小心操作，不要施加过大压力，否则托盘的厚度将变得不均匀。

将托盘树脂轻压，铺覆于模型表面

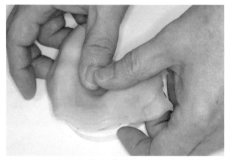 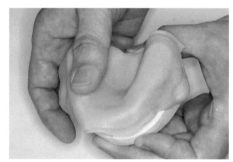

图9c,d 双手拇指和食指适当用力，对托盘树脂进行塑形。手指应轻按树脂表面，可在手指涂些单体或冷水。不要施加太大的力量，避免压得过薄。

c|d

迅速修整多余的材料

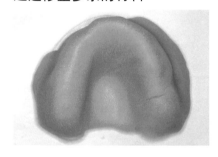 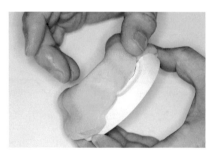 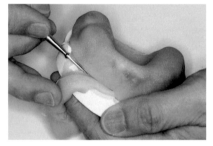

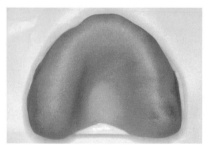

a|b|c
―
d|

图10a~d 托盘树脂在模型铺覆完成（a）。确定托盘树脂厚度均匀后，在树脂固化前使用锐利的刀片去除多余的树脂（b,c）。图10d所示为初步修整处理后的托盘形态。固化前进行良好的修形可以减少固化后打磨的量。

⑥ 添加手柄

制作树脂托盘手柄的两种方法

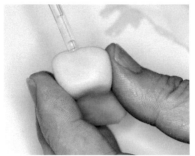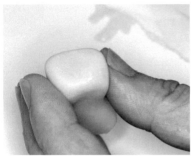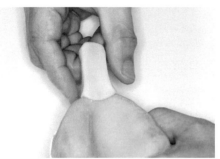

图11a～c　在托盘上加一个手柄。有两种方法可以用来制作托盘树脂手柄：①在混合托盘树脂时，将部分树脂存放于冷水中用于手柄的制作；②单独混合少量树脂用于手柄的制作。两种方法后续步骤均如下：制作矩形树脂团块；在一端涂布树脂单体（a,b）；托盘切缘区域涂布单体，并将树脂块粘贴于托盘上（c）。　　　　　　　　　　　　a｜b｜c

托盘手柄的形状

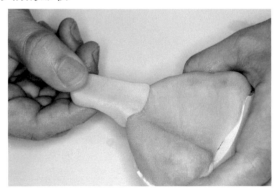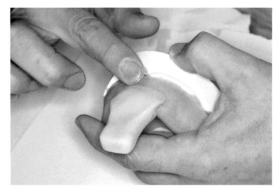

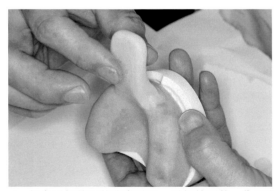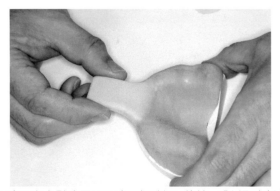

图12a～d　托盘手柄的形状非常重要。手柄的形状、位置和厚度不良会影响唇肌运动、与对颌牙接触、难以取出托盘、患者出现不适感等情况。本节所述的个别托盘用于固定义齿的印模制取，因此，手柄应该位于切缘位置，水平放置，同成品托盘的手柄一致。基于上述考虑，制备顺序如下：①确定手柄的基本位置、形状以及厚度（a）；②使手柄与托盘的连接位置紧密光滑（b）；③固定手柄直到树脂聚合完成（c,d）。　　　　　　　　　a｜b
　　　　　　　　　　　　　　　　　　　　　　　　　　　　　　　　　　　c｜d

初步完成上颌树脂个别托盘

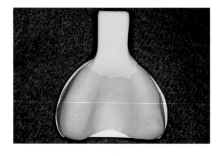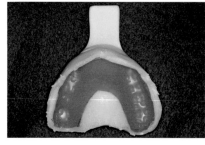

图13a,b　初步完成上颌树脂个别托盘的成型。托盘树脂的聚合收缩率较高，因此在聚合过程中要反复进行摘戴，否则可能卡在倒凹区而无法从模型上取下。

a | b

⑦　外形修整与抛光

外形修整顺序为先修边缘后修内表面

图14　使用子弹形或者锥形钨钢磨头进行边缘外形修整。完成边缘修整后进行内表面倒凹的修整；之后修整系带区域，最后完成打磨抛光。

上颌树脂个别托盘制作完成

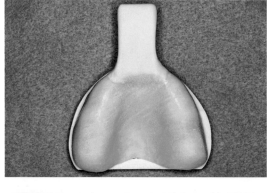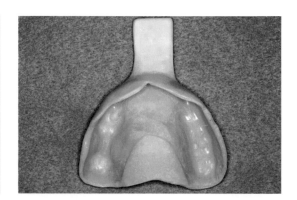

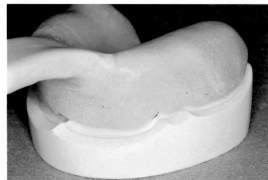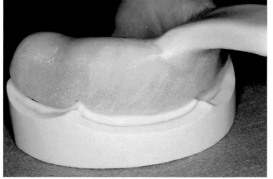

图15a～d　上颌树脂个别托盘制作完成。检查止点位置是否合适（b）；在模型上检查系带区形状（c,d）。

a | b
c | d

3 ｜ 下颌个别托盘的制作

　　本节结合图16～图27讲解下颌固定义齿修复
个别托盘的制作。

1 绘制边缘线

下颌个别托盘相关的解剖标志

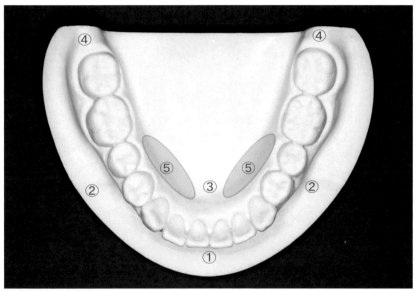

图16　牙体预备前的研究模型。确定下颌个别托盘相关的解剖标志，包括：①下颌唇系带；②颊系带；③舌系带；④磨牙后垫；⑤舌侧翼缘区。如果存在下颌隆突，则多存在于阴影所示区域。

依据解剖标志绘制模型边缘线

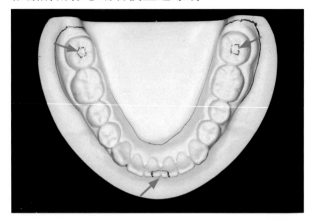

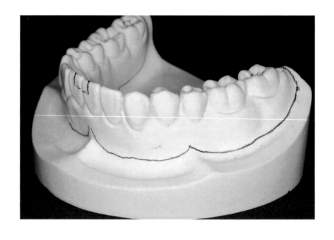

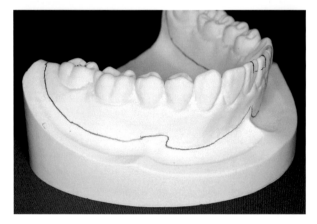

```
a b
c
```

图17a～c 本节以制取下颌右侧第一磨牙固定义齿的终印模为例，讲解下颌个别托盘的制作流程。个别托盘止点位置的设置理念与上颌相同，应避开基牙，置于邻牙、对侧牙和前牙位置（a），参考**图6**介绍的前牙区放置托盘止点的注意事项。边缘应避让系带，位于膜龈联合位置的非移动组织表面。

②　放置间隙蜡片

放置间隙蜡片

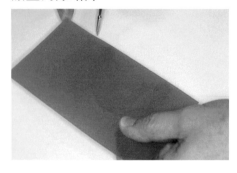

图18a 将蜡片放置于模型上，根据牙弓形态修整去除多余蜡片部分。

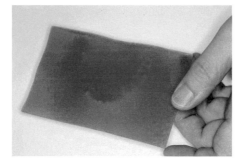
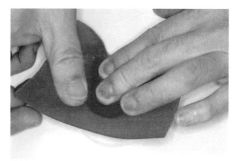

图18b,c 将蜡片加热后放置于模型上，按照**图5**介绍的方法按压蜡片。

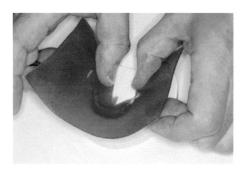
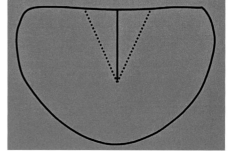

图18d,e 舌侧切开呈V形以方便蜡片的铺置。

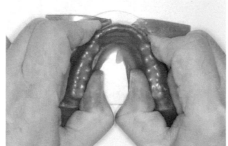
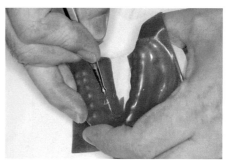

图18f,g 两手向模型上的蜡片均匀地施加压力。用拇指控制模型，食指按压颊侧蜡片（f）。如果在此过程中蜡片变硬，则应再次加热蜡片，使其可以紧贴模型。按照轮廓去除多余的蜡片。小心操作，不要让间隙蜡片从石膏模型上剥离（g）。

间隙蜡片铺置完成

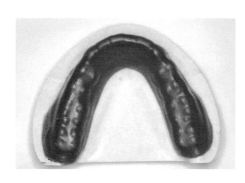
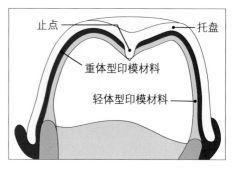

图18h,i 下颌研究模型上完成间隙蜡片的铺置（h）。不要在基牙殆面设置止点。铺一层间隙蜡片为印模材料提供均匀的空间（i）。

③ 设置托盘止点

切牙区设置托盘止点的要点

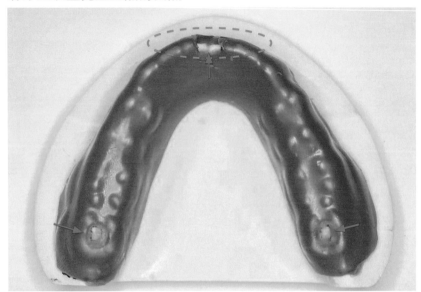

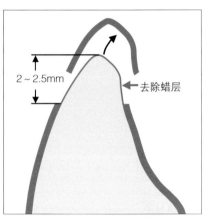

2 ~ 2.5mm

去除蜡层

图19a,b　同图6要求，在下颌的切缘及后牙𬌗面，修去部分间隙蜡片，用以制作托盘止点（a）。图19b与图6b相同。因下颌前牙较小，确定合适的止点就更为重要。

a│b

④ 托盘树脂的准备及应用

树脂混合并塑形

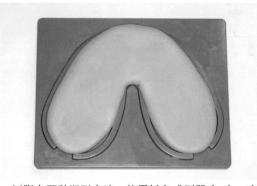

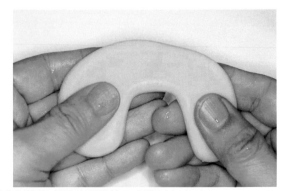

图20a,b　树脂有两种塑形方法：使用托盘成型器（a）；直接将树脂捏成马蹄形并按压在模型上（b）。

a│b

在止点的位置填塞树脂

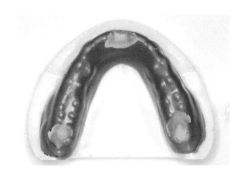

图21　同图9a，预先将树脂填塞于下颌个别托盘的止点区域，否则个别托盘内无法形成准确的止点。

将托盘树脂轻压，铺放于模型表面

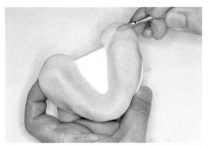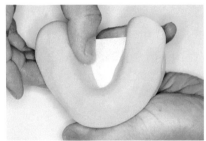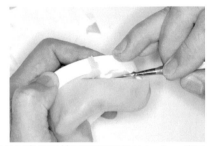

图22a～c　下颌托盘树脂铺放于模型并进行修整。模型表面涂布少量凡士林，将托盘树脂轻轻按压于模型表面（a），然后边旋转石膏模型边用手指轻轻按压（b），树脂片厚度均匀铺展后，用刀去除多余的树脂（c）。　　　a|b|c

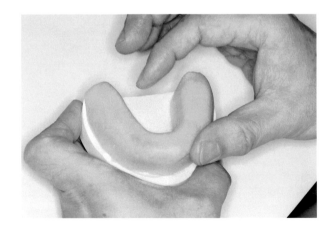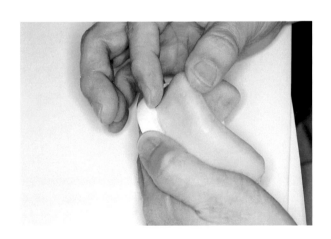

d|e
─
f

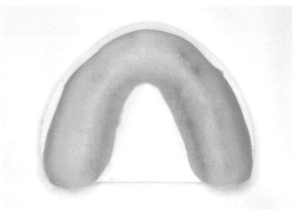

图22d～f　修剪边缘后，用拇指和食指轻压塑形（d,e）。用手指适当地揉压，手指可以蘸取少许单体或者冷水。图22f显示初步成形的下颌树脂个别托盘。如前所述，此步骤的良好操作可减少固化后用钨钢磨头的修整。

5 添加手柄

在树脂个别托盘上添加手柄

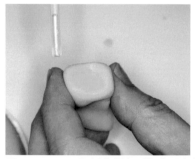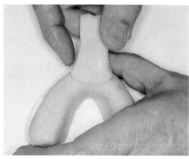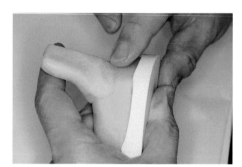

图23a~c 下颌托盘添加手柄与上颌托盘添加手柄方法一致。方形树脂块一端涂抹树脂单体（a），放置于树脂托盘的切牙区，该部位预先涂抹树脂单体（b）；将托盘与把手间连接的位置修整光滑（c）。手指蘸取少量树脂单体，将连接部位塑形光滑。

a | b | c

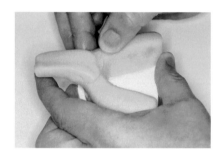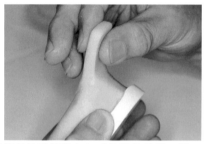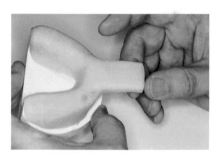

图24a~c 把手形态修整。固定义齿个别托盘的手柄形态与成品托盘类似。图24a所示为调整手柄形态的动作；图24b、图24c所示在聚合过程中，保持手柄位置、防止手柄下垂。

a | b | c

初步完成下颌树脂个别托盘

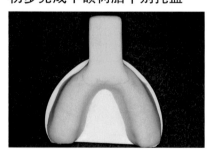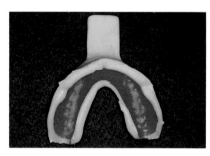

a | b

图25a,b 完成下颌树脂个别托盘的初步成型及手柄制作。树脂聚合时要反复摘戴托盘，以防托盘固化后卡在倒凹区，无法取下。

外形修整与抛光

个别托盘边缘修整

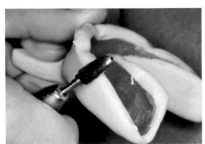

图26　使用子弹形或者锥形钨钢磨头，根据模型上绘制的边缘线，修整托盘边缘。之后修整内表面倒凹，并用锥形磨头修整系带区域，最后完成抛光。

下颌树脂个别托盘制作完成

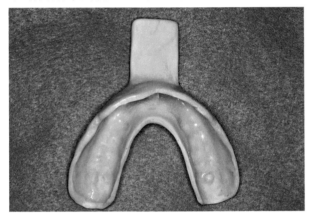
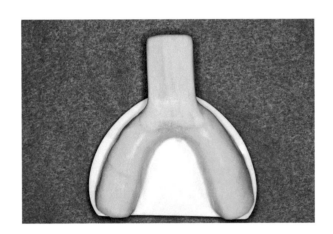

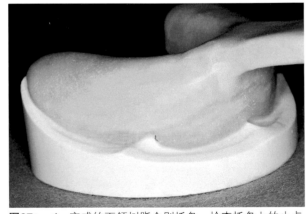
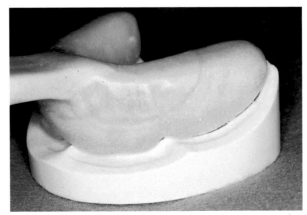

图27a～d　完成的下颌树脂个别托盘。检查托盘上的止点（a,b）；在模型上检查系带区域情况（c,d）。

a	b
c	d

Summary

本章小结

　　不同于全口义齿的印模制取，固定义齿修复只需要制取硬组织的印模。因此与全口义齿的个别托盘相比，固定义齿修复的个别托盘制作相对简单。固定义齿修复的目的是为了得到适合性良好的修复体，获得准确的印模是达到这一目标的关键因素之一。利用本章所介绍的方法，很容易在短时间内做出合适的个别托盘，这也是修复医生可参与的最简单的牙科技工操作。

第25章

终印模制取

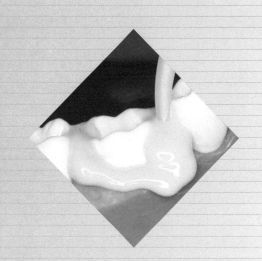

本章学习目标 ☞

关于终印模……

1. 了解终印模的临床意义
2. 终印模的制取流程以及注意事项

1 制取终印模的目的及临床意义

修复体需要在终模型上制作而成，而终印模（Final impression/Definitive impression）是获得终模型的临床操作。终印模需要复制基牙形态、表面纹理等细节，不能有任何形态和尺寸的改变。固定义齿修复终印模的基本要求如下：①形态精准；②尺寸精准；③表面纹理精准（表1，表2）。

2 制取终印模的材料与工具

终印模制取所需材料与工具如下：印模材料、托盘、注射器、螺旋输送器或螺旋钻、排龈器、止血剂等。

印模材料的分类及优缺点

分类	优点	缺点
缩合型硅橡胶印模材料	· 良好的尺寸稳定性 · 良好的弹性强度 · 工作时间可以调节 · 易于脱模	· 时间长后会有尺寸改变 · 较强的疏水性，取模区域需要干燥，取模时易产生气泡 · 取模后有轻微体积收缩，建议尽快灌模
加成型硅橡胶印模材料	· 良好的尺寸稳定性和细节再现性 · 有油泥型（重体）、常规型（中体）和注射型（轻体） · 长时间放置尺寸变化小 · 高流动性和低残余应变 · 对牙龈组织没有刺激	· 易受温度的影响 · 基本为疏水材料，灌模时易出现气泡 · 价格高 · 手套的粉末对其有阻聚作用 · 固化后硬度高，脱模时容易破坏模型 · 邻接处印模材料容易撕裂
聚醚橡胶材料	· 长时间放置尺寸变化小 · 有油泥型（重体）、常规型（中体）和注射型（轻体）	· 气味和味道不佳 · 固化后硬度高，难以从口内取出 · 脱模时容易破坏模型 · 低温下不易混合
琼脂印模材料	· 性质可逆（随温度变化） · 良好的弹性 · 良好精确度	· 需要特殊的托盘，操作复杂 · 干燥后收缩，需要尽快灌模
琼脂印模材料+藻酸盐印模材料	· 价格低廉 · 良好的弹性 · 良好的精确度 · 可以使用成品预成托盘（建议使用有孔托盘）	· 使用了两种类型的水胶体印模材料（不同的组成、固化机制、物理性能），操作的时机难掌握 · 藻酸盐印模影响尺寸稳定性 · 干燥后收缩，需要尽快灌模

表1　印模材料的分类及优缺点

印模材料相关的物理性能

性能	特点
操作时间，固化时间	· 橡胶类印模材料的固化受到化学反应和温度的影响 · **操作时间**：随着时间的推移，流动性降低，黏度上升，具有弹性。在此之前，印模材料应在口内就位。这个时间就是"工作时间" · **固化时间**：指终印模达到形态稳定的时间 · **调节操作时间和固化时间**：加成型硅橡胶印模材料的固化时间受到温度的影响，因此在夏天或者处理多个基牙时应冷却印模材料，以延长操作时间，也要相应调整印模从口内取出的时间
弹性应变，永久形变	· 从口内取出印模时需克服倒凹，印模材料需要有足够的弹性和尺寸恢复能力。因此需要注意材料说明中关于其物理性能的信息 · **弹性应变**：受到压应力后的形变程度，弹性应变越大，变形越小 · **永久形变**：受到压应力后的永久变形，永久变形越小，形状再现性越好
尺寸稳定性	· 尺寸变化是指从印模制取到灌注石膏时的变形程度 · **尺寸稳定性**：印模和模型与真实物体之间的形变差异程度
细节重现	· 印模材料流入并重现表面的细节的能力。这一性质受到印模材料的流动性能和物体表面的润湿性影响 · 目标物体应完全干燥，印模材料应为亲水型
黏弹性	· 印模取出后，可实现弹性回复。黏弹性使变形缓慢恢复并保持一定程度上的塑性形变 · **操作和固化时的黏弹性** 如果在固化过程中对印模施加压力，印模材料会产生内应力。在取下印模后，这种内应力释放，随之发生形变和弹性回复。因此，一定要在开始固化前使印模材料就位，并等待足够的时间，直到完成固化。

表2　印模材料相关的物理性能

1. 印模材料

固定义齿修复的终印模应该采用弹性印模材料。弹性印模材料包括：橡胶类印模材料、水胶体印模材料。临床中，硅橡胶印模材料和聚醚橡胶印模材料为常用的橡胶类印模材料。临床中也可用水胶体（琼脂）印模材料以及水胶体与藻酸盐混合印模材料（表1）。橡胶类印模材料是固定义齿修复的理想印模材料。从患者感受、物理性能和技工室条件等方面综合考虑，加成型硅橡胶是最理想的印模材料。在临床工作中，有很多品牌可供选择，也不断有新产品推出。表2介绍了印模材料的基本物理性能特点，供临床医生选择材料时参考。

橡胶类印模材料制取终印模所用的托盘

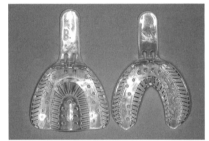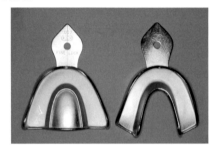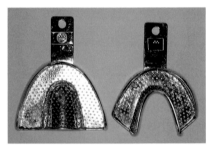

图1a～c　橡胶类印模材料制取终印模所用的托盘。一次性塑料托盘（a）；金属无孔托盘（b）；金属有孔托盘（c）。

a｜b｜c

把印模材料注入注射器的方法

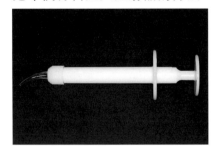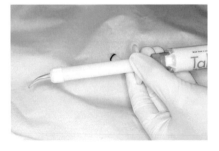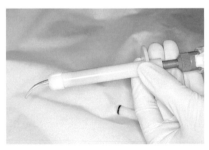

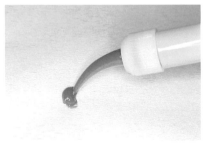

a｜b｜c
d｜

图2a～d　注射橡胶类印模材料所用的注射器（a）。市场上也有金属注射器，本节介绍的是塑料注射器。将印模材料放入注射器方法如下（b～d）：取下活塞部件后，印模材料的混合头插入靠近注射器头部的位置（b）；混合材料注入注射器，推送材料同时退出混合头（c）。该方法可以在制取终印模时减少印模材料中的气泡（d）。

2. 托盘

图1所示为使用橡胶类印模材料制取固定义齿终印模的成品托盘。当然，树脂个别托盘应是最好的选择，用个别托盘制取的终印模所用印模材料量少且厚度均匀。如果使用成品托盘，要依据牙弓形态调整托盘的轮廓。在用橡胶类印模材料制取终印模时，应选择不发生变形的刚性托盘。不建议使用塑料托盘或网孔托盘，建议使用无孔或有孔不锈钢托盘。无孔托盘需涂布托盘粘接剂后使用。尽管有孔不锈钢托盘和一次性塑料托盘有孔，也建议应用托盘粘接剂，以牢固地固定印模材料。

3. 其他工具

a. 注射器

注射器用于制取终印模时实现龈沟、桩道、

验面沟槽等细节区域的再现。通常有塑料和金属注射器可选，注射头是可更换的，注射头的孔径大小可以根据需要用剪刀进行调整（图2）。目前，枪混印模材料逐渐推广，可以通过一次性枪头直接注入基牙附近（图3）。尽管如此，使用高黏度印模材料时，例如聚醚橡胶印模材料，还是需要使用注射器。

b. 螺旋输送器或螺旋钻

螺旋输送器或者螺旋钻用于桩道的印模制取。用注射方法制取桩道印模可能会带入气泡。螺旋输送器是一种根管治疗中导入根管封闭剂的工具，可用于制取桩道和钉洞等狭小间隙的印模。螺旋钻是专门为了制取桩道印模而设计的工具，效果很好。

注射法与枪混法

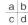

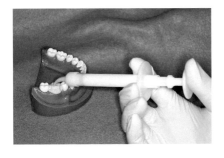
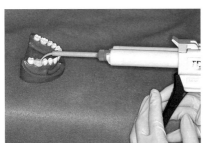
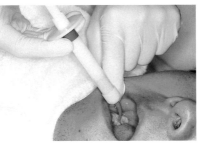
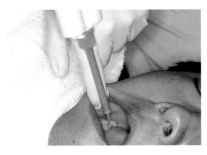

图3a ~ d　注射器法（a,c）和枪混法（b,d）。枪混法简便易行，可将材料直接注射到基牙周围。但混合枪无法用于高黏度材料，例如聚醚橡胶印模材料，此时需使用注射器。

3 制取终印模前的准备工作——唾液控制是关键

在终印模制取前，应完成完善的牙体预备（参见第1卷第10章～第16章，第2卷第17章和第18章）以及理想的临时修复（参见第2卷第19章～第22章）。终印模制取前要确保所有步骤已高质量完成。

在制备终印模时需要进行以下准备工作：①托盘、印模材料选择；②去除临时修复体并清洁基牙；③排龈（参见第23章）；④唾液控制。制取硅橡胶印模，唾液控制尤为重要。软组织和基牙的隔湿控制对印模精确度有很大影响。如图4所示，可以使用棉卷和吸唾器来完成唾液控制。舌的移动会影响棉卷或吸唾器的放置，下颌唾液控制相对困难。此时，需要助手用口镜或带翼的吸唾器推开舌体。在进行前述排龈步骤时，唾液控制也非常重要。

4 终印模制取方法分类

如表3所介绍，橡胶类印模材料制取固定义齿终印模方法分为5种。本节将讨论应用硅橡胶印模材料的制取方法：一步法和两步法。

终印模制取时保持干燥非常重要

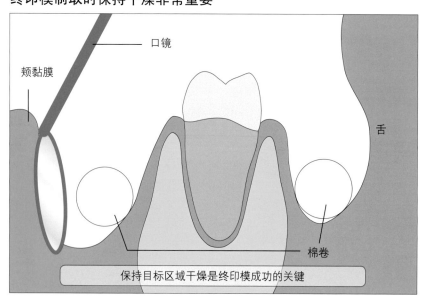

图4　唾液控制的目的是保持局部干燥，这是印模制取成功的关键。

固定义齿修复制取终印模的方法

印模方法		说明
单一材料法		**定义**：基于单一材料的印模技术 单种常规硅橡胶（中体）印模材料用于固定义齿修复的印模制取。可以用成品托盘或者个别托盘
混合印模材料法	混合印模材料：一步法	**定义**：两种印模材料或者流动性不同的同一种印模材料，一步完成终印模制取 1. 重体+轻体硅橡胶印模材料，一步完成终印模。可使用树脂个别托盘（**图5**~**图14**）；也可用成品托盘（**图25**~**图27**，**图29**） 2. 水胶体（琼脂）+藻酸盐印模材料，一步完成终印模
	混合印模材料：两步法	**定义**：两种印模材料或者流动性不同的同一种印模材料，分两步完成终印模制取 重体+轻体硅橡胶印模材料，两步完成终印模。一般选用成品托盘（**图15**~**图24**）
单牙托盘法		**定义**：为每个基牙单独制作局部个别托盘，在此基础上制取单个基牙的终印模，而后制取整个牙弓的印模 印模材料厚度薄且均匀，尺寸精确度高；可以避免倒凹区域变形，尺寸稳定性高；无须排龈
闭口双牙弓法		**定义**：在闭口状态同时制取基牙及对颌牙的终印模 仅用于单侧牙弓印模。适用于有良好牙尖交错𬌗的单冠修复

表3 固定义齿修复制取终印模的方法

5 使用个别托盘一步法制取终印模

　　本节将讨论利用23章中所述的树脂个别托盘采用一步法制取终印模的操作步骤及要点。使用个别托盘制取终印模，材料厚度均匀、用量少、

印模精确度高。制取印模之前，医生应仔细检查个别托盘的适合程度，并对过长过锐的边缘进行磨改调整，避免操作中患者的疼痛。制取终印模是很不舒服的过程，因此要精心做好准备，尽量减轻患者的不适感。以下结合图5～图14讲解操作过程。

① 试戴树脂个别托盘

检查个别托盘与患者牙弓的适合性

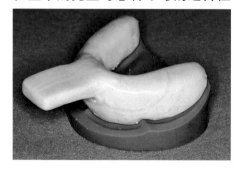 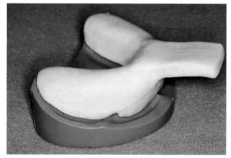

a | b

图5a,b　试戴个别托盘。检查项目如下：①与牙弓的适合性；②托盘止点的有效性和间隙均匀；③托盘边缘长度；④避让系带。

② 牙龈及牙弓基本情况的检查

排龈时应确保牙龈无出血

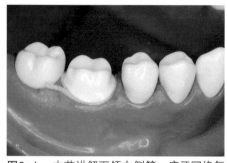 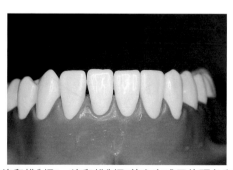

图6a,b　本节讲解下颌右侧第一磨牙冠修复的终印模制取。终印模制取前应完成牙体预备和排龈，并确认无牙龈出血情况。检查邻间隙和口内原有桥体区域是否存在需要提前填的倒凹。在该模型中，前牙和前磨牙之间邻间隙较大。

a | b

③ 填倒凹

填补倒凹

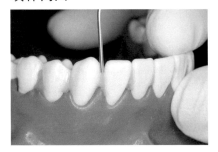
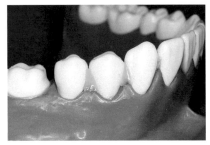
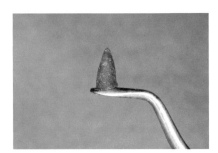
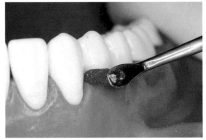
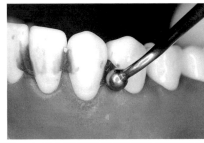
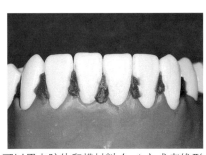

图7a~f　应彻底填补倒凹，以防止脱模困难。如果用硅橡胶印模材料制取终印模，可以用水胶体印模材料（a,b）或者锥形蜡块填补倒凹（c~f）。

a	b	c
d	e	f

④ 使用托盘粘接剂

应充分涂布托盘粘接剂

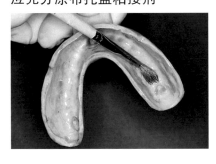
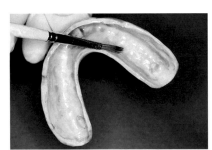
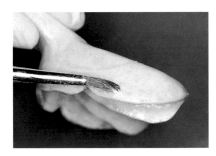

a	b	c
	d

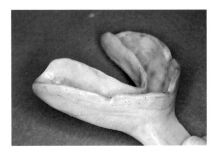

图8a~d　成品无孔托盘和个别托盘需要涂布托盘粘接剂（a,b）。特别是在个别托盘边缘涂布托盘粘接剂（c,d）。

取出排龈线

在终印模制取前取出排龈线

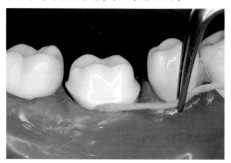 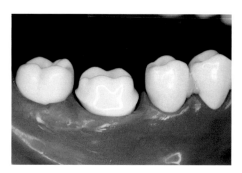

a|b

图9a,b 印模材料放置于托盘后，应尽快去除基牙周围的排龈线。如采用双线法，仅取出第二根排龈线。

注入轻体硅橡胶印模材料

在基牙周围均匀注满轻体硅橡胶印模材料

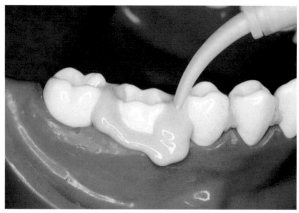 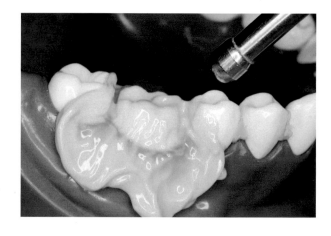

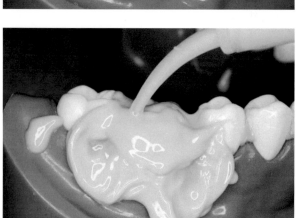

a|b
c|

图10a~c 在个别托盘口内就位前，用注射型轻体硅橡胶印模材料覆盖基牙。注射轻体材料流程如下：①安装专用注射头；②沿基牙边缘线连续注射轻体材料（a）；③由冠方向龈方轻吹，以铺展印模材料（b）；④在基牙表面再次注射轻体材料（c）。

在其他区域注射轻体材料

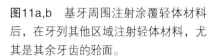

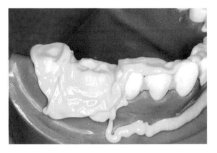
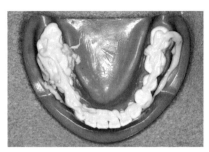

a|b

图11a,b 基牙周围注射涂覆轻体材料后，在牙列其他区域注射轻体材料，尤其是其余牙齿的𬌗面。

⑦ 托盘口内就位

在印模材料固化之前要用手指按压在托盘上保持稳定

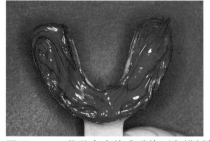
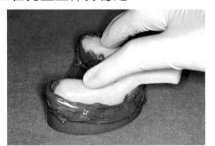
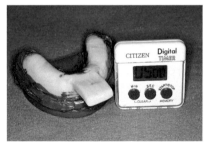

图12a~c 将装有中体或重体型印模材料的托盘（a）置于牙列。如果托盘内的材料不足，就位时就无法在轻体表面施加足够的压力，终印模会出现气泡。医生应该用手稳定住托盘，直至印模材料完全固化（b）。如果托盘不稳定，托盘可能发生移位，唾液和气体进入印模，导致终印模准确性下降。操作时间根据材料的说明进行，同时考虑环境温度和材料储存温度对固化时间的影响（c）。

a|b|c

⑧ 检查并修整印模，终印模完成

检查印模中是否存在气泡和不清晰的区域，随后进行模型修整

a|b

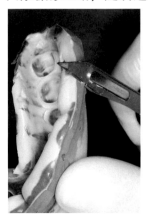
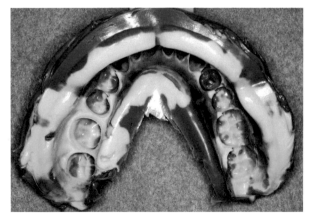

图13a,b 待印模材料固化后，从口内取出托盘。医生检查印模有无气泡和不清晰的区域。多余的印模材料用锋利的刀或剪刀修整，方法参考第1卷第1章和第2章所述初印模的修整方法。

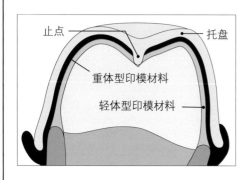

【小贴士】使用个别托盘制取终印模时，托盘、印模材料与基牙的关系

止点 托盘

重体型印模材料

轻体型印模材料

图14 使用个别托盘制取终印模时，个别托盘、印模材料和基牙之间的位置关系。由于止点不能设置在基牙位置，所以图中的牙齿不是基牙，而是设置个别托盘止点的牙齿，用来解释空间关系。印模材料的厚度与制作个别托盘时使用的间隙蜡片的厚度相匹配。用个别托盘的最大优点是印模精确度高、使用的印模材料少，去除托盘时产生的内应力小。此外，即使高流动性的轻体材料会被重体材料挤压推开，但是基牙周围印模材料厚度均匀，可以再现表面细节。

6 使用成品托盘两步法制取终印模

本节将讲述成品托盘两步法制取终印模，基本过程如下：①将重体型印模材料置入托盘，用以制取牙列初印模，其作用类似于个别托盘（图18～图21）；②托盘口内就位前放置间隙层，在初印模制取时为轻体材料预留空间（图19～图21）；③使用轻体材料获取终印模（图22）。以下结合图15～图24讲解操作过程。

①) 选择合适的成品托盘

试戴成品托盘，并做适当调整

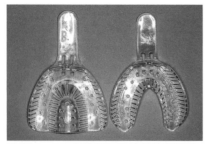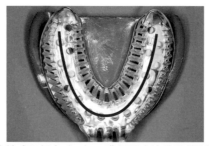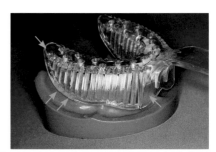

图15a～c 本节的取模过程使用塑料一次性成品托盘（a），进行两步法终印模制取。首先选择合适型号的托盘，托盘选择要点：①覆盖全部牙弓（b）；②托盘边缘与牙弓之间不要有过大空间；③托盘后缘的长度应合适。图15c可见托盘后缘过长，周围间隙过大（箭头）。

a|b|c

② 调整成品托盘

调整成品托盘：①调整边缘

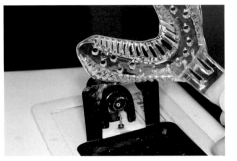
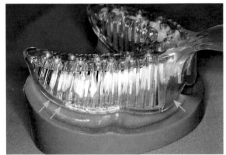

a|b

图16a,b 烤软塑料托盘边缘，调整外形（黄色箭头）。

调整成品托盘：②缩减后缘

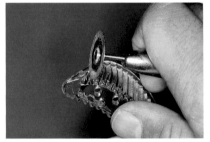
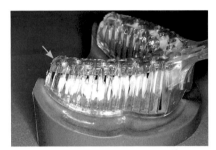
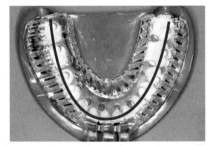

图17a~c 如果托盘后端过长，则用钨钢磨头或砂片打磨修整（a）。修整后的边缘锐边要磨光，减少患者不适（图17b黄色箭头）。图17c所示托盘调整后的形态（红线为牙弓线）。

a|b|c

③ 初印模制取

戴用合适材料的手套，揉搓混合重体硅橡胶印模材料

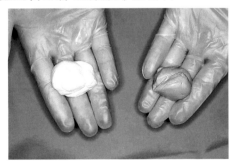
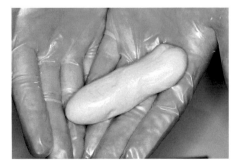

图18a,b 将双组分重体硅橡胶材料混合并揉搓成条状。该过程中，医生应戴用合适材料的手套进行操作，避免手上污垢、手套的粉末和硫化物对材料产生阻聚作用。

a|b

为二次印模的轻体预留空间

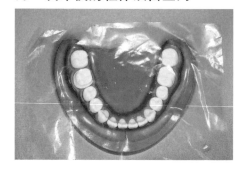

图19 两次法需要在重体初印模内部为二次印模的轻体预留空间，有以下3种方法：①制取初印模之前将蜡片覆盖牙列；②制取初印模之前用塑料纸覆盖牙列；③常规制取初印模，二次印模前修整重体内表面，开辟出轻体的空间。本节讲述的是用塑料纸覆盖牙列的方法。

覆盖塑料纸后，将装载重体型印模材料的托盘就位

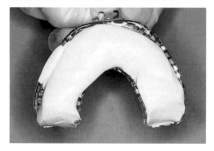
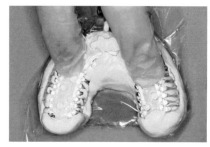
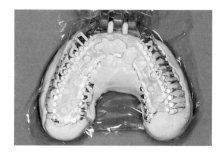
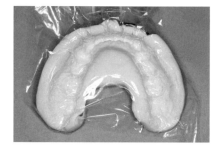

a	b	c
d		

图20a~d 装有重体型印模材料的托盘，用塑料纸隔开印模材料和牙列（a）；将托盘在牙列上就位，塑料纸位于印模材料和牙列之间（b,c）；图20d示取下托盘后，印模内表面的情况。

检查托盘内表面及为二次印模预留的空间，进行适当的修整

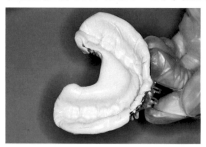
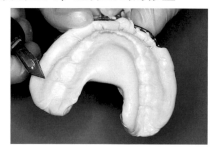
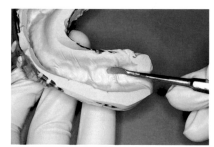
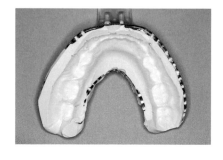

a	b	c
d		

图21a~d 检查初印模并修整多余的印模材料（a,b）。如果在制取二次印模时，初印模就位不准，终印模将无法获取准确的牙齿外形和局部细节。因此需要保持初印模内部合适的空间（c），如有必要，可以用刀或钨钢磨头修整初印模（d）。

④ 二次印模

将轻体型印模材料置入重体初印模的内表面

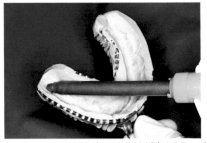 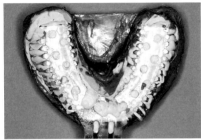 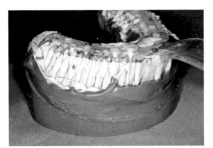

图22a～c　将轻体型印模材料注射入重体初印模的内表面（a）；然后按图10、图11所述方法，将轻体材料注射到基牙周围；将托盘在牙列上复位（b,c）。

a｜b｜c

⑤ 检查并修整印模，两步法制取终印模完成

检查并修整终印模

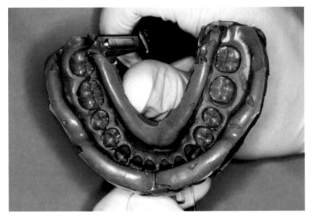

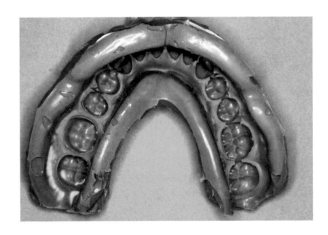

a｜b
———
　｜c

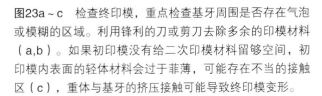

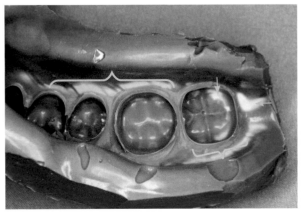

图23a～c　检查终印模，重点检查基牙周围是否存在气泡或模糊的区域。利用锋利的刀或剪刀去除多余的印模材料（a,b）。如果初印模没有给二次印模材料留够空间，初印模内表面的轻体材料会过于菲薄，可能存在不当的接触区（c），重体与基牙的挤压接触可能导致终印模变形。

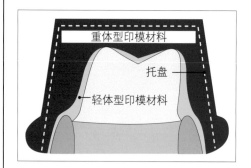

【小贴士】成品托盘两步法制取终印模时，托盘、印模材料与基牙的关系

重体型印模材料

托盘

轻体型印模材料

图24 本图显示成品两步法制取终印模时，托盘、印模材料和基牙的关系。由于重体初印模类似于个别托盘，因此该方法同个别托盘制取终印模的方法相似。该方法的特点在于初印模与牙弓之间的间隙决定了二次印模轻体材料的厚度。按照**图15～图23**所述方法，使用塑料纸很难获得均匀的二次印模间隙。如**图23**所示，二次取模完成后，有可能出现初印模材料与牙齿接触的情况。因此该方法的缺点是：①难以设计印模止点；②难以控制二次印模材料的空间。解决方法是用蜡片替代塑料纸，获得相对厚度均匀的二次印模材料间隙，并注意设置初印模止点。

7　使用成品托盘一步法制取终印模

　　在本节中，将讲解用成品托盘一步法制取终印模的操作流程，主要有两个步骤：①硅橡胶重体材料和轻体材料装入成品托盘内；②在基牙周围注射轻体材料，将托盘放置于牙列上。以下结合图25～图27讲解该方法的流程。图28比较了不同方法所得终印模的表面特征。小贴士见图29～图33及表4。

① 选择合适的成品托盘

试戴成品托盘，并做适当调整

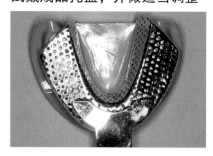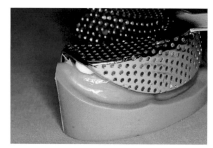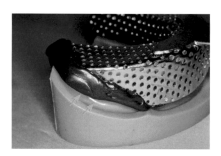

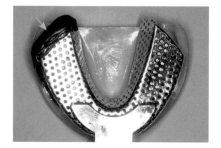

a	b	c
d		

图25a～d　本节展示用成品金属有孔托盘、硅橡胶重体和轻体一步法制取终印模的步骤。托盘选择要求与图15相同：①覆盖整个牙弓；②托盘周围与牙弓之间的空间不能过大；③托盘后缘长度适当（a,b）。如果托盘在口内存在压迫组织的情况，应用钳子调整金属托盘。图25a可见托盘不能完全覆盖第二磨牙远中部分，因此在托盘后缘添加整塑蜡，以覆盖第二磨牙远中部分（c,d）。

② 硅橡胶重体和轻体材料装入托盘及托盘就位

将适量的印模材料置于托盘内，在口内注射轻体

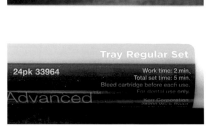
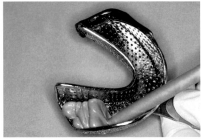
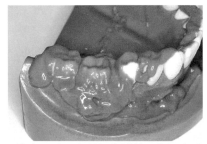

图26a～c　将重体材料放置在托盘内，表面再衬部分轻体材料，在口内基牙周围以及其余牙𬌗面注射轻体材料，将托盘就位于牙列，待固化后取出。

a | b | c

③ 检查并修整印模，一步法制取终印模完成

检查并修整终印模

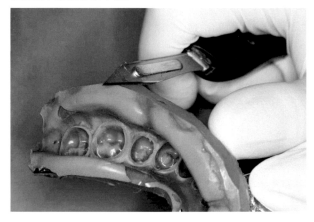

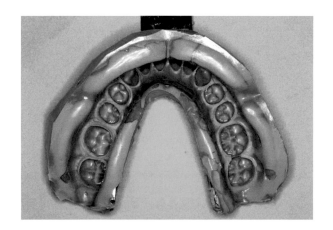

a | b
—
c

图27a～c　检查终印模，尤其检查基牙周围是否存在气泡和不清晰的地方。用锋利的刀或剪刀修整多余的印模材料。

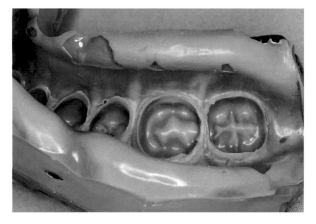

前述3种方法得到的终印模比较

无论采用何种方法，如果制取印模的操作标准，得到的终印模效果无明显差别

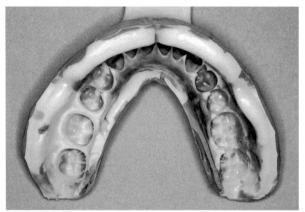

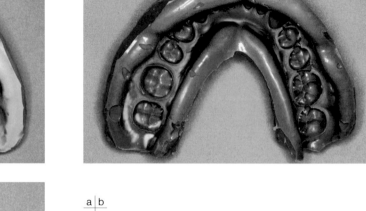

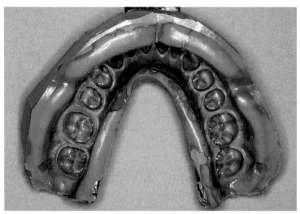

a	b
c	

图28a～c　图片展示了3种印模方法获得的印模：个别托盘一步法取得的终印模（a）；成品托盘二步法取得的终印模（b）；成品托盘一步法取得的终印模（c）。若病例选择适合且取模的操作标准，终印模的效果不会有明显的差别。当然，不同方法中材料的使用量以及印模材料的厚度有所不同。

【小贴士】成品托盘一步法制取终印模时，托盘、印模材料与基牙的关系

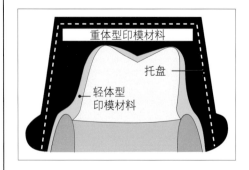

图29　图示成品托盘一步法制取终印模时（图25～图28），托盘、印模材料与基牙的关系。该技术同时应用两种不同流动性的印模材料制取终印模，其优点是：轻体材料得到重体材料的挤压，能够充分深入龈沟、殆面窝沟等细节部位，印模的细节还原度高。但是由于使用成品托盘，操作者在操作过程中难以控制印模材料的厚度和使用量，因此从口内取出后，印模的尺寸稳定性可能存在问题。此外，该方法使用硅橡胶印模材料量多、成本高。如果两种材料放置的时间不协调，材料间也可能分层，或者出现印模中轻体材料过薄的情况。

【小贴士】 制取终印模的注意事项

注意事项	解决方法
基牙印模不清晰	1. 必须彻底清理临时粘固剂。残留的临时粘固剂会改变基牙的形状，导致最终修复体的适合性不佳。可以利用超声刮治器、探针、棉球和小刷子等清洁残留水门汀 2. 注意基牙上可能残余影响硅橡胶印模材料聚合的物质。硅橡胶材料的聚合会受乳胶手套粉等影响。排龈操作时，手套对基牙表面的污染很容易被忽略，排龈后应该仔细清理基牙表面
基牙和邻牙相对位置变化	1. 如存在以下问题：未进行临时修复、临时修复体邻接不良、临时修复体折断或脱落等，基牙和邻牙的相对位置可能发生移动，导致最终修复体适合性不良
邻间隙倒凹的填补	1. 印模材料卡在较大的邻间隙或口内原有桥体下方的间隙，可能会发生：①印模取出困难；②终印模扭曲变形；③原有桥体脱落；④患者不适和疼痛。因此印模前要注意填补倒凹，印模制取完毕后，要去除口内填倒凹的材料 图30 用蜡、水胶体材料或树脂封闭牙齿邻间隙、龋损和口内原有桥体区域。印模制取完毕后，要及时去除填倒凹的材料，否则将发生局部组织炎症。
轻体混合的情况及枪头的安装	1. 如材料进入混合头不均匀，印模材料可能会混合不良。当每支新的轻体材料启用时，首次挤出的材料都可能混合不良。注入印模材料时，要检查材料是否混合良好（图31a） 2. 混合头安装不当，口内注射时枪头可能意外脱落。要杜绝这种情况发生（图31b） a|b 图31a,b 图31a所示混合头注射出的材料混合不良，要在取模前检查材料的混合效果；图31b所示注射枪头脱落，在操作过程中应杜绝这种情况发生。

材料滴落于患者衣物	1. 轻体材料具有良好的流动性，因此可能在操作中意外滴落在患者衣物上。印模材料不易从衣服等织物上去除干净，要避免出现这样的问题
	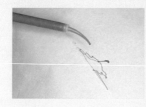 图32 口内注入轻体材料后，从口内取出混合枪时，残余材料从枪头滴下，要注意避免滴落于患者衣物上。
忘记去除排龈线	1. 当使用双线排龈时，有可能会忘记取出第一根排龈线，这会导致严重的软组织炎症及牙龈退缩
	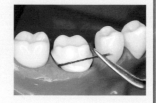 图33 使用双线排龈后忘记取出第一根排龈线，这可能导致严重的软组织炎症和牙周组织退缩，需要特别注意。

表4 制取终印模的注意事项。关注上述问题，不仅对获取精准的终印模有所帮助，同时也会给患者带来良好的就诊体验

Summary

本章小结

制取终印模的效果不仅受排龈技术和印模制取操作的影响，同时还受到其他临床和技工操作的影响，例如牙体的预备、临时修复体的制作以及个别托盘的制作等。修复治疗的最终目的是制作兼具美观性和功能性的修复体，印模制取作为其中重要的治疗步骤之一，应尽可能取得高质量的终印模。

第26章

修复体试戴、临时粘固、正式戴牙

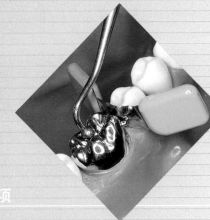

1 修复体试戴、临时粘固、正式戴牙的临床意义及注意事项

2 修复体试戴、临时粘固、正式戴牙的临床操作要点

本章学习目标

关于最终修复体⋯⋯
1. 修复体试戴、临时粘固、正式戴牙的临床意义及注意事项
2. 修复体试戴、临时粘固、正式戴牙的临床操作要点

1 修复体试戴、临时粘固、正式戴牙的临床意义及注意事项

本章讨论最终修复体试戴、临时粘固、正式戴牙的临床意义及注意事项。

1. 试戴（Try in）

确认最终修复体在口内的形态、排列、咬合和美学等适合性。

2. 临时粘固（Interim cementation）

将修复体在患者口内临时粘固一段时间，以验证其功能和美观的过程。该步骤的重点是修复体达到不易脱落的状态，但在需要时能够拆下。临时粘固剂应易于清理，并且不能妨碍最终的粘固。

3. 正式戴牙（Final insertion）

发现并解决临时粘固阶段的问题后，将最终修复体正式粘接或粘固在基牙上。表1简介了试戴、临时粘固、正式戴牙的操作顺序。表2简介了粘固（Cementation/Cement）和粘接（Bonding）的差别。

2 修复体试戴、临时粘固、正式戴牙的临床操作要点

修复体制作完成后，临床程序顺序依次为试戴、临时粘固和正式戴牙。每一个步骤都有很多必要的检查项目。本节将结合图1～图28讲解从接收修复体到最终完成戴牙的临床程序和操作步骤。

从修复体制作完成到正式戴牙的临床程序及操作要点

程序	内容、细节、注意事项	
	检查要点	内容、细节、注意事项
1. 在𬌗架的模型上检查修复体	①内表面	铸造缺陷、气泡、小瘤子
	②边缘适合性	代型上的边缘适合性，修复体边缘和模型完成线的差异
	③邻接和外展隙	邻接点的位置、大小、形态；𬌗方和龈方检查颊舌向外展隙的形态
	④颊舌面外形	颊舌面外形高点的位置、大小、形态
	⑤𬌗面形态及咬合接触	𬌗面形态（牙尖斜度、嵴、窝沟），覆𬌗、覆盖，在𬌗架上与对颌牙的咬合接触
	⑥前伸、侧方运动	是否存在前伸、侧方𬌗干扰
	⑦边缘嵴	边缘嵴高度及位置与邻牙是否协调

⑧瓷饰面	瓷饰面的美学
⑨桥体及连接体外形	桥体外形（宽度、牙尖斜度、咬合接触），桥体软组织接触区的情况，连接体情况（位置、形态、大小、面积、外展隙形态）
⑩与牙弓的和谐度	与牙弓匹配的情况（三维形态、颊舌外形）
⑪抛光情况	陶瓷抛光上釉情况

在𬭩架上检查以上各项内容，口内试戴前解决相关问题

2. 清洁和消毒	使用超声洁治器和高压气枪去除残留的抛光膏，然后进行消毒（图1）
3. 口内检查并调改邻接	1. 如果邻接太紧，修复体无法完全就位，无法进行边缘适合性及咬合检查 2. 使用牙线检查邻接松紧度（图3） 3. 可用薄咬合纸标记邻接点，也可使用水溶性着色物质标记（图4～图7） 4. 使用邻接检查片检查邻接位置、大小和松紧度（图8）
①邻接过紧的调改	金属冠：关键要避免因调改过多而丧失邻接。应使用纸锥或棕色硅胶抛光轮精细调改，调改时还要考虑后期抛光对邻接的影响 邻接点有瓷覆盖的烤瓷冠/全瓷冠：使用碳化硅磨头或硅橡胶磨头仔细调整，调改时要考虑后期抛光对邻接的影响
②邻接不良的弥补	金属冠：①重做；②焊接增加接触 烤瓷冠/全瓷冠：加瓷并重新烧结 接触不充分、形态不佳、邻接点位置不当可引起食物嵌塞、食物滞留、牙龈乳头炎等
4. 修复体适合性及边缘适合性检查	（邻接点调改后，修复体应顺利就位于基牙完成线） 1. 使用压力指示剂检查修复体适合性：理想情况下，指示剂的厚度均匀。如有金属暴露或厚薄不均匀、存在穿孔，应选择性调改修复体内表面（图9，图10） 2. 在修复体边缘从冠方到龈方、从龈方到冠方反复滑动探针来检查边缘适合性。如果发现边缘存在缺陷，要查明原因（图11） 3. 利用X线片进行检查 4. 如果修复体明显不密合，不要过多调改修复体内表面强行就位修复体。修复体的调改程度是有限的，如果不能就位，重要的是找出原因而不是强行就位

5. 调𬌗1：牙尖交错位的调𬌗	使用咬合纸或金属咬合片检查牙尖交错位的咬合（图12～图19）⇒进一步详细讲解见第27章 存在咬合高点的情况下进行调改；如果没有咬合接触，金属冠需要重新制作，烤瓷冠/全瓷冠需要加瓷重新烧结
6.调𬌗2：侧方/前伸运动的调𬌗）	使用咬合纸或金属咬合片检查侧方/前伸运动的咬合接触（图20，图21）⇒进一步详细讲解见第27章
7. 抛光	1. 在咬合和形态调改完成后进行抛光。使用合适的硅橡胶抛光磨头进行抛光，具体操作与技工室抛光一致 2. 精细抛光，避免造成患者舌和口唇不适
8. 临时粘固	1. 金属冠临时粘固前，可对𬌗面进行轻微喷砂。临时粘固阶段完成后，𬌗面形成的磨光点即为咬合接触区域（图22，图26） 2. 根据修复体的类型、材料和需要临时粘固的时间选择临时粘固剂（图23～图25，表3）
9. 正式戴牙	解决临时粘固阶段的所有问题后，进行正式粘固

表1　从修复体制作完成到正式戴牙的临床程序及操作要点

粘固和粘接

定义	内容、细节、注意事项
粘固	1. 粘固的机制是机械嵌合 2. 粘固剂通过嵌入修复体表面不规则的微小孔隙中，以及不规则的牙面或牙本质小管内，增加牙体组织与修复体之间的摩擦力，使修复体固定不脱落 3. 应用于有固位形的修复体，例如全冠、固定桥等
粘接	1. 粘接的机制是机械嵌合与化学结合 2. 粘接材料可与牙体组织发生机械嵌合或形成复合层（牙本质与牙釉质的粘接机制不同），也可以与瓷或金属发生机械嵌合及化学结合，利用机械嵌合与化学结合作用，使修复体固定在基牙表面 3. 用于修复体粘接的材料有多个组成部分，发挥不同的作用，使用流程相对复杂、技术要求高 4. 应用于无固位形或固位形不足的修复体，例如贴面、嵌体等

表2　粘固和粘接

清洗最终修复体

清洗修复体上的残留物质和油脂

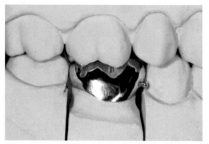
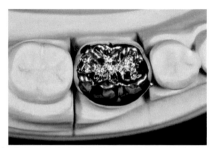
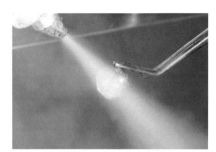

图1a~c 从技工室收到的修复体应已经完成**表1**所述在骀架模型上的相关检查（a,b）。口内试戴前，先用高压气枪（c）喷洗修复体上的残留物质和油脂，并用酒精纱布擦拭干净。

a|b|c

清理基牙

清理基牙

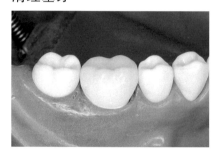
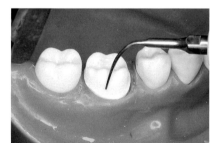
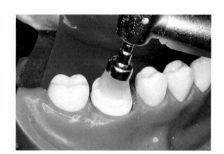

a	b	c
d	e	

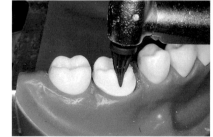
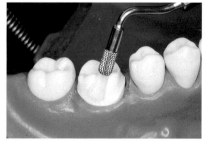

图2a~e 去除临时修复体（a），使用超声洁治器和气枪去除基牙上的临时粘固剂（b）。如果使用上述方法不能完全去除临时粘固剂，可以补充使用抛光刷（c）、橡皮杯（d）、次声刷（SUS）（e）。

3 口内检查邻接

确认邻接是否过紧

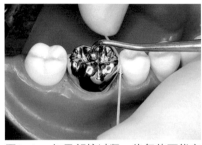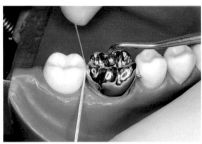

a | b

图3a,b　如果邻接过紧，修复体不能完全就位，无法确认边缘适合性和咬合情况，因此试戴过程中，应首先调改邻接点。该操作应在助手的协助下完成，助手用挖匙或充填器固定修复体，医生使用牙线检查邻接松紧度。

检查邻接点的位置和大小

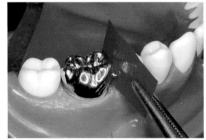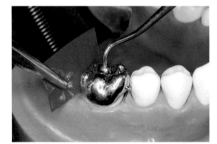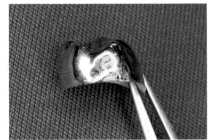

图4a～c　检查邻接点的位置和大小。在试戴过程中，将薄咬合纸放于邻接点，修复体上会出现标记。过程中使用充填器械固定修复体（a,b）。图4c为标记的邻接点。

a | b | c

咬合纸夹可使操作简化

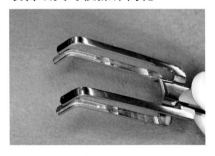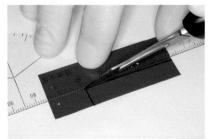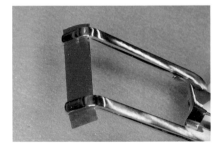

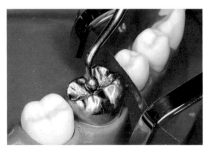

$\dfrac{a \mid b \mid c}{d}$

图5a～d　使用图5a所示Arti-Fol咬合纸夹（Bausch公司）可简化图4的操作。为匹配咬合纸夹，将咬合纸裁剪为8mm×40mm大小的长方形（b）。邻接点检查方法同图4（c,d）。

e | f

图5e,f 图示12μm厚的金属咬合纸（Bausch公司），与Arti-Fol咬合纸夹配合使用。金属咬合纸强度高，不易被唾液损坏。

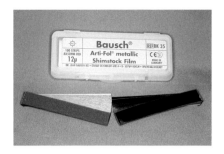
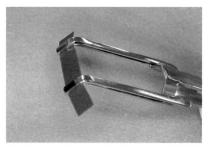

咬合点指示剂

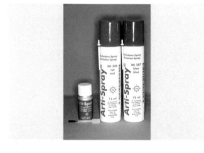
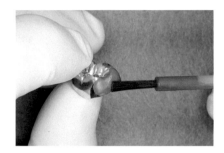
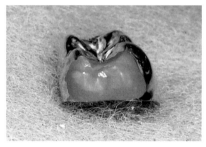
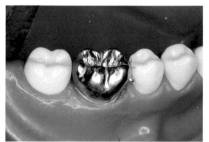
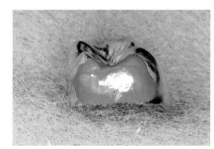
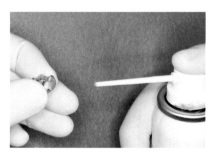
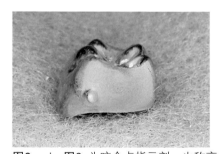
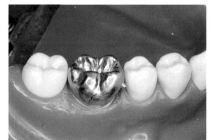
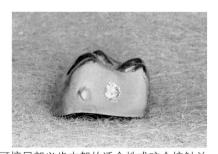

图6a~i 图6a为咬合点指示剂，也称高点指示剂，能够通过摩擦作用显示牙冠或可摘局部义齿支架的适合性或咬合接触关系，其中左侧是涂刷型指示剂Arti-Spot（Bausch公司），中间和右侧是红色和蓝色喷雾型指示剂Arti-Spray（Bausch公司）。图6b~e示使用涂刷型高点指示剂检查邻接：将高点指示剂均匀涂抹在邻面（b,c）；牙冠试戴后可看出接触区的位置（d,e）。图6f~i示使用喷雾型指示剂检查邻接：将高点指示剂均匀喷涂在邻面（f,g）；牙冠试戴后可看出接触区的位置（h,i）。

a	b	c
d	e	f
g	h	i

邻接调改

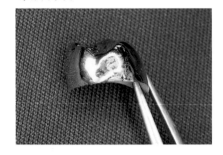
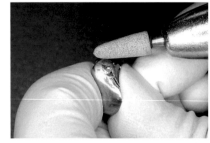
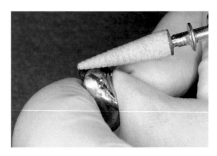

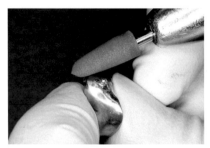

图7a～d　检查邻接后，使用硅橡胶抛光磨头仔细调改并抛光接触区。对于金属修复体，一定要注意不能一次调改过多，导致邻接丧失。调磨要少量多次，频繁试戴，检查接触关系是否适度。**图7a**为咬合纸标记的邻接区。如果邻接过紧，使用子弹形碳化硅磨头或硅橡胶抛光磨头调改（b）。调改后用纸锥（c）或更细的硅橡胶抛光磨头进行精细抛光（d）。

a	b	c
d		

使用邻接检查片检查邻接松紧

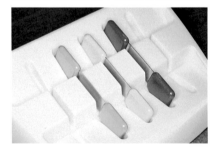
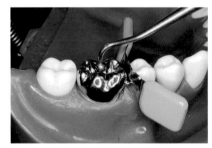
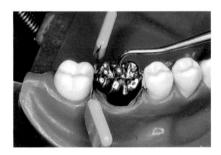

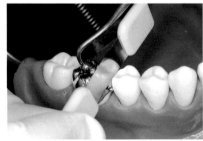
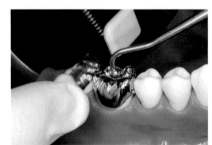

a	b	c
d	e	

图8a～e　**图8a**所示为邻接检查片（GC公司），绿色厚度50μm，黄色厚度110μm，红色厚度150μm。邻接调改完成后，使用邻接检查片验证邻接。检查标准是绿色检查片可以插入邻接区，而黄色检查片不能插入。如红色检查片可以插入邻接区，会发生食物嵌塞。**图8b～e**显示，绿色检查片可以插入邻接区，黄色检查片不能插入邻接区。

4 组织面适合性检查

使用压力指示剂检查

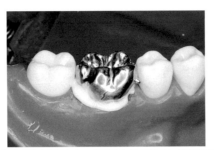 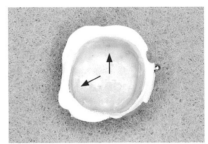

图9a,b　邻接检查与调整完成后，进行组织面适合性检查。图示为使用压力指示剂检查适合性，主要检查：基牙与牙冠内表面的接触点；基牙或牙冠内表面有无尖锐部位或干扰就位的区域。

调拌压力指示剂置于牙冠内表面；牙冠就位于基牙（a）；检查牙冠内表面的压力指示剂（b），可见指示剂厚度基本均匀。如存在指示剂穿通、金属面暴露的区域，用铅笔标记后调磨。

a｜b

使用喷雾型高点指示剂检查

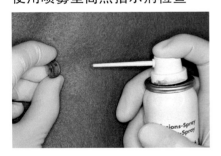 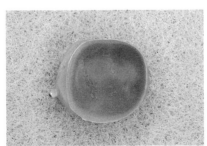 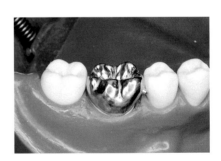

a｜b｜c
　｜d

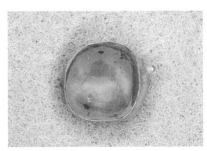

图10a~d　图6展示的高点指示剂也可用于检查牙冠适合性。将指示剂均匀喷涂在牙冠内表面，牙冠就位于基牙上（a~c），取下牙冠后，牙冠内表面可见一些金属暴露区域（d），这些区域应用球钻仔细调磨。

5) 边缘适合性检查

使用探针检查边缘

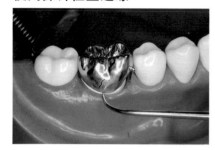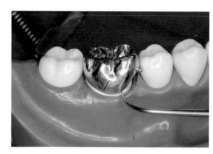

a	b	
c	d	e

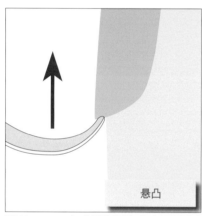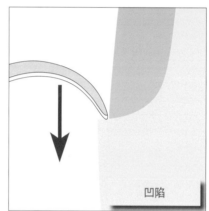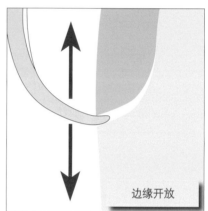

悬凸　　　　　　　凹陷　　　　　　　边缘开放

图11a~e　完成邻接区和内表面适合性调改后，牙冠的边缘必须完全就位在基牙的完成线。使用尖探针在修复体边缘从冠方到龈方、从龈方到冠方反复滑动检查边缘适合性（a,b）。如果存在悬凸、凹陷或边缘开放，要查明原因并进行对应处理。（图11c~e引自参考文献1，并进行了部分修改）

图11c为修复体存在悬凸的示意图。探针从基牙根面向殆面移动，可以检查到悬凸。悬凸下方会存在食物滞留，需仔细调磨去除。

图11d为修复体有凹陷的示意图。探针从基牙殆面向根面移动，可以检查出凹陷，牙冠边缘在水平方向上未完全覆盖基牙。使用细砂车针或抛光杯仔细调磨并抛光牙体组织，可解决较小的凹陷。

图11e为修复体边缘开放的示意图。在修复体边缘上下移动探针，可以检查出边缘开放。其原因可能有：邻接过紧、临时粘固剂残留、牙冠内表面不贴合、牙冠未完全就位等。如果未找出边缘开放的原因或调改后边缘仍不能闭合，牙冠需要重新制作。避免盲目调磨牙冠内表面，强行将牙冠就位。

⑥ 调𬌗

在询问患者"牙冠高不高？"之前，医生应先客观检查咬合接触情况

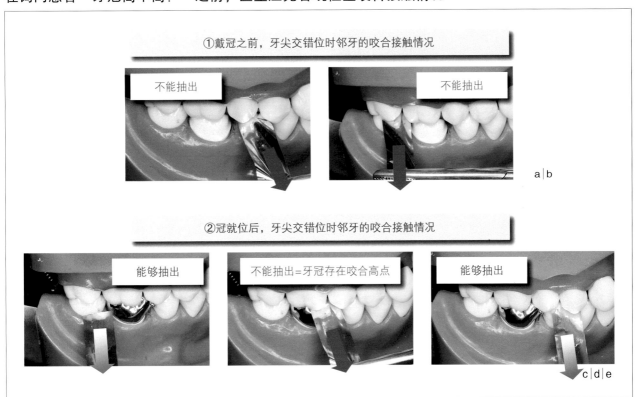

①戴冠之前，牙尖交错位时邻牙的咬合接触情况

不能抽出

不能抽出

a | b

②冠就位后，牙尖交错位时邻牙的咬合接触情况

能够抽出

不能抽出=牙冠存在咬合高点

能够抽出

c | d | e

图12a～e 冠达到理想的就位后，检查并调整咬合。在询问患者"牙冠高不高？"之前，医生应先客观检查咬合接触情况。图示咬合检查的步骤：

牙冠戴入前，用金属咬合片检查邻牙及对侧牙的咬合接触，图12a、图12b为邻牙在牙尖交错位时的咬合接触。戴入牙冠后，再次检查邻牙及对侧牙的咬合接触，可见邻牙无咬合接触（c,e），而牙冠存在咬合高点（d）。

调𬌗的步骤

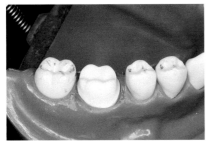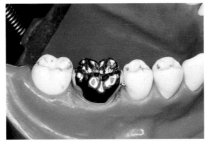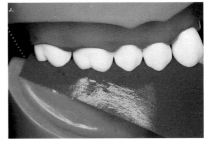

图13a～c 图12中检查发现牙冠存在过高的咬合接触。进一步需要确定咬合高点的位置，并明确调改的目标。首先，取下牙冠，用蓝色咬合纸标记邻牙（或对侧牙）的咬合接触点（a）。然后将牙冠就位于基牙（b），用红色咬合纸标记牙冠的咬合接触点（c）。

a | b | c

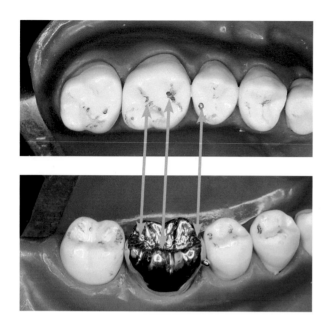

$$\frac{d}{e}$$

图13d,e 因为牙冠存在咬合高点，红色标记点只出现在牙冠及其对颌牙上。单冠调𬌗的目标：调改牙冠过高的咬合，获得与邻牙相同强度的咬合接触。

①支持尖和中央窝发生接触

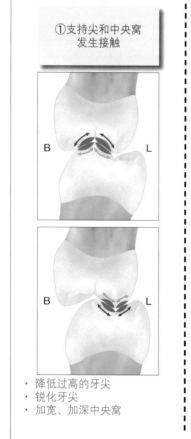

・降低过高的牙尖
・锐化牙尖
・加宽、加深中央窝

②咬合高点位于上下颌同名牙尖（接触情况类似于侧方运动时工作侧𬌗干扰）

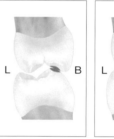 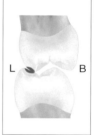

③咬合高点位于上下颌异名牙尖（接触情况类似于侧方运动时非工作侧𬌗干扰）

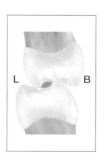

咬合高点不一定单独出现，调𬌗前应用咬合纸仔细检查。如咬合高点位于上下颌同名牙尖（②），调𬌗应依据"BULL法则"，主要打磨非功能尖。如咬合高点位于上下颌异名牙尖（③），调𬌗应均匀打磨上下牙功能尖内斜面（参见第27章图8）。

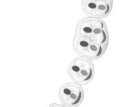

图14 固定义齿试戴过程中存在3种类型的𬌗干扰：①牙尖交错位时支持尖和对颌中央窝之间存在𬌗干扰；②下颌侧方运动时工作侧存在𬌗干扰（上下颌同名牙尖相对）；③下颌侧方运动时非工作侧存在𬌗干扰（上下颌异名牙尖相对）。

图12、图13中发生的𬌗干扰属于第一种，牙尖交错位时牙冠的支持尖（功能尖）接触对颌牙中央窝，造成𬌗干扰。主要由以下3种原因导致：①牙冠的功能尖太高；②对颌牙的中央窝太浅或太窄；③牙冠的中央窝太浅或太窄。

牙尖交错位的咬合高点调改基本原则是：锐化牙尖，加深加宽对颌中央窝（**图15和图16**）。在临床咬合调改过程中，应根据𬌗干扰的实际情况，对牙尖和窝进行相应的调磨。

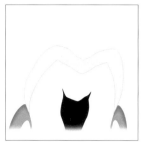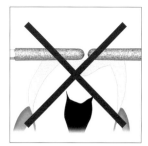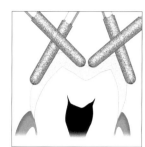

图15a ~ c　调𬌗的调磨原则。**图15b**所示的水平调磨牙尖是操作禁忌，会导致以下几种情况：①降低垂直距离；②增大咬合接触面积；③形成非功能性咬合接触区。**图15c**所示为推荐的牙尖调磨方式，将车针摆成牙尖斜面近似的角度，以锐化牙尖。调𬌗要求如下：①锐化牙尖；②缩窄𬌗面的颊舌径；③尽量不降低牙尖高度；④使𬌗力沿牙体长轴传导。　　　　a｜b｜c

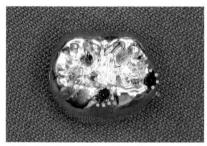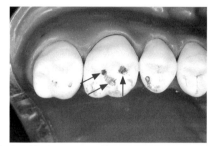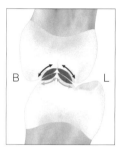

图16a ~ c　牙冠试戴过程中调𬌗的目的是获得牙冠功能性咬合接触。调𬌗的基本原则之一是不调磨功能尖，但是，调磨部位和调磨量应根据修复体的形态、咬合接触和功能运动中的𬌗干扰来确定。

本例中，调磨牙冠过高的功能尖，同时加宽对颌牙的中央窝，调平牙尖斜度。**图16a**中黑色标记点为牙冠需调磨的部位。**图16b**中箭头所指为对颌牙中央窝需轻微调磨的部位。**图16c**显示本病例调磨部位的示意图。　　　　a｜b｜c

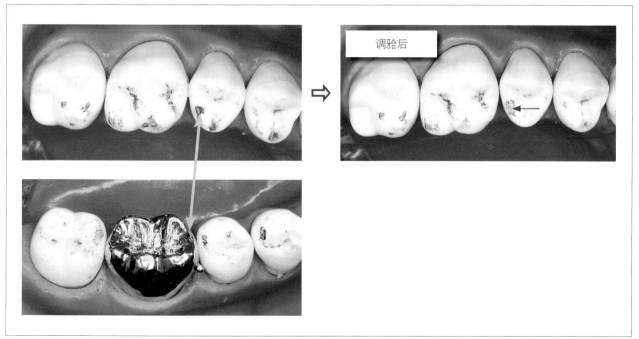

图17　经过**图16**调𬌗步骤后，再次检查咬合接触。可见牙冠近中边缘嵴与上颌第二前磨牙舌尖的远中斜面之间存在𬌗干扰（左侧两张图中黄色箭头）。牙冠和对颌牙相应部位进行微调后重新检查（右侧图中蓝色箭头）。

调验完成

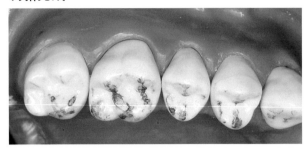

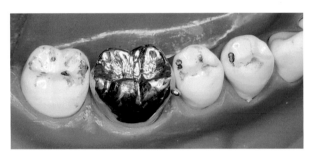

$\frac{a}{b}$

图18a,b 调验完成后的牙冠和对颌牙。红色标记点显示咬合检查的接触情况。

调验后的咬合接触，检查确认无验干扰

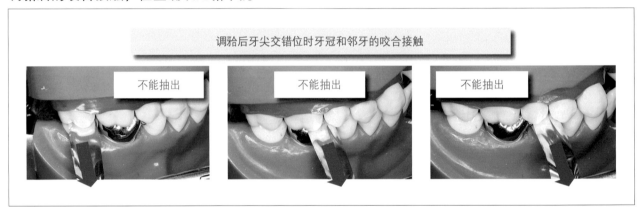

调验后牙尖交错位时牙冠和邻牙的咬合接触

不能抽出　　　　不能抽出　　　　不能抽出

图19 调验后，使用金属咬合纸检查并确认牙冠和邻牙的咬合接触。首先，在牙尖交错位时用金属咬合纸检查第二前磨牙和第二磨牙的咬合情况。确认邻牙的咬合接触后，检查牙冠上的咬合接触是否合适。

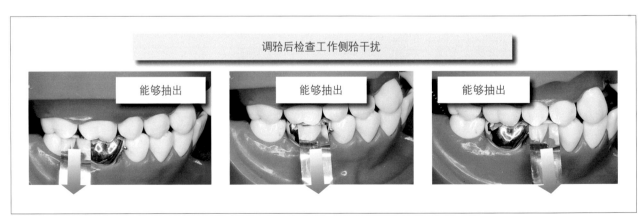

调验后检查工作侧验干扰

能够抽出　　　　能够抽出　　　　能够抽出

图20 使用金属咬合纸检查有无工作侧验干扰。图示下颌向金属冠侧运动，无工作侧验干扰。

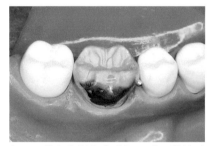

调殆后检查非工作侧殆干扰

能够抽出　　　　能够抽出

图21　使用金属咬合纸检查有无非工作侧殆干扰。图示下颌向金属冠对侧运动，无非工作侧殆干扰。

临时粘固

临时粘固阶段，牙冠殆面进行轻度喷砂处理有助于评估咬合情况

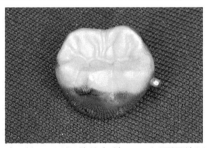

图22a,b　调殆完成后，牙冠应临时粘固一段时间，以评估修复效果。主要评估以下方面：①食物嵌塞或舌部不适；②外形或美学问题；③患者的清洁情况和自洁能力；④咬合及颞下颌关节问题。如果是铸造金属全冠，在临时粘固前，进行殆面轻度喷砂，便于在使用一段时间后检查咬合接触情况。

a | b

根据修复体类型、材料和临时粘固时间选择临时粘固剂

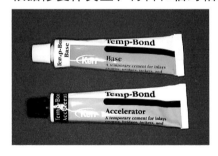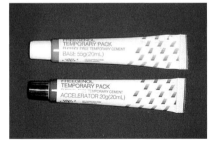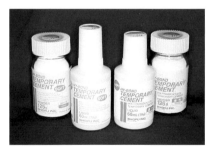

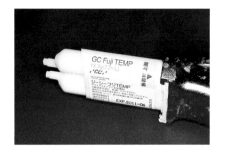

a | b | c
d

图23a~d　临床中可选择的临时粘固剂：丁香酚型临时粘固剂Tempbond（Kerr公司）（a）；非丁香酚型临时粘固剂Freegenol Temporary Pack（GC公司）（b）；羧酸盐型临时粘固剂HY-Bond Temporary Cement，有硬质和软质两种（Shofu公司）（c）；玻璃离子型临时粘固剂Fuji Temp（GC公司）（d）（第22章表2详细介绍了这些临时粘固剂）。

涂布临时粘固剂要避免影响就位

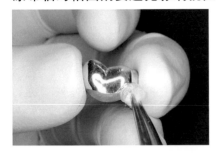
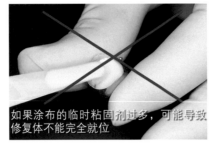
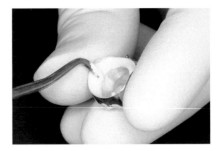

如果涂布的临时粘固剂过多，可能导致修复体不能完全就位

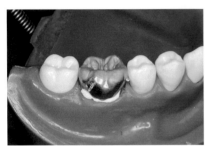

a	b	c
d		

图24a～d　选择合适的临时粘固剂进行牙冠临时粘固。参照以下方法进行临时粘固，不易发生修复体就位不完全，而且容易清除多余的粘固剂。

首先，在冠外用棉球涂一层凡士林（a），目的是容易去除牙冠表面多余的粘固剂，该方法也可以用于正式粘固。粘固剂不能用调刀直接装在冠内（b），避免在殆面内面填入大量粘固剂，导致修复体不能完全就位。此外，溢出的粘固剂过多，粘在冠表面和口腔组织表面也不易清除。笔者建议仅在冠内面轴壁涂布少量粘固剂（c，d）。牙冠的固位力主要来自牙冠和基牙轴壁的摩擦，在修复体适合性良好的条件下，不需要过多粘固剂。该方法在殆面内面放置粘固剂较少，就位容易。此外，溢出粘固剂量少，容易清理。

清理多余的粘固剂

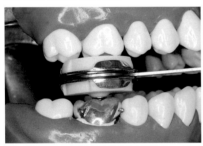
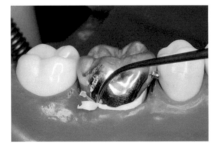
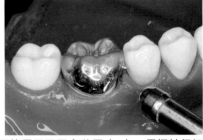

图25a～c　在粘固剂固化过程中，将棉球放置于牙冠和对颌牙之间以固定牙冠，也可使用牙冠固定装置（a）。用探针仔细去除多余的粘固剂（b），可用水枪辅助去除多余的粘固剂（c）。用水枪要避免水压过大，水渗入牙冠内。　　　　a | b | c

牙冠使用一段时间后检查殆面磨光的部位

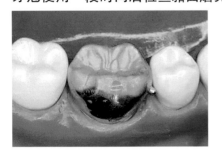
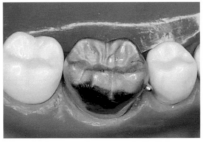

a | b

图26a，b　对于殆面喷砂过的牙冠（a）临时粘固使用一段时间后，不理想的咬合接触部位会被磨光（b）；如果试戴时调殆的效果理想，则不会出现磨光点或磨光点很小。正式粘固前，检查调改磨光点，并将喷砂的表面重新抛光。

【小贴士】临时粘固阶段要检查评价的项目

项目	内容	要点
口腔卫生	1. 使用菌斑指示剂，明确菌斑滞留部位 2. 检查菌斑滞留部位有无抛光不良等问题 3. 收集患者清洁修复体难易的反馈 4. 有无刷牙造成的修复体损坏	· 颊舌面外形与牙弓的匹配度 · 外展隙 · 颊舌外形凸点 · 邻间隙 · 患者清洁方法及清洁工具 · 患者舌体感觉 · 咬颊、咬舌的情况
食物嵌塞	1. 检查有无纤维性食物嵌塞 2. 使用牙线检查邻接 3. 使用邻接检查片检查邻接	· 邻接点的部位、形状和松紧 · 外展隙的大小和位置
咬合	1. 检查有无咬合创伤 · 基牙和对颌牙的松动度 · 过度和异常的咬合磨损 · 基牙和对颌牙敏感 · 基牙和对颌牙自发痛与咬合痛 · 基牙和对颌牙牙周膜增宽 · 食物嵌塞 · 牙冠脱落 · 牙龈异常 2. 患者主观感受 · 咀嚼不适 · 无法明确表述的不适 3. 颞下颌关节紊乱、咀嚼肌功能异常	· 咬合接触点分布 · 咬合高 · 咬合低（无接触） · 功能运动过程中的殆干扰 · 侧方运动殆型 · 偏侧咀嚼 · 边缘嵴情况 · 有无口腔副功能
美学	1. 患者主观印象 2. 患者亲友的印象 3. 医生客观评价	· 黑三角 · 龈缘黑线 · 龈缘外形 · 切端曲线 · 唇部丰满度及外形 · 面部表情是否自然
适合性及固位	1. 临时粘固阶段是否发生修复体脱落 2. 临时粘固剂溶解情况	· 基牙固位形 · 修复体适合性 · 不良咬合接触 · 桥体、连接体设计 · 粘固剂的类型

表3 临时粘固阶段要检查评价的项目

⑧ 正式戴牙（永久粘固）

正式戴牙准备工作

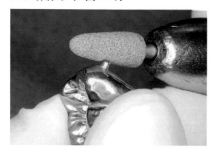
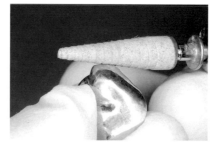
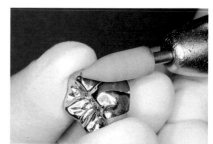
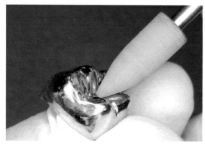

	a	b	c
d			

图27a ~ d　如果在临时粘固阶段，确定没有问题或进行了必要的调改后问题已解决，则应进行永久粘固。永久粘固前，对于金属冠，用碳化硅磨头去除夹持柄（a），纸锥进行初步抛光（b），接着用硅橡胶抛光磨头进行精细抛光（c），注意喷砂后的𬌗面要抛光（d）。

永久粘固

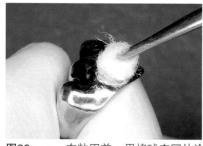
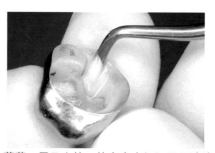
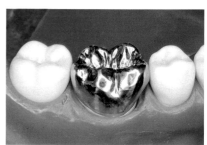

图28a ~ c　在粘固前，用棉球在冠外涂上薄薄一层凡士林，使多余水门汀易于清除（a）。在冠内面轴壁涂薄层水门汀，避免牙冠就位不完全（b）。粘固过程中要严格隔湿。图28c示正式粘固完成。

a	b	c

Summary

本章小结

　　最终修复体的试戴、调𬌗、临时粘固和正式粘固是修复治疗的重要步骤。在修复治疗过程中存在着许多不可避免的材料问题和技术误差。为尽可能避免这些问题，操作者完成每个治疗环节必须严格认真，遵守基本原则，反复确认操作以增加准确性。只有这样才能获得医患双方满意的修复效果。

第27章

咬合调整

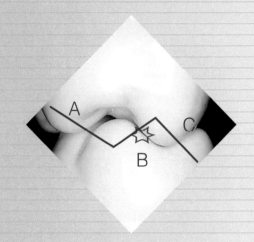

本章学习目标

关于咬合调整……

1. 天然牙和修复体咬合调整的基本理论
2. 咬合调整的临床操作方法

1　咬合相关临床要素

口腔修复治疗的主要目的是恢复口腔功能，包括咀嚼、美观以及心理健康。良好的咬合关系对于修复体的远期效果以及维持患者口腔健康都非常重要。建立良好的咬合关系，协调口颌系统在功能状态下的受力，是修复体以及余留牙列和谐行使功能的关键。

咬合相关临床要素包括：①确定正确的下颌位置；②建立理想的支持与引导；③恢复与下颌运动相协调的牙冠外形；④咬合调整以达到稳定的咬合接触。以上要素密切关联。

2　什么情况下需进行咬合调整？

咬合调整，临床中常称为"调𬌗"，目的是通过选择性地磨改以消除上下颌牙齿及修复体之间的𬌗干扰，恢复或重建和谐的咬合关系（表3）。口腔修复、牙周病学和口腔正畸学等学科中，调𬌗都是重要的临床内容，对于维持口颌系统稳定至关重要（表1）。

临床中，需要进行调𬌗的情形包括：①修复体戴牙；②恢复或稳定咬合接触。后者包括：①咬合创伤的治疗；②牙周病的咬合调整；③复杂修复治疗前调𬌗；④正畸治疗后调𬌗。在上述情况中，有可能是牙尖交错位的牙齿接触异常或不协调，也有可能是下颌运动中的𬌗干扰和/或运动障碍。

3　咬合调整的原则

正确的调𬌗是维持口颌系统稳定的重要手段。很多人以为，用咬合纸在牙齿上标记高点，磨除高点就是调𬌗，但这是远远不够的。调𬌗是不可逆的治疗，调𬌗不当引起的咬合问题在临床中屡见不鲜，不正确的调𬌗将不可复地破坏患者原有咬合。因此，一定要充分了解咬合的基础理论，并掌握相关的基本技能。

咬合调整的基本要求是：选择性地磨除上、下颌天然牙或修复体在牙尖交错位以及下颌功能运动中出现的异常接触或𬌗干扰。临床操作要遵照咬合调整的原则，见表2。

咬合调整的目的

1. 保护牙周组织免受咬合创伤
2. 缓解咀嚼肌功能亢进
3. 提高咀嚼效率，改善牙齿自洁作用，维护牙龈健康
4. 去除有害的侧向力，让咬合力沿牙长轴传导

表1　咬合调整的目的

咬合调整的原则

1. 让咬合力沿牙长轴传导
2. 咬合接触尽量为点接触
3. 形成锐利的牙尖
4. 𬌗面形成功能性窝沟点隙
5. 尽量缩小咬合接触面的颊舌径
6. 调磨支持尖时，不要改变垂直距离（VDO）

表2　咬合调整的原则

【小贴士】咬合调整相关的专业术语

专业术语	解释与描述
咬合调整/调𬌗（Occlusal adjustment/ Occlusal equilibration）	选择性打磨天然牙或修复体的操作，目的是实现：消除早接触和𬌗干扰；稳定上下颌相对位置关系；调整咬合力方向，在牙齿𬌗面形成有效的多方向咀嚼模式，达到理想的咀嚼功能；对咀嚼系统形成生理刺激，牙齿外形与咀嚼功能之间建立和谐的关系
𬌗干扰（Occlusal Interference）	妨碍其他牙齿达到稳定咬合接触或影响下颌运动的牙齿接触
早接触（Premature contact/ Occlusal prematurity）	𬌗干扰的一种：下颌达到预定的牙尖交错位之前所发生的牙齿接触
牙尖干扰（Cuspal interference）	𬌗干扰的一种：导致下颌从正中关系闭合路径内发生偏斜的牙齿接触
咬合创伤（Occlusal trauma）	异常的咬合力，已导致或将导致牙齿及其周围组织发生病理性改变
创伤性咬合（Traumatic occlusion）	反复产生过大咬合力的上下牙接触状态，能损伤牙齿、牙周组织、牙槽嵴或口颌系统的其他结构

表3　文献或教科书中与咬合调整相关的术语很多，也容易混淆，整理于此供读者参考

4 咬合调整的工具

调船需要的工具包括：①各类咬合纸；②

金属咬合片及加持用的止血钳等；③磨头和车针（图1～图7）。本书中所用磨头和车针都来自Shofu公司。

咬合调整所用工具①咬合纸

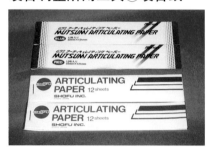 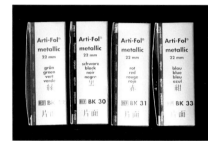 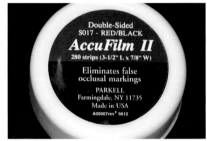

图1a～c 修复临床常用咬合纸厚度一般为20～30μm。目前可选择的咬合纸种类繁多，最常见的是双面的红色或蓝色咬合纸。图a中上面是Mutsumi Kagaku公司的咬合纸，下面是Shofu公司的咬合纸；图11b是Bausch公司的咬合纸；图11c是Parkell公司的Accu Film II咬合纸。

a | b | c

咬合调整所用工具②金属咬合片

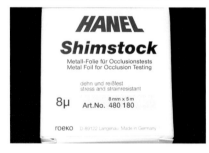 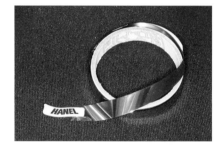 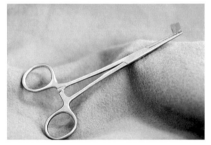

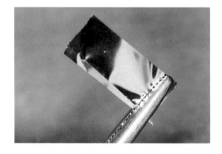

a | b | c
d |

图2a～d 图2a、图2b所示为8μm厚度的金属咬合片（HANEL公司）。金属咬合片有不同厚度，一般选择8～12μm的。通过抽拉上下牙间金属咬合片可检查接触情况。使用时，用止血钳夹住操作更方便（图2c、图2d）。

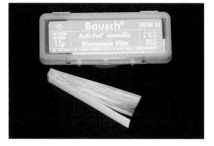 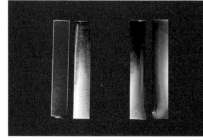

a | b

图3a,b 多数金属咬合片不会标记咬合接触点，但也有单面有颜色的金属咬合纸，例如Bausch公司的Arti-Fol金属咬合纸。咬合纸或咬合片一般做成条状，便于操作。

咬合调整所用工具③金刚砂车针

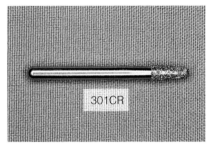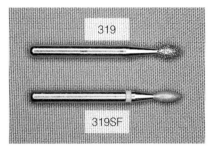

图4a,b 调𬌗原则要求，在保持合适的𬌗面形态基础上，消除天然牙或修复体𬌗面的非生理性接触，建立点状接触关系（参见**表2**）。因此，调𬌗所用金刚砂车针要具有与牙齿𬌗面解剖外形相适应的形状。此外，为避免过度磨切，尽量选用细砂车针。**图4a**为圆头锥形车针（301CR），适用于调整牙齿𬌗面的斜面外形；**图4b**为橄榄球形车针（319/319SF），不仅可用于调磨斜面，也可用于修整窝沟（Shofu公司）。

a | b

咬合调整所用工具④碳化硅磨头

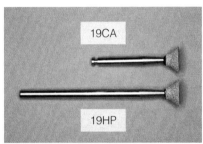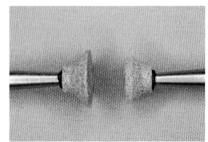

图5a,b 调𬌗所用的碳化硅磨头。笔者常选用工作端为碟形的19#碳化硅磨头。**图5a**中为弯机用的19CA磨头和直机用的19HP磨头。使用前，要将磨头的锐边磨圆钝（**b**），避免调𬌗时在牙齿表面留下线状的沟槽。

a | b

咬合调整所用工具⑤白刚玉磨头

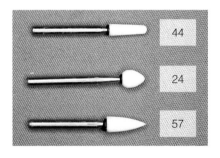

图6 调𬌗所用的3种型号的白刚玉磨头。与金刚砂车针和碳化硅磨头相比，白刚玉磨头的磨削效率低，适用于调磨树脂修复体，或者微调与抛光。柱状磨头使用前，也要注意将锐边磨圆钝。

咬合调整所用工具⑥抛光用硅橡胶磨头

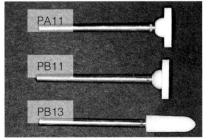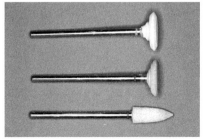

图7a,b 调𬌗所用的硅橡胶磨头（Shofu公司）。根据不同的形状和粒度，用于微调或抛光（**a**）。临床中，需要根据牙齿𬌗面外形来提前修整磨头的形状。**图7b**为经过外形修整的硅橡胶磨头。

a | b

5 咬合调整相关要求与方法

　　具体的调𬌗要求和方法，以及调𬌗的部位与顺序，要根据临床实际情况决定。本节将分类介绍临床中出现的各类需要调𬌗的指征（表4），并详述相应的调𬌗方法（图8～图46）。但是在临床中，医生遇到的问题往往要比教科书中复杂

得多，各种需要调𬌗的指征通常交织在一起表现出来。如果操作者日常仅限于处理修复体在牙尖交错位的咬合问题，那面临复杂的咬合问题时就将一筹莫展。因此，操作者需深入了解咬合的相关理论，包括咬合分析的相关内容以及正中关系（CR）的相关知识等。本书第28章将详细讲授上述内容，建议读者同时学习本书这两章的内容。

临床中需要调𬌗的指征

1. 牙尖交错位存在咬合高点	①下颌闭合接近至牙尖交错位时上下牙发生接触 ②从牙尖交错位开始发生𬌗运循环时出现个别牙接触
2. 下颌功能运动时发生𬌗干扰	①侧方运动时发生工作侧𬌗干扰 ②侧方运动时发生非工作侧𬌗干扰 ③前伸运动时发生前伸𬌗干扰
3. 存在正中关系早接触	①下颌从正中关系早接触到牙尖交错位发生前后向位移 ②下颌从正中关系早接触到牙尖交错位发生侧向位移 ③下颌从正中关系早接触到牙尖交错位存在前后及侧向混合的位移

表4　临床中需要调𬌗的指征

【小贴士】咬合调整与咬合分析的关系

　　咬合调整是使用咬合纸标记咬合接触点，然后进行选择性调磨。咬合调整是直接在患者口内进行的操作，有很多问题难以把握与控制，例如：
　　①调磨的部位。
　　②调磨的范围及面积。
　　③调磨的程度。
　　咬合调整是不可逆的操作。如果患者需要接受复杂的咬合治疗，建议首先在𬌗架上针对模型进行咬合分析，并针对模型实施调𬌗操作，模拟出最终效果（详见第28章）。基本步骤如下：
　　①将患者的研究模型在正中关系上𬌗架，分析：下颌在正中关系与在牙尖交错位的位置差异；侧方运动𬌗干扰等内容。
　　②在𬌗架的模型上调𬌗，或用诊断蜡型重塑牙齿外形，模拟出治疗后的咬合接触情况。
　　③记录在模型上实施调𬌗的顺序和部位，作为口内调𬌗的参考。

牙尖交错位咬合高点及其调𬌗方法

5）–①–1）牙尖交错位咬合高点

这种情况一般发生在修复体戴牙时或戴牙后。修复体就位后，下颌闭合接近牙尖交错位时，修复体与牙齿之间存在咬合高点，二者发生接触，影响下颌正常闭合至牙尖交错位。一般情况下，如果患者原有稳定的牙尖交错位，应基于原有牙尖交错位，检查修复体是否存在咬合高点并进行相应调磨，调𬌗后不改变患者原有牙尖交错位。

牙尖交错位咬合高点的分类

1. 接触发生在牙尖顶与对颌中央窝
2. 接触发生在上下颌同名牙尖之间（与工作侧𬌗干扰的牙齿接触类型相似）
3. 接触发生在上下颌异名牙尖之间（与非工作侧𬌗干扰的牙齿接触类型相似）

表5　下颌闭合接近牙尖交错位时，上下牙发生接触的部位有上述3种情况。后续将结合图片详细讲解接触情况及调𬌗方法（图8～图14）

5）–①–2）牙尖交错位咬合高点的分类及其调𬌗的部位

如表5所述，在下颌闭合接近牙尖交错位时，上下牙发生接触的部位有3种情况：①牙尖顶与对颌中央窝之间；②上下颌同名牙尖之间；③上下颌异名牙尖之间。其中，当咬合高点在上下颌同名牙尖时，接触类型及相应调𬌗方法与侧方运动时工作侧𬌗干扰类似（图15～图25详解）；当咬合高点在上下颌异名牙尖时，接触类型及相应调𬌗方法与侧方运动时非工作侧𬌗干扰类似（图26～图32详解）。图8为牙尖交错位咬合高点和调𬌗部位的示意图：左图显示接触发生在支持尖和中央窝周围；右图显示接触发生在上下牙尖之间。

更为复杂的情况是，下颌闭合接近牙尖交错位时如发生牙尖与牙尖的接触，有可能下颌发生滑动至牙尖交错位，这种情况属于正中关系早接触。相关内容将在本章"正中关系早接触及其调𬌗方法"（图33～图46）中讲解。

综上所述，接触的位置不同，调𬌗的原则与方法不同，因此准确地标记出咬合高点的位置非常重要。

以下结合图8～图14，首先介绍咬合高点位于牙尖顶与对颌中央窝的调𬌗方法。导致这种情况发生的主要原因有：①修复体的支持尖过于宽大或过高；②修复体的中央窝过浅或过窄；③对颌牙的中央窝过浅或过窄。对此，调𬌗的基本原则是锐化支持尖，并加宽、加深中央窝（参见P182"小贴士"）。

牙尖交错位咬合高点分类和调殆部位示意图

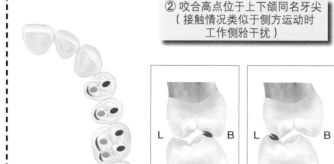

① 支持尖和中央窝发生接触

· 降低过高的牙尖
· 锐化牙尖
· 加宽、加深中央窝

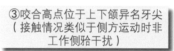

② 咬合高点位于上下颌同名牙尖（接触情况类似于侧方运动时工作侧殆干扰）

③ 咬合高点位于上下颌异名牙尖（接触情况类似于侧方运动时非工作侧殆干扰）

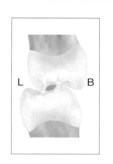

咬合高点不一定单独出现，调殆前应用咬合纸仔细检查。如咬合高点位于上下颌同名牙尖（②），调殆应依据"BULL法则"，主要打磨非功能尖。如咬合高点位于上下颌异名牙尖（③），调殆应均匀打磨上下牙功能尖内斜面

图8　图示下颌闭合接近牙尖交错位时，可能出现咬合高点的位置：①支持尖和中央窝发生接触；②上下牙同名牙尖；③上下颌异名牙尖。中间的牙列殆面观示意图中的各种颜色标记，是发生右图中各种颜色标记的咬合高点时对应的调殆位置。此外应注意，需要对应打磨上下牙同样颜色标记的部位（详见**图17~图20、图28、图29**）。

5）–①–3）牙尖交错位咬合高点（接触点位于支持尖和中央窝）调殆的步骤

　　以下结合图10~图14讲解牙尖交错位咬合高点（接触点位于支持尖和中央窝）的检查及调殆步骤。

【小贴士】调殆方法基本要求及注意事项

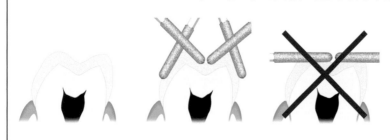

图9a~c　图9b显示调殆时车针放置的角度。按图示角度放置车针打磨牙齿，可以锐化牙尖，满足**表2**所述的调殆基本原则。注意不能按图9c所示角度放置车针，这样会将牙尖磨平，从而导致以下问题：①降低垂直距离；②增大咬合接触面积；③形成非功能性咬合接触区。

a│b│c

5）–①–3）①用金属咬合片检查牙齿接触情况

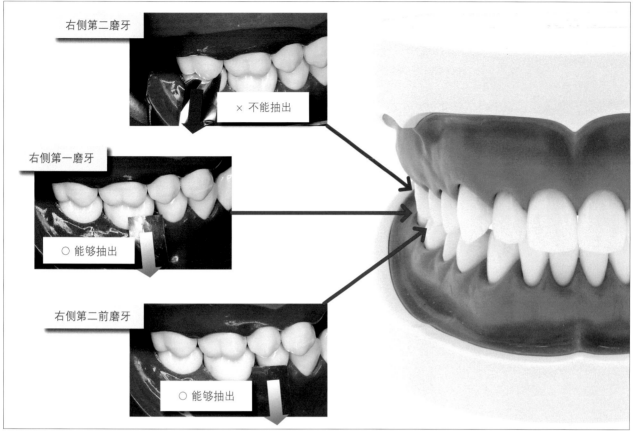

右侧第二磨牙

× 不能抽出

右侧第一磨牙

○ 能够抽出

右侧第二前磨牙

○ 能够抽出

图10 用8μm厚的金属咬合片检查牙齿咬合接触情况。检查咬合状态下金属咬合片能否抽出，并评估阻力大小。本图中，检查了右侧第二前磨牙至右侧第二磨牙的接触情况，发现金属咬合片在右侧上下颌第二磨牙间不能被抽出来，表示该部位存在咬合高点。

5）–①–3）②用咬合纸检查并标记接触情况

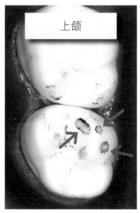
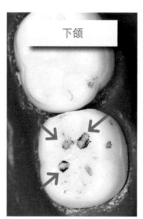
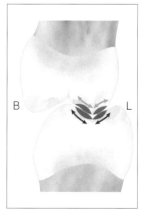

上颌 　　 下颌 　　 B 　　 L

图11a~c 图示为用蓝色咬合纸标记的接触情况。上下颌右侧第二磨牙殆面可见较重的着色印记（**图11a**、**图11b**中红色箭头），与上图中用金属咬合片发现的咬合高点位置一致。调殆的部位与方法如**图11c**所示：①锐化上颌舌尖（绿色箭头方向放置车针）；②加宽、加深下颌牙中央窝（红色箭头方向放置车针）；③如仍存在咬合高点，才打磨上颌舌尖牙尖顶降低其高度。

a | b | c

5）–①–3）③ 金刚砂车针调磨咬合高点

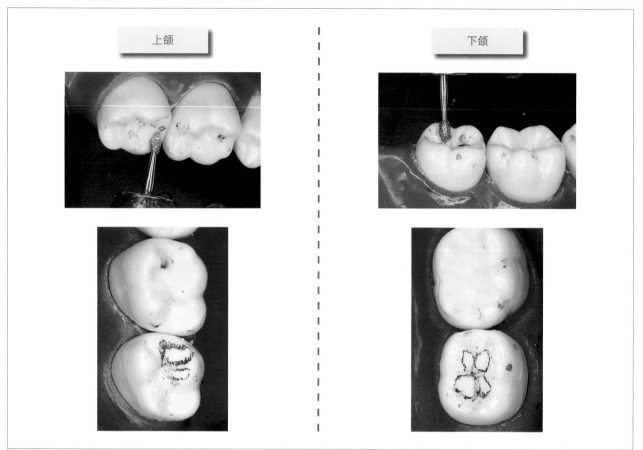

图12　选择橄榄球形车针（319，319SF）调磨咬合高点。调𬌗基本要求包括：①不降低垂直距离；②保持功能性咬合接触。换句话说就是尽量"不降低支持尖高度"。但是，临床中要根据每个病例的实际情况灵活地制订调𬌗的具体方案。本例中，铅笔圈出了被调磨的位置。左图可见稍降低了上颌磨牙舌尖的高度；右图可见下颌磨牙颊舌尖的内斜面被打磨，中央窝变大、变平。

5）–①–3）④ 抛光

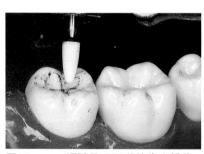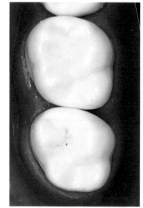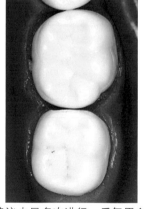

图13a～c　调𬌗是不可逆的临床操作，要避免发生打磨过多的情况，建议少量多次进行，反复用金属咬合片/咬合纸检查，逐步打磨。当每个位置都建立良好的接触，打磨完成后，对调磨过的部位进行抛光。抛光可以选用细砂的金刚砂车针，也可以用白刚玉磨头。如果被调磨的是修复体，则要根据修复材料要求选择相应的抛光轮。无论使用何种工具，其形状要尽量与被调整的牙面形态相匹配。

a｜b｜c

5）–①–3）⑤再次用金属咬合片验证调殆结果

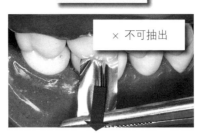

右侧第二磨牙 　　右侧第一磨牙 　　右侧第二前磨牙

× 不可抽出

× 不可抽出

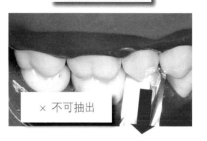

× 不可抽出

图14 调殆过程中和调殆完成后需要反复用金属咬合片进行检查。很多年轻医生会提出"不知道什么状态是达到调殆目标"的问题。金属咬合片检查可以解决此问题。不同咬合接触情况下，操作者抽出咬合片的感觉是不同的。如果在每颗牙齿应该接触的部位，咬合片都不能顺利抽出来，那么调殆就完成了。本例中，可见上下颌右侧第二磨牙调殆后，金属片咬在每个后牙间都不能被抽出来，说明各个牙齿都达到了预期的咬合接触。

侧方殆干扰及其调殆方法

5）–②–1）下颌功能运动时的咬合接触

下颌侧方运动时，可能出现工作侧或非工作侧后牙的咬合接触；下颌前伸运动时，也可能出现后牙的咬合接触。对于天然牙列或固定义齿修复，这些下颌功能运动时发生的后牙异常咬合接触属于殆干扰，需要调殆治疗（表6）。但并不是所有在前伸或侧方运动中出现的后牙咬合接触都是要消除的（表7），最典型例子是全口义齿修复，反而需要在前伸或侧方运动时形成后牙接触，即到达前伸平衡殆和侧方平衡殆。由于固定义齿修复不涉及平衡殆的内容，所以本书不进行详述。

下颌功能运动时所发生的各类殆干扰中（表6），侧方运动时非工作侧殆干扰的调殆最为复杂（图26～图32），如能掌握其方法，就能轻松应对其他类型殆干扰的调殆。

下颌功能运动时发生殆干扰的类型与调殆方法

- -

　1. 侧方运动时工作侧殆干扰，调殆方法参见图15～图25；牙尖交错位咬合高点发生在上下牙同名牙尖的调殆方法与之基本一致

　2. 侧方运动时非工作侧殆干扰，调殆方法参见图26～图32；牙尖交错位咬合高点发生在上下牙异名牙尖的调殆方法与之基本一致

　3. 前伸运动时前伸殆干扰

表6 下颌功能运动时发生殆干扰的类型与调殆方法

侧方运动时不同殆型的咬合接触要求

殆型（侧方运动咬合接触类型）	前牙接触	工作侧后牙接触	非工作侧后牙接触
尖牙保护殆	○*	×	×
组牙功能殆	○*	○*	×
平衡殆	○*	○	○*

表7　侧方运动时不同殆型的咬合接触要求。○表示该组牙全部接触；○*表示该组牙中有一颗牙齿或多颗牙齿接触；×表示该组牙不发生接触。修复体的类型，以及患者的余留牙外形和排列，都是殆型的决定因素。临床中要根据实际情况选择殆型，并基于殆型的要求，调整侧方运动的咬合接触

5）–②–2）侧方运动时工作侧殆干扰

a. 工作侧殆干扰的牙齿接触部位

　　本节先介绍下颌侧方运动时工作侧殆干扰的调殆，后续部分将介绍非工作侧殆干扰的调殆。

　　下颌侧方运动时，工作侧上下颌后牙同名牙尖（颊尖对颊尖，舌尖对舌尖）有发生接触的可能（图15）。要注意的是，尽管接触是同名牙尖，但发生接触的是某个牙尖的内斜面与对颌牙尖的外斜面（图16a）。

侧方运动时工作侧殆干扰：①同名牙尖接触

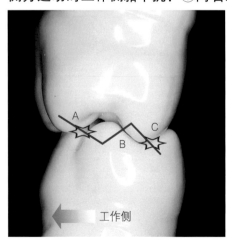

图15　下颌侧方运动时，工作侧的同名牙尖可能发生接触（颊尖对颊尖、舌尖对舌尖）。图中A～C字母分别表示A型接触、B型接触、C型接触。

侧方运动时工作侧𬌗干扰：②同名牙尖接触，但发生接触的是同名牙尖的异名斜面

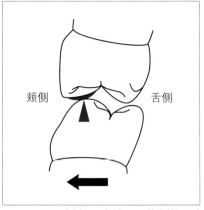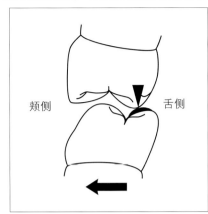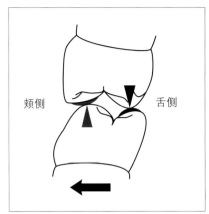

图16a ~ c 侧方运动时，工作侧的同名牙尖接触，但发生接触的是同名牙尖的异名斜面。可能上颌牙颊尖的舌斜面与下颌牙颊尖的颊斜面接触（a）；也可能上颌牙舌尖的舌斜面与下颌牙舌尖的颊斜面接触（b）；也有可能同时发生前两种接触（c）。

a|b|c

b. 工作侧𬌗干扰调𬌗的基本要求（BULL法则）

工作侧𬌗干扰调𬌗的基本要求可用Schuyler CH医生在1935年提出的"BULL法则"（表8）概括。BULL表示需进行调𬌗的部位。其中BU为Buccal of upper的缩写，代表上颌颊侧；LL为Lingual of lower的缩写，代表下侧舌侧。"BULL法则"最初是针对全口义齿的咬合调整提出的。

虽然全口义齿的调𬌗目标和天然牙列或固定义齿的调𬌗目标不同，但是都强调维持咬合垂直高度（VDO）的观念。"BULL法则"所提示调𬌗的部位，体现了维持垂直高度的要求，因此对于天然牙列或固定义齿调𬌗也具有重要的指导意义。以下结合图17 ~ 图25讲解工作侧𬌗干扰调𬌗的具体步骤。

什么是"BULL法则"？

- · BU（Buccal of upper）：上颌颊侧
- · LL（Lingual of lower）：下侧舌侧
- · 最初是针对全口义齿的咬合调整提出
- · 一般用于调整全口义齿的侧方平衡𬌗
- · 强调了调𬌗不要改变咬合垂直高度（VDO）

表8 "BULL法则"摘要[2]

c. 工作侧殆干扰的牙齿接触及调殆部位：A型接触

下颌侧方运动时，如工作侧发生A型接触型，可观察到下颌颊尖颊斜面与上颌颊尖舌斜面接触，根据"BULL法则"，应主要调磨上颌的颊尖（图17，图18）。

5）–②–2）–c.① 发生A型接触的部位

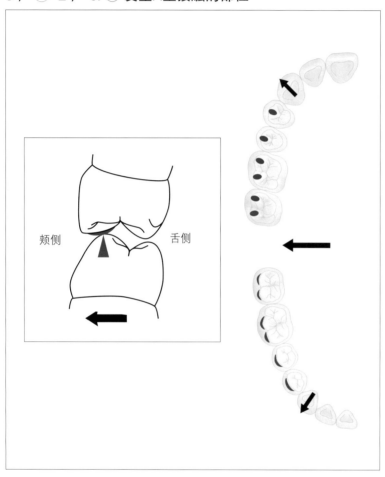

图17 图示下颌侧方运动时，工作侧可能发生A型接触的位置：上颌颊尖舌斜面与下颌颊尖颊斜面。根据"BULL法则"，如发生此情况应主要调磨上颌颊尖。

5）–②–2）–c.② A型接触调殆的部位

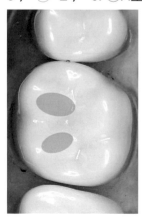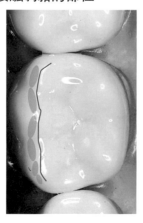

a | b

图18a,b 图中阴影标识出模型上需要调磨的位置。一般情形下，主要调整非功能尖（BU）的斜面（a）。但有时可能也需要对对颌牙进行略微调磨，本例中可稍微调磨下颌颊尖颊斜面以及靠近牙尖顶的部位（b），以弥补上颌颊尖调磨量的不足。

d. 工作侧殆干扰的牙齿接触及调殆部位：C型接触

　　下颌侧方运动时，如工作侧发生C型接触型，可观察到上颌舌尖舌斜面和下颌舌尖颊斜面接触，根据"BULL法则"，应主要调磨下颌的舌尖（图19，图20）。

5）–②–2）–d.① 发生C型接触的部位

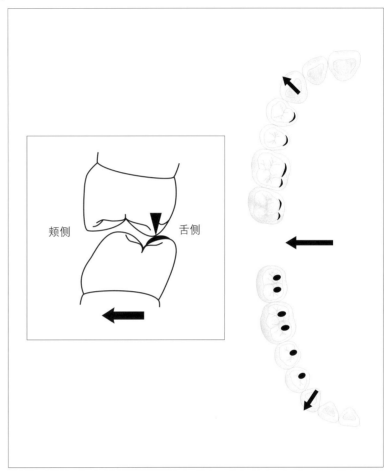

图19　图示下颌侧方运动时，工作侧可能发生C型接触的位置：上颌舌尖舌斜面与下颌舌尖颊斜面接触。根据"BULL法则"，如发生此情况应主要调磨下颌舌尖。

5）–②–2）–d.② 发生C型接触调殆的部位

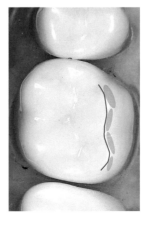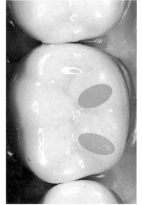

a | b

图20a,b　图中用阴影标识出模型上需要调磨的位置。一般情形下，主要调整非功能尖（LL）的斜面（b）。但有时可能也需要对对颌牙进行略微调磨，本例中可稍微调磨上颌舌尖舌斜面或靠近牙尖顶的部位（a）。

e. 工作侧殆干扰调殆的临床操作

本节结合模型演示下颌侧方运动时出现的工作侧殆干扰，以及相应的调殆方法。图21可见，模型的牙尖交错位正常，但是左侧方运动时，可见工作侧上下颌第一磨牙和第二磨牙之间存在殆干扰。结合图22～图25将讲解对应的调殆操作要点。

5）–②–2）–e. ① 模型演示侧方运动时发生工作侧殆干扰

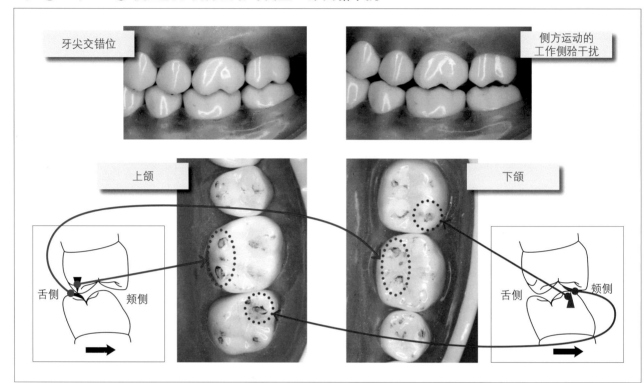

图21 模型演示侧方运动时工作侧殆干扰。左上图可见模型牙尖交错位正常，右上图可见下颌向左侧方运动时，工作侧上下颌第一磨牙和第二磨牙之间存在殆干扰。下图可见：上下颌左侧第一磨牙舌尖之间发生C型接触；上下颌左侧第二磨牙颊尖之间发生A型接触。

5）–②–2）–e. ② 第一磨牙C型接触的调殆方法

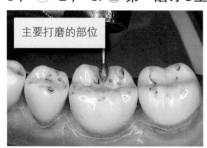

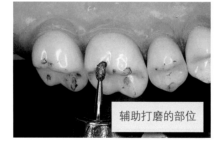

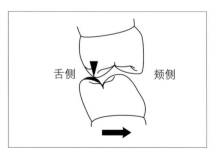

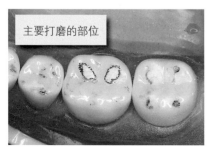

a	b	c
d		

图22a～d C型接触及其需调磨的部位在**图19**、**图20**中已有介绍。本例中，上下颌第一磨牙间发生C型接触，主要调磨的部位是下牙舌尖颊斜面（a、c、d），适当少量打磨上牙舌尖舌斜面作为补充（b）。

5）-②-2）-e.③ 第二磨牙A型接触的调殆方法

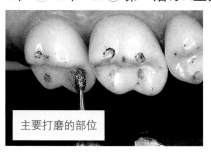

主要打磨的部位

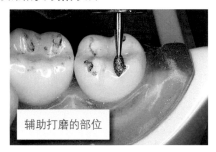

辅助打磨的部位

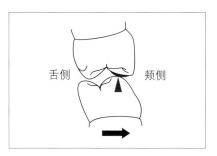

舌侧 颊侧

a	b	c
		d

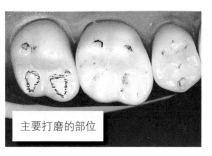

主要打磨的部位

图23a~d A型接触及其需调磨的部位在**图17**、**图18**中已有介绍。本例中，上下颌第二磨牙间发生A型接触，主要调磨的部位是上牙颊尖舌斜面（a、c、d），适当少量打磨下牙颊尖颊斜面作为补充（b）。

5）-②-2）-e.④调殆完成

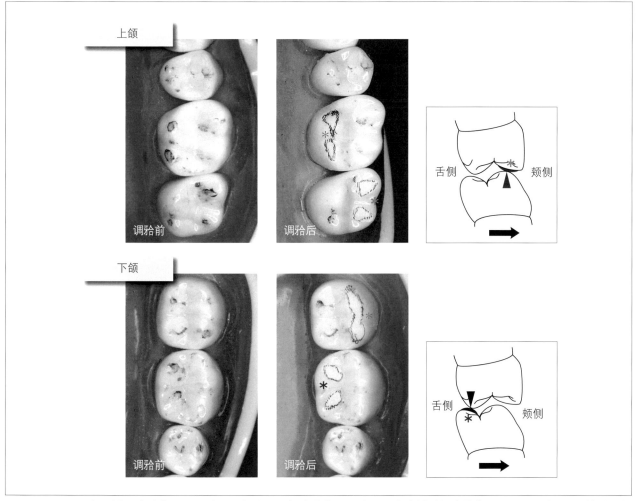

上颌

调殆前 调殆后

舌侧 * 颊侧

下颌

调殆前 调殆后

舌侧 颊侧
*

图24 图示上下颌牙被调磨的位置。大的＊＊代表主要打磨的位置；小＊＊代表辅助打磨的位置。绿色＊表示A型接触的部位；红色＊表示C型接触的部位。

5）–②–2）–e.⑤ 抛光完成

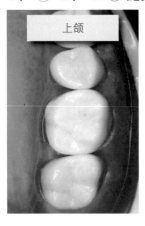
上颌

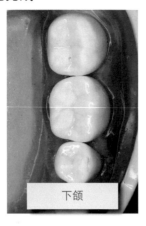
下颌

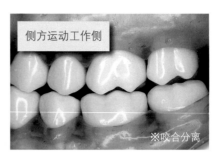
侧方运动工作侧
※咬合分离

a | b | c

图25a～c　为抛光后上下牙的殆面观（a、b）；侧方运动时工作侧磨牙不发生接触（c）。

5）–②–3）侧方运动时非工作侧殆干扰

a. 非工作侧殆干扰的牙齿接触部位

本节将介绍侧方运动时非工作侧殆干扰的调殆。下颌侧方运动时，非工作侧的上颌后牙舌尖有与下颌后牙颊尖接触的可能（图26）。发生接触的一般是上颌后牙舌尖颊斜面与下颌后牙颊尖舌斜面。这种情形对于天然牙列或固定义齿修复称为非工作侧殆干扰，对于全口义齿修复称为侧方平衡殆（图27）。

侧方运动时非工作侧殆干扰 ①上颌后牙舌尖与下颌后牙颊尖接触

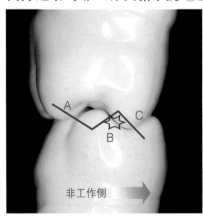
非工作侧

图26　下颌侧方运动时，非工作侧的上颌后牙舌尖与下颌后牙颊尖有发生接触的可能。图中A～C字母表示A型接触、B型接触、C型接触。

侧方运动时非工作侧殆干扰 ②上颌后牙舌尖颊斜面与下颌后牙颊尖舌斜面接触

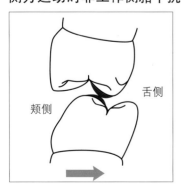
舌侧
颊侧

图27　如果下颌侧方运动时非工作侧的牙尖发生接触，一般是上颌后牙舌尖颊斜面与下颌后牙颊尖舌斜面接触。这种情形对于天然牙列或固定义齿修复称为非工作侧殆干扰，对于全口义齿修复称为侧方平衡殆。

b. 非工作侧𬌗干扰的牙齿接触及调𬌗部位：B型接触

发生B型接触时，可见上颌后牙舌尖颊斜面与下颌后牙颊尖舌斜面接触。发生这种上下牙功能尖接触的情况，"BULL法则"不适用，上颌后牙舌尖颊斜面与下颌后牙颊尖舌斜面都需要进行调磨，二者调磨量基本一致（图28，图29）。

5）–②–3）–b ① 可能发生B型接触的部位

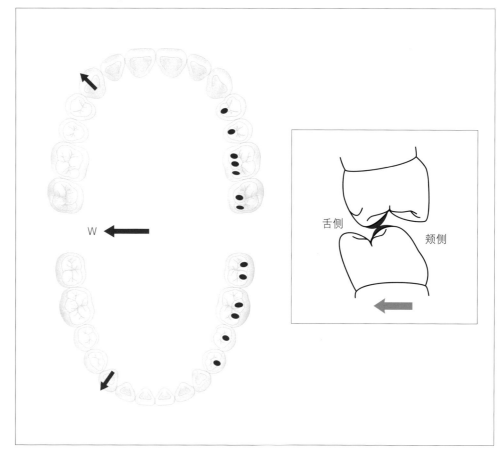

图28　图示为下颌侧方运动时，非工作侧可能发生B型接触的位置：上颌后牙舌尖颊斜面与下颌后牙颊尖舌斜面。发生这种上下牙功能尖互相接触的情况，调𬌗过程不能基于"BULL法则"。

5）–②–3）–b. ②B型接触调𬌗的部位

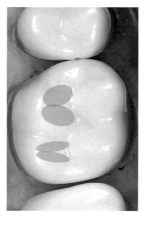 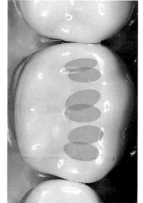

a | b

图29a,b　图中阴影标识出模型上需要调磨的位置。需调磨上颌牙舌尖颊斜面与下颌牙颊尖舌斜面，二者都是功能尖，因此调磨的量应基本一致。当然，基于患者牙齿解剖外形的差异，上下颌牙调磨的量要根据情况进行调整。但无论何种情况，要注意不应改变原有咬合垂直高度。

c. 非工作侧𬌗干扰调𬌗的临床操作

　　本节结合模型演示侧方运动时非工作侧出现的𬌗干扰，以及相应的调𬌗方法。本例中，侧向运动时发生非工作侧𬌗干扰的是上颌第二磨牙和下颌第二磨牙，图30中可见二者接触的部位是上牙舌尖的颊斜面与下牙颊尖的舌斜面。图31、图32将讲解对应的调𬌗操作要点。

5）–②–3）–c.①模型演示侧方运动时非工作侧𬌗干扰

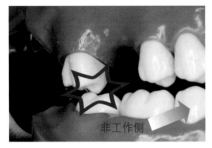
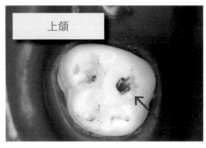
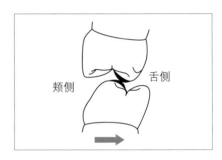

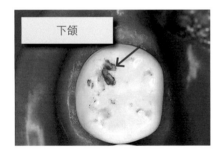

a	b	c
d		

图30a～d　本图中用模型模拟了侧方运动时非工作侧发生的𬌗干扰。可见上颌右侧第二磨牙与下颌右侧第二磨牙发生了非工作侧𬌗干扰（a），二者发生接触的位置是上牙舌尖的颊斜面与下牙颊尖的舌斜面（b～d）。

5）–②–3）–c.② B型接触的调𬌗方法

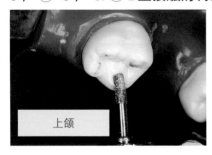
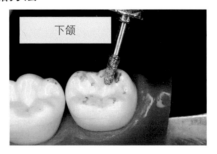
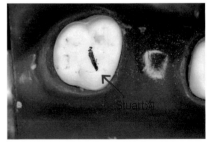

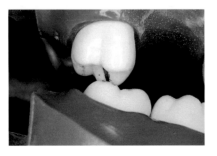

a	b	c
d		

图31a～d　本例上颌第二磨牙舌尖颊斜面与下颌第二磨牙颊尖舌斜面发生B型接触，按照图28、图29中所述方法，应均匀调磨上牙舌尖的颊斜面（a）与下牙颊尖的舌斜面（b）。为避免对功能尖进行大量打磨，可以在上颌磨牙舌尖颊斜面磨出一个"Stuart沟"，为侧方运动时下颌磨牙颊尖的运动开辟出一条路径，使其避免与上牙发生接触（c,d）。

5）–②–3）–c.③ 调验完成后再次用金属咬合片检查

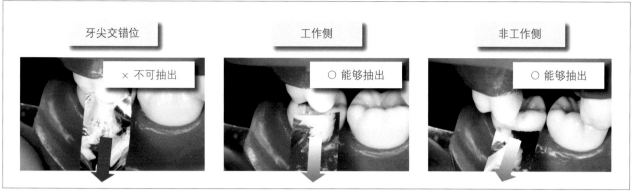

图32　当下颌位于牙尖交错位时（左图），上下颌第二磨牙间的咬合片不能抽出来，而当下颌发生侧方运动时，无论作为工作侧（中图），还是作为非工作侧（右图），上下颌第二磨牙间的咬合片应该都能顺利被抽出来，从而验证上下颌后牙间无侧方验干扰。

③　正中关系早接触及其调验方法

5）–③–1）下颌从正中关系早接触到牙尖交错位的运动特征分析

　　下颌闭口至正中关系范围内，继续闭口过程中，个别下颌牙可能会先与上颌牙接触，之后下颌再滑动至牙尖交错位。这种下颌达到牙尖交错位之前、在正中关系范围内发生的个别牙接触称为正中关系早接触。

　　下颌从正中关系早接触到牙尖交错位运动的轨迹有多种形式：①前后向；②侧向；③前后向与侧向均有。当然，无论在水平面上是什么方向运动，均会有轻微的垂直高度的变化。基于上述运动轨迹的差异，调验的措施有所不同（表9）。因此，应首先在口内或口外研究模型上明确下颌牙列在发生正中关系早接触时与在牙尖交错位的位置差异，之后才能实施调验。本部分内容与第28章"咬合分析"密切关联。

正中关系早接触的类型

1. 下颌从正中关系早接触到牙尖交错位发生前后向移动	①接触点位于非特定牙尖（通常只有一个接触点，见图35、图36）
2. 下颌从正中关系早接触到牙尖交错位发生侧向移动	①接触点位于上下颌同名牙尖（类似于侧方运动时工作侧的接触，图37） ②接触点位于上下颌异名牙尖（类似于侧方运动时非工作侧接触，图43）

表9　正中关系早接触的类型。如果下颌从正中关系到牙尖交错位发生侧向移动，调验的方法与侧方运动验干扰的调验方法一致

5）–③–2）应用Posselt边缘运动轨迹示意图解释正中关系

正中关系是一种颌位关系，即下颌相对于上颌的一种位置关系。对于健康人来说，下颌处于正中关系时，髁突位于关节窝的前上位，关节盘最薄的无血管部分位于髁突与对应关节结节之间，关节盘无形变，髁突的压力能够均匀分布至颞下颌关节各个部分。正中关系是生理性稳定和可重复性颌位。正中关系与牙尖交错位是不同的概念，二者都是下颌相对上颌的位置关系，但正中关系是由髁突位于关节窝内的位置决定，而牙尖交错位是由上下颌牙齿的接触关系决定。

正中关系具有非常重要的临床意义，但要掌握其概念并应用于临床中却非常困难。本节中将结合Posselt边缘运动轨迹示意图对正中关系进行简单解释（图33，图34），后续在第28章"咬合分析"中将详细讲解正中关系的相关内容。

Posselt边缘运动轨迹示意图与正中关系

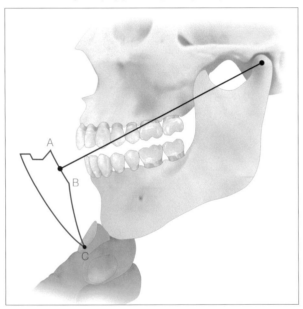

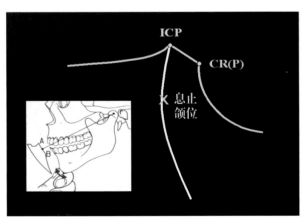

图33 通过记录下颌中切牙在下颌边缘运动过程中的运动轨迹，可以获得Posselt边缘运动轨迹三维图形，本图中为三维图形在矢状面的投影。图中显示，下颌开口运动在小开口范围内时（A–B段），髁突仅发生旋转运动，仍处于正中关系，随开口度逐渐增大，髁突发生滑动，至最大开口度（B–C段）。

图34 结合Posselt运动轨迹示意图解释正中关系早接触和牙尖交错位的关系。下颌闭口至正中关系范围内，继续闭口过程中，个别下颌牙可能会先与上颌牙接触，即图中CR（P）点，之后下颌再滑动至牙尖交错位，即图中ICP点。基于本示意图，需要了解以下内容：①下颌在正中关系时上下牙发生接触的点，即图中CR（P）点，称为正中关系早接触；②示意图是二维的，仅从矢状面描绘了下颌从CR（P）到ICP的运动特征，而真实下颌运动的轨迹是三维的，不仅在前后方向，在左右方向也可能存在滑动；③最理想的咬合接触：下颌在正中关系闭口的位置与牙尖交错位重合，即ICP位于CR轨迹上端终点。这也是咬合治疗的目标，即在正中关系建立牙尖交错位；④Posselt医生报道，88%的人存在正中关系早接触，下颌需要从该位置向前滑动至牙尖交错位，滑动的距离平均为1.0mm（长正中）。如果口颌系统健康，这种正中关系与牙尖交错位之间的差异是生理性的，不会引起功能问题。

5）–③–3）下颌从正中关系早接触到牙尖交错位发生前后向移动

a. 正中关系早接触限于矢状面的调𬌗原则

如图35所示，正中关系早接触限于矢状面，下颌从正中关系早接触到牙尖交错位发生前后向移动。此时调𬌗遵循"MUDL法则"。"MUDL法则"由Lauritzen医生在1972年提出，其中：MU为Mesial of upper（上颌近中）的缩写；DL为Distal of lower（下颌远中）的缩写（表10）。按照"MUDL法则"调𬌗，可以消除矢状面上从正中关系到牙尖交错位时发生的早接触[3]。

此外，还有一条"DUML法则"，DU为Distal of upper（上颌远中）缩写, ML为Mesial of lower（下颌近中）缩写[4]。"MUDL法则"或"DUML法则"的选择，要基于下颌从正中关系早接触是向前还是向后滑向牙尖交错位。

下颌从正中关系闭合至牙尖交错位发生早接触

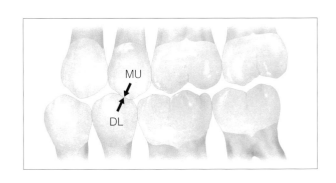

图35　下颌达到牙尖交错位之前、在正中关系范围内发生的个别牙接触的模拟图。

MUDL法则

- MU（Mesial of upper）：上颌近中
- DL（Distal of lower）：下颌远中
- 用于消除正中关系早接触
- 该法则适用于下颌发生向前偏斜，如发生向后偏斜应采用DUML法则

表10　MUDL法则

应用MUDL法则调𬌗的部位

a | b | c

图36a ~ c　图中阴影标识出模型上拟应用MUDL法则调𬌗的部位。调磨上颌磨牙牙尖的近中斜面与下颌磨牙牙尖的远中斜面，调𬌗完成后下颌向远中移动。

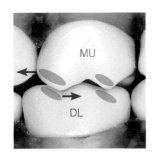
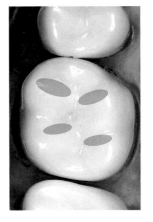
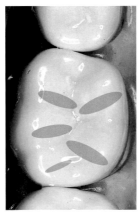

5）–③–4）下颌从正中关系早接触到牙尖交错位发生侧向移动

a. 正中关系早接触点位于同名牙尖的调𬌗原则

下颌在正中关系发生早接触，接触位置可能位于同名牙尖，之后侧向滑动至牙尖交错位。此时调𬌗的方法类似于侧方运动时工作侧𬌗干扰，根据"BULL法则"进行。

b. 正中关系早接触点位于同名牙尖的调𬌗方法

图37为正中关系早接触发生于同名牙尖的示意图，在后牙区可观察到不同类型的接触。以下结合图38～图42讲解相关调𬌗方法。

正中关系早接触点位于同名牙尖

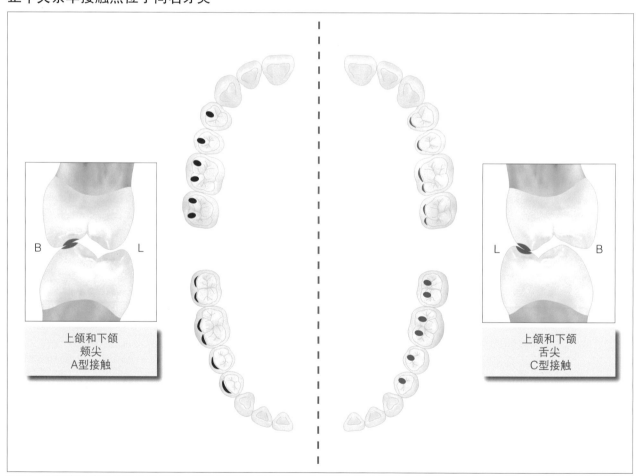

图37　下颌在正中关系发生早接触，接触位置为同名牙尖，之后侧向滑动至牙尖交错位。应根据"BULL法则"进行调𬌗。

5）–③–4）–b. ① 模型演示正中关系早接触点位于同名牙尖

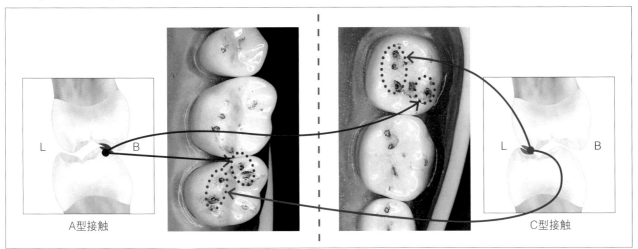

图38 模型演示正中关系早接触发生于上下颌左侧第二磨牙的同名牙尖，此情况类似于工作侧殆干扰的牙齿接触。左侧图中红点为：上牙颊尖舌斜面与下牙颊尖颊斜面发生A型接触；右侧图中蓝点为：上牙舌尖舌斜面与下牙舌尖颊斜面发生C型接触。

5）–③–4）–b. ② A型接触的调磨方法

a | b

图39a,b 对于A型接触，主要调磨的部位是上牙颊尖舌斜面，适当少量调磨下牙颊尖颊斜面作为补充。

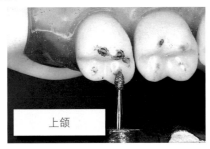
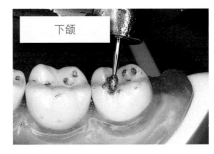

5）–③–4）–b. ③ C型接触的调磨方法

a | b

图40a,b 对于C型接触，主要调磨的部位是下牙舌尖颊斜面，适当少量调磨上牙舌尖舌斜面作为补充。

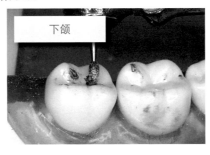
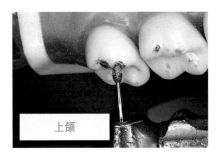

5）–③–4）–b. ④ 第二磨牙早接触点调殆完成后的情况

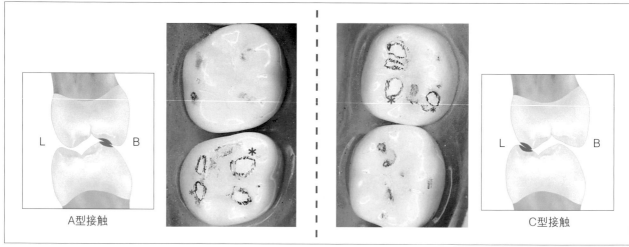

A型接触　　　　　　　　　　　　　C型接触

图41　图示上下颌第二磨牙发生早接触及被调磨的部位。大＊＊代表主要打磨的位置；小＊＊代表辅助补充打磨的位置。红色＊表示发生A型接触的位置；绿色＊表示发生C型接触的位置。

5）–③–4）–b. ⑤ 调殆完成后用金属咬合片检查

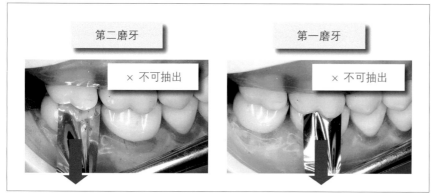

第二磨牙　　　　　　　　第一磨牙

× 不可抽出　　　　　　　× 不可抽出

图42　调殆完成后用金属咬合片验证咬合接触情况。当金属咬合片不能从后牙区抽出来，说明调殆完成。本例中，对上下颌第二磨牙进行调殆后，咬合状态下金属咬合片不能从上下颌各磨牙间抽出。经过调殆，牙尖交错位与正中关系一致。

c. 正中关系早接触点位于异名牙尖的调殆原则

　　下颌在正中关系发生早接触，接触位置可能位于上下颌异名牙尖，之后下颌侧向滑动至牙尖交错位。此时调殆的原则与图28～图32所述相同。

d. 正中关系早接触点位于异名牙尖的调殆方法

　　图43为正中关系早接触发生于上下颌异名牙尖的示意图，图中可见右侧上下颌后牙区发生早接触。图44～图46将介绍相关调殆方法。

正中关系早接触点位于异名牙尖

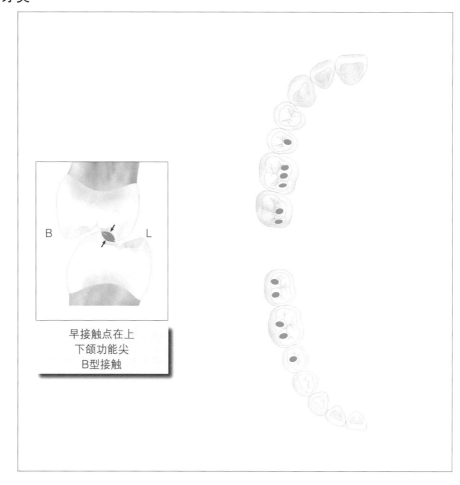

早接触点在上
下颌功能尖
B型接触

图43　正中关系早接触点位于上
下颌异名牙尖的示意图。该早接
触导致下颌从正中关系向侧方滑
至牙尖交错位。

5）–③–4）–d.① 模型演示正中关系早接触点位于异名牙尖

a|b|c

图44a～c　模型演示正中关系早接
触发生于上下颌异名牙尖。本例中
可见早接触发生在上颌左侧第一前
磨牙的舌尖颊斜面近中与下颌第一
前磨牙的颊尖舌斜面的远中，属于
B型接触。

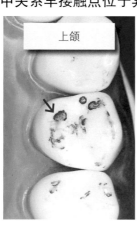

上颌

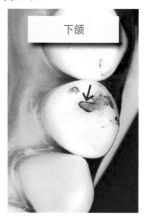

下颌

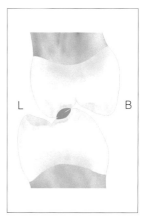

咬合调整

5）—③—4）— d.② 正中关系早接触点位于异名牙尖的调𬌗

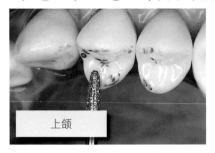
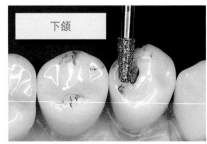

a|b

图45a,b　本例中出现的早接触位于上下颌功能尖，应均匀调磨上牙舌尖颊斜面近中（a）与下牙颊尖舌斜面远中（b）。有些情况下，由于牙齿解剖外形限制，不能均匀调磨上下颌牙齿，但是也要遵循不降低咬合垂直高度原则。

5）—③—4）— d.③ 左侧第一前磨牙调𬌗完成后的情况

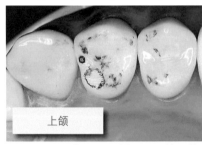
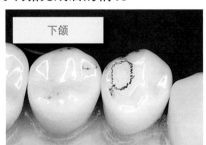

图46a,b　图中可见左侧上下颌第一前磨牙被调磨的位置。调𬌗的目标是消除正中关系早接触，在正中关系重新建立牙尖交错位。需要注意，患者如果存在图示位置的异名牙尖接触，不仅会导致下颌从正中关系到牙尖交错位发生侧方滑动，也可能发生前后向的滑动。从正中关系早接触到牙尖交错位是个三维的运动，所以要认真分析早接触的位置及下颌运动的情况，并实施相应的调𬌗方案。

a|b

Summary

本章总结

　　本科院校在口腔修复学基础教育中，没有详细讲授调𬌗的内容，而且相关内容的确也难以理解与掌握。调𬌗不仅是口腔修复临床治疗的重要内容，对于牙周治疗和正畸治疗维持咬合稳定也都具有重要意义，而且具有很高的技术敏感性。但是，很多初学者认为，调𬌗仅仅是戴牙时将咬合纸着色高点磨掉就达到目标了。此外，还有一部分观点对调𬌗治疗抱有否定态度，认为大多数存在咬合问题的患者，其咬合垂直高度（VDO）已经比正常低，调𬌗会进一步降低VDO。不可否认，如果没有经过认真的诊断分析，盲目地开展调𬌗治疗，很可能会影响患者原有的VDO，或带来更严重的问题。但是，如果对正中关系进行正确的咬合分析，并制订相应的治疗方案，采用合理的调𬌗方法，是能够实现不降低VDO的同时改善患者咬合状况的目的。因此，本书在本章及下一章大篇幅讲述了调𬌗与咬合分析的内容。如果调𬌗实施得当，将能显著改善患者的咬合与口腔功能。当然，如果调𬌗治疗不当，则可能对患者的咬合造成不可逆的严重破坏。

第28章

咬合分析

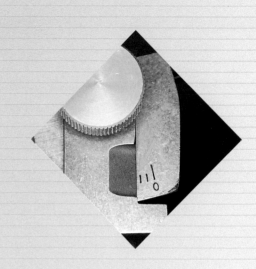

本章学习目标

关于咬合分析……

1. 定义及其临床意义

2. 正中关系（CR）咬合记录

3. 获取半可调𬌗架的髁导斜度

4. 咬合分析的临床操作

1 咬合分析的临床意义

咬合分析是检查和诊断咬合问题的方法。不理想的牙尖交错位、存在侧方𬌗干扰导致下颌运动功能障碍、牙齿磨耗引起垂直距离变化而导致的颌位关系改变等，这些情况都需要进行咬合调整治疗或咬合重建治疗。对于这类病例，首先需要将其牙列模型按照正中关系（Centric relation, CR）上𬌗架，进行咬合关系及下颌功能运动分析，在此基础上才能制订出治疗计划。咬合分析的定义如表1所示。

2 咬合分析的准备——明确治疗的目标颌位

有一种观点认为，咬合治疗的目标应该是将牙尖交错位与正中关系重合。但是，90%的成人牙列其牙尖交错位与正中关系并不一致。换言之，大多数的修复治疗是在患者现有的牙尖交错位上完成的。因此，需要认识到治疗目标颌位的两个标准：

①患者原有良好的牙尖交错位，并且口颌系统不存在问题：不需要改变原有颌位关系→选择牙尖交错位。

②患者没有稳定的牙尖交错位（包括无牙颌患者和全口咬合重建患者）：需要重新建立一个稳定的颌位关系→选择正中关系。

3 𬌗架上需要分析的内容

患者如需接受大量的咬合调整或者咬合重建，这种治疗是不可逆的，难度大、风险高。因此，首先应在上好𬌗架的模型上进行咬合分析，而不能在患者口内直接开始治疗。将患者牙列及咬合情况复制到𬌗架上，能够在正式治疗前帮助明确诊断及制订治疗方案。患者的上下颌模型要按正中关系转移到半可调𬌗架上，尽量真实地模拟患者的咬合状况，在𬌗架上要进行如下分析：①从正中关系到牙尖交错位所发生的早接触、滑动和偏斜；②侧方运动𬌗干扰。首先在𬌗架上模拟咬合调整，之后按照同样的步骤在患者口内实施。具体方法如下：

①通过对模型进行调𬌗或诊断蜡型重塑外形，在𬌗架上模拟出最终咬合治疗的目标。

②记录𬌗架上实施调𬌗的顺序和部位，按照记录对患者实施治疗。

咬合分析的定义

1. 从咬合对牙齿及相关结构的影响，来评估口颌系统
2. 通过检查研究模型的咬合关系来评估患者的咬合关系。Lauritzen在《咬合分析图谱》（1974年）中，介绍了利用Dentatus𬌗架对咬合创伤的病例进行咬合分析的方法

表1 咬合分析的定义[5]

咬合分析是基于模型检查以辅助诊断和辅助制订治疗计划（表2，图1），因此，𬌗架上的研究模型要非常接近患者口内的真实情况。为达到这个要求，需认真进行每一步操作以保证准确性。在本章中，重点讲解咬合相关内容（表3）。

需进行咬合分析的病例及其治疗目标

需要进行咬合分析的情况	治疗目标
1. 患者牙尖交错位异常 2. 侧方运动存在𬌗干扰，导致下颌运动受限 3. 垂直距离发生改变（牙齿重度磨耗或垂直距离被抬高）	**1. 达到理想的咬合接触** **2. 消除𬌗干扰** **3. 牙尖交错位与正中关系一致（图1）**

表2　需要进行咬合分析的病例及其治疗目标

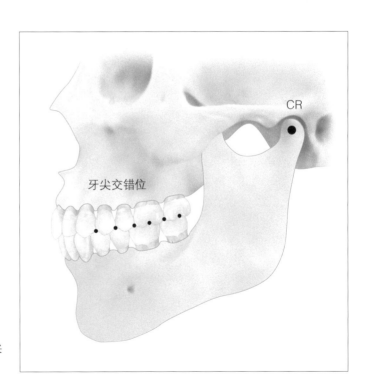

图1　咬合治疗的理想目标是在正中关系建立新的牙尖交错位。

咬合分析的主要步骤

1. 准确复制上下颌牙列的研究模型（参见第1卷第1章和第3章）
2. 用面弓将上颌研究模型转移到𬌗架上，建议使用半可调𬌗架（参见第1卷第1章和第3章）
3. 获取正中关系咬合记录，并利用咬合记录将下颌模型上𬌗架（本章）
4. 利用非正中咬合记录获取𬌗架的髁导斜度（本章）
5. 在𬌗架上进行咬合分析和模拟调𬌗（参见第27章和本章）

表3　咬合分析的主要步骤

4 咬合分析的临床操作：①应用前牙咬合引导工具获取正中关系咬合记录

本章将讲述获取正中关系（表4）咬合记录的两种方法：①应用前牙咬合引导工具（图4~图57）；②手法引导法（图58~图82）。无论哪种方法，都要首先消除上下颌牙齿原有接触的影响，这与获取牙尖交错位咬合记录不同。正中关系咬合记录是用来在𬌗架上重建上下颌模型在下颌铰链运动铰链轴上的相对位置关系（图2，图3）。本部分将先讲述前牙咬合引导工具的使用方法。

① 制取上下颌研究模型

参照第1卷第1章~第3章所述方法制取上下颌研究模型

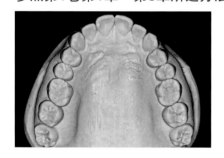 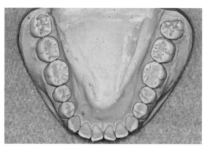

a|b

图2a,b 参照第1卷第1章~第3章所述方法，制作上下颌研究模型（图片引自第1卷第3章图15）。

② 使用面弓将上颌研究模型上𬌗架

参考第1卷第5章和第6章所述方法，使用面弓将上颌研究模型上𬌗架

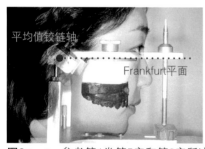 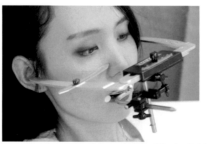 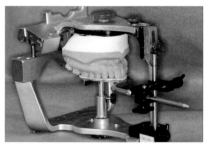

平均值铰链轴　Frankfurt平面

图3a~c 参考第1卷第5章和第6章所述方法，使用面弓将上颌研究模型转移到𬌗架上（图3a引自第1卷第5章图1；图3b引自第1卷第5章图2；图3c引自第1卷第6章图6）。
a|b|c
建议临床常规使用半可调𬌗架进行咬合分析，𬌗架的铰链轴选择平均值铰链轴。正中关系准确的后部参考点应是双侧真实铰链轴点（图3b）；真实铰链轴点需要使用下颌运动轨迹描记仪的铰链轴定位器来测定，并要求配套使用全可调𬌗架，操作非常复杂，临床中不常规使用。

3 用正中关系咬合记录将下颌模型上殆架 ①模型演示：使用前牙咬合引导工具获取正中关系咬合记录

使用前牙咬合引导工具获取正中关系咬合记录的基本原理 ①Anterior jig等前牙咬合引导工具可以引导下颌回到重复性颌位

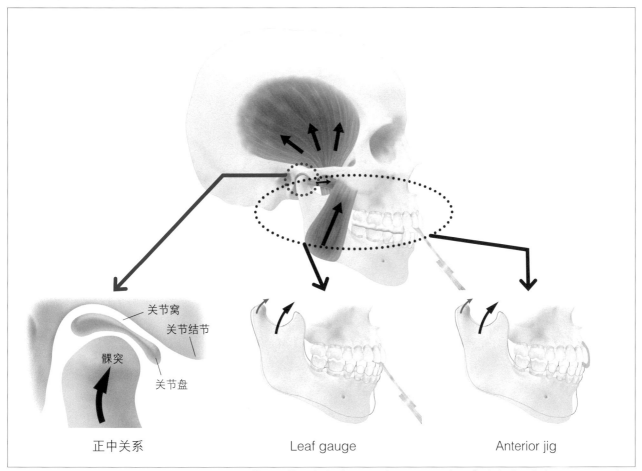

关节窝
关节结节
髁突
关节盘

正中关系　　　　　　　　Leaf gauge　　　　　　　　Anterior jig

图4　获取正中关系咬合记录可采用两种方法：①应用前牙咬合引导工具（图4~图57）；②手法引导法（图58~图82）。无论哪种方法，都要首先消除上下颌牙齿原有接触的影响，这与获取牙尖交错位咬合记录不同。正中关系咬合记录是用来在殆架上重建上下颌模型在下颌铰链运动铰链轴上的相对位置关系。

本图描述了使用前牙咬合引导工具获取正中关系咬合记录的基本原理。如果手法引导难以让患者咀嚼肌放松、下颌顺利回到正中关系，可以使用Anterior jig（或Leaf gauge、Lucia jig等其他前牙咬合引导工具），让患者上下颌牙齿在20分钟内不发生接触，实现咀嚼肌的去程序化，消除咀嚼肌在牙齿引导下的习惯性收缩。下颌在前牙咬合引导工具上达到可重复性的闭合位置后，在上下颌后牙间放置咬合记录材料，即可完成正中关系咬合记录。理论上，使用哥特式弓获取无牙颌患者水平颌位关系的方法与此方法原理相同（图5）。

使用前牙咬合引导工具获取正中关系咬合记录的基本原理 ②Anterior jig等前牙咬合引导工具与无牙颌患者所用哥特式弓基本原理相同

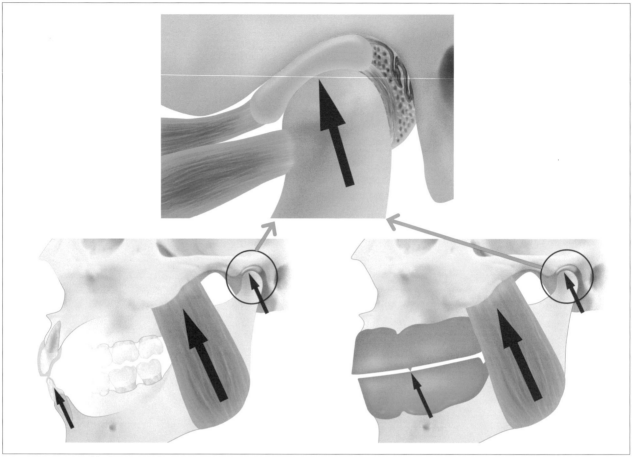

图5　Anterior jig等前牙咬合引导工具与无牙颌患者所用哥特式弓原理基本相同：利用咬合记录材料来记录正中关系时髁突在关节窝中的位置，而不考虑牙齿对水平颌位关系的影响。采用这些方法的前提是颞下颌关节是健康的，髁突–关节盘–关节结节复合体在解剖和生理上均处于良好的功能状态。

	【小贴士】什么是正中关系
状态	由髁突、关节盘和关节结节之间的相对位置关系决定，与牙齿无关，是髁突在关节窝内处于最稳定位置时上下颌的相对位置关系
定义	髁突处于稳定的位置，在这个位置，髁突可以围绕铰链轴进行单纯的铰链运动，与牙齿的接触状态无关。第8版《口腔修复学词汇表》（Glossary of Prosthodontic Terms, GPT）中定义此时髁突位于关节窝的前、上位[6]
临床意义	1. 髁突在关节窝内围绕铰链轴进行铰链运动，是可重复的位置 2. 与牙齿接触无关，由髁突、关节窝和咀嚼肌决定

表4　正中关系的状态、定义和临床意义（参见第1卷第7章表1）

使用前牙咬合引导工具获取正中关系咬合记录的基本原理 ③用Posselt下颌边缘运动轨迹示意图来解释正中关系

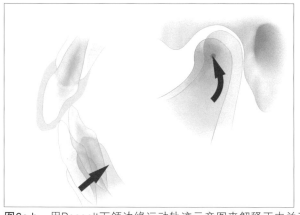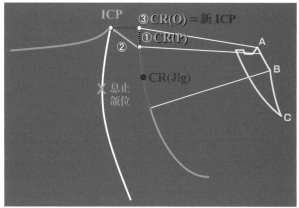

图6a,b　用Posselt下颌边缘运动轨迹示意图来解释正中关系。在正中关系，髁突进行铰链运动，要注意的是：下颌的正中关系位，并不是唯一的位置，其理论上的范围是：①从小开口起始位置开始；②至髁突铰链运动的下限，也就是髁突开始发生滑动之前。正中关系咬合记录要求，开口度尽量小，通常要求前牙打开在2～5mm以内。在图6b中：①CR（P）为下颌从正中关系闭口时牙齿发生早接触的位置；②绿色为从CR（P）滑动至ICP的轨迹；③CR（O）为咬合治疗的目标颌位（正中关系的牙尖交错位）。

a | b

斜面型Anterior jig的制作 ①绘制轮廓线，覆盖上颌中切牙3/4

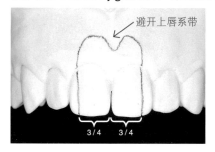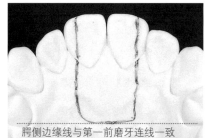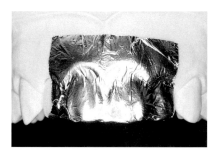

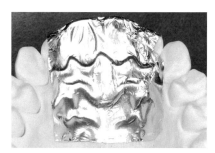

a|b|c
d

图7a～d　图7～图12将介绍斜面型Anterior jig制作方法；图13～图16将讲述使用斜面型Anterior jig获取正中关系咬合记录的方法。图26、图27将介绍其他类型的前牙咬合引导工具，如水平型的Lucia jig和Leaf gauge。
首先绘制Anterior jig的轮廓线（a,b），覆盖上颌中切牙3/4，避开唇系带，腭侧边缘线与双侧第一前磨牙连线对齐。如果范围太小，jig在牙齿上稳定性不好。画完轮廓线后，在模型上贴一层铝箔，防止将来树脂进入倒凹而损坏模型（c,d）。

斜面型Anterior jig的制作 ②放置自凝树脂并塑形

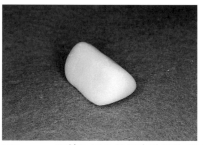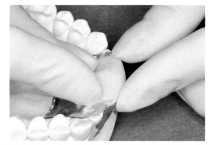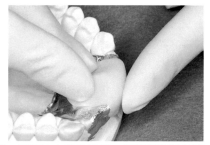

图8a～c　调拌适量自凝树脂并制作成三棱柱形（a）。将树脂块放置在模型上塑形。树脂块应覆盖唇侧、切端和腭侧轮廓线范围（b,c），右手拇指和食指将唇腭侧捏在一起，避免固化过程中翘起。树脂块要在模型上反复取戴，保证就位准确。

a|b|c

斜面型Anterior jig的制作 ③制作完成的外形

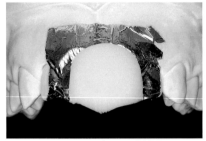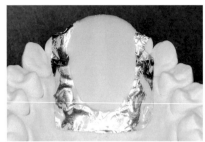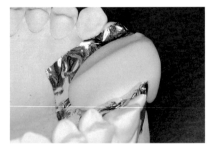

图9a～c 图示Anterior jig制作完成后的外形。正面观可见左右中切牙之间有个三角形突出结构。在腭侧，沿腭侧斜面有一条突起的直嵴，用于引导下颌至正中关系位。

a|b|c

斜面型Anterior jig 的制作 ④试戴，检查咬合接触位置以及牙列间开殆大小

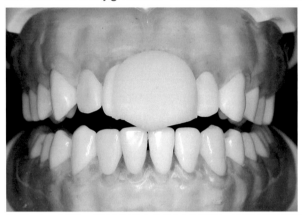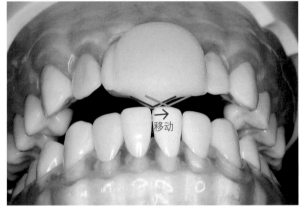

移动

图10a,b 试戴。试戴前要去除明显的倒凹，确保就位顺利。患者缓慢闭口至下颌前牙与jig接触后检查：①下颌前牙切缘与Anterior jig的接触点；②左右双侧咬合分离的情况。**图10b**所示，如果下颌牙齿间邻接处与Anterior jig腭侧嵴顶接触，在下颌闭合时可能被引导左右偏移，不一定回到正中关系。理想的情况是，下颌左侧或右侧中切牙切端与Anterior jig的腭侧嵴顶接触。参考**图10b**中蓝线，调整腭侧嵴的位置。

a|b

斜面型Anterior jig的制作 ⑤调整外形，改变腭侧嵴顶的位置

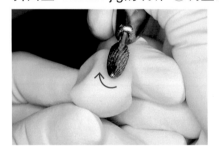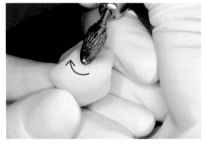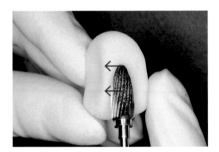

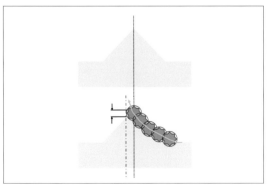

a|b|c
d|

图11a～d 为向左或向右调整腭侧嵴的位置，钨钢钻头应置于新嵴顶位置的另一侧，平行于原嵴顶进行打磨。原有高点被磨掉，嵴顶会向另一侧移动。

斜面型Anterior jig的制作 ⑥调整后再次试戴检查

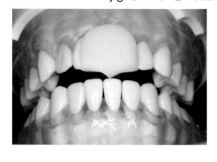
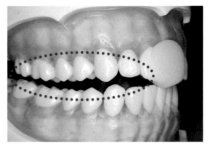
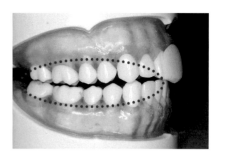

a	b	c
d	e	

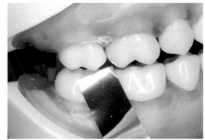
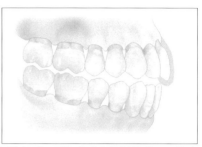

图12a～e　打磨后再次进行试戴检查。本例中，将腭侧嵴顶向左调整，达到了理想位置（a）。此时可以观察到后牙区的咬合间隙较大（b），而理想的咬合分离为1.0～1.5mm，因此需要降低嵴顶的高度（不要改变位置）。调整嵴顶高度后，降低了咬合间隙（c），可尽量减少咬合记录材料的用量。临床中，口内可用咬合纸检查后牙咬合分离情况（d,e）。

应用斜面型Anterior jig记录正中关系

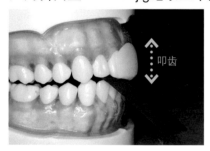
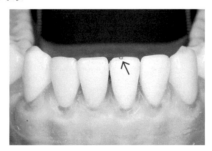
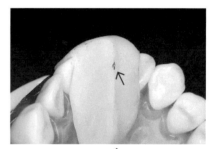

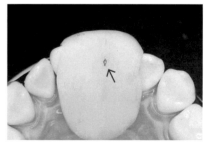

a	b	c
		d

图13a～d　将Anterior jig口内就位，如就位不稳，可使用暂时粘接材料或压力指示剂进行衬垫。嘱患者以规律的节奏轻叩齿20分钟（a），目的是使咀嚼肌去程序化，消除原有的牙齿接触所引导的咀嚼肌习惯性收缩。用咬合纸检查叩齿接触点的一致性（b～d）。

应用斜面型Anterior jig记录正中关系 ①选择合适的咬合记录材料

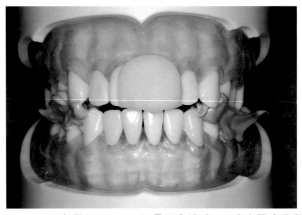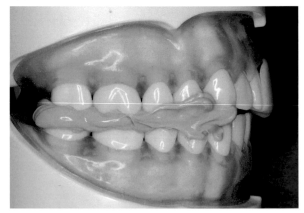

图14a,b　应用Anterior jig记录正中关系，一个主要步骤是将咬合记录材料填充至Anterior jig在口内打开的后牙咬合间隙。双侧髁突以及下颌前牙与Anterior jig的接触点，三点支撑可以使下颌处于一个稳定位置。将咬合记录材料置于后牙𬌗面，嘱患者轻轻闭口，检查确认下颌前牙是否咬合至jig上原有的接触点。咬合记录材料的要求如下：①软；②适当的固化时间；③固化后形态稳定，硬度适中。如果咬合记录材料过硬，闭合过程中下颌牙的牙周膜感受器会感觉到材料的硬度，并反馈到肌肉，可能导致下颌位置偏斜。市场上目前有很多种咬合记录材料可供选择，本例使用硅橡胶印记材料Exabite II（GC公司）。

a｜b

应用斜面型Anterior jig记录正中关系 ②修整咬合记录

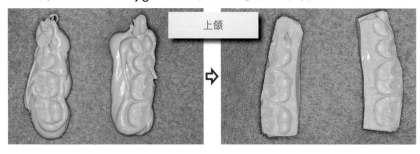
上颌

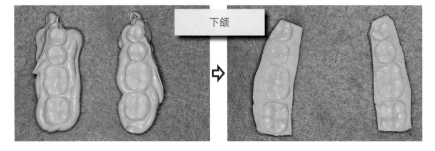
下颌

a｜b
c｜d

图15a ~ d　图示咬合记录修整后的情况。使用锋利的刀修整咬合记录进入牙齿倒凹以及与软组织接触的部分（b,d）。

应用斜面型Anterior jig完成正中关系记录

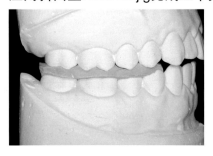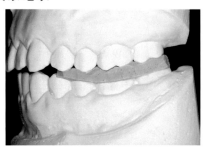

a｜b

图16a,b　研究模型与咬合记录精准匹配后，可以再现口内牙列的状况。

平面型Anterior jig的制作 ①自凝树脂就位并塑形

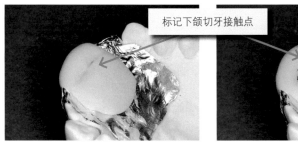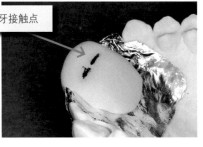

标记下颌切牙接触点

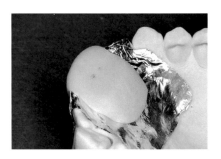

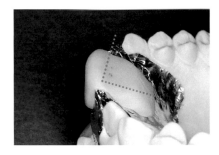

图17a~d 图17~图20介绍平面型Anterior jig（也叫Lucia jig）的制作和应用，与图7~图12所述斜面型Anterior jig的制作及应用方法基本一致。二者区别仅在于腭侧与下颌前牙接触区的外形，平面型Anterior jig是一个平面，而不是一个斜峭。首先用树脂在研究模型形成基本轮廓，同样覆盖前牙唇面、切端和腭侧。树脂完全固化前，患者缓慢闭口，下颌切牙轻咬树脂块以标记下颌切缘的咬合接触位置，之后用铅笔标记（a,b）。树脂块完全固化后打磨修整（c），使之与下颌切牙接触的部位形成一个平面，并与殆平面平行（d）。

a	b	c
d		

平面型Anterior jig 的制作②试戴与外形调整

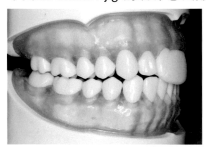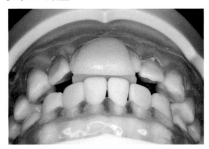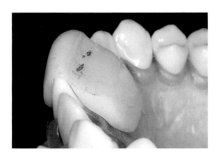

a	b	c
d		

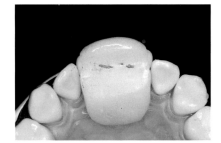

图18a~d 固化的Anterior jig口内试戴。完全就位稳定后，嘱患者轻轻咬合，检查：①下颌切牙与腭侧平面接触的位置与状况；②左侧和右侧后牙咬合分离状况。调整树脂块厚度，以使上下颌后牙区达到1.0~1.5mm的咬合分离。

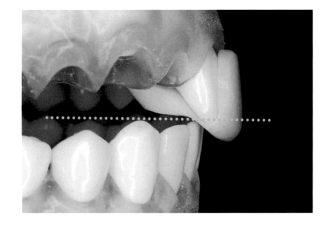

图19 平面型Anterior jig与下颌前牙的咬合接触平面应平行于殆平面。

应用平面型Anterior jig获取正中关系咬合记录

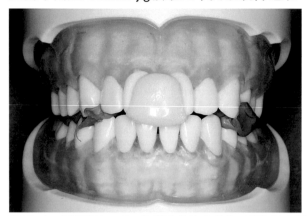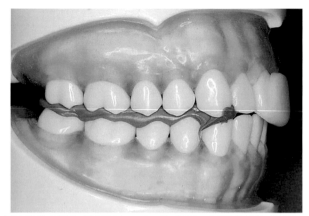

图20a,b 平面型Anterior jig戴入并完全就位，获取正中关系咬合记录的方法与斜面型Anterior jig相同。下颌前牙闭合于jig的位置稳定后，将咬合记录材料置于后牙咬合间隙，即完成正中关系咬合记录。本图中使用的是硅橡胶印记材料Exabite II（GC公司）。

a|b

应用Leaf gauge获取正中关系咬合记录 ①Leaf gauge的准备

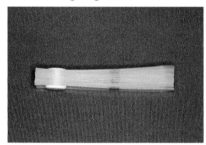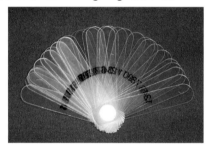

a|b

图21a,b 前述图7~图16介绍了斜面型Anterior jig制作及应用；图17~图20介绍了平面型Anterior jig制作及应用；本部分将介绍使用Leaf gauge（Panadent公司）获取正中关系咬合记录的方法。Leaf gauge由一叠56片0.1mm厚的塑料片组成，利用该工具可以容易地在椅旁引导患者下颌回到正中关系，经济实用，操作简便。

应用Leaf gauge获取正中关系咬合记录 ②改变上下牙列间塑料片的数量来调整咬合分离

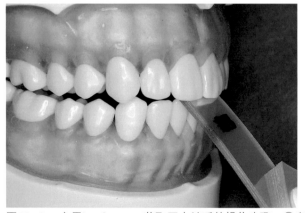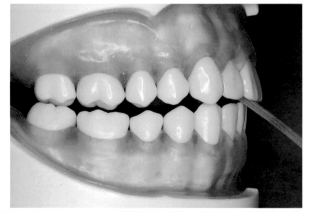

图22a,b 应用Leaf gauge获取正中关系的操作步骤：①患者前牙咬住Leaf gauge，调整前牙之间Leaf gauge塑料片的数量，使后牙区实现1.0~1.5mm的咬合分离（a）；②上下颌前牙间的Leaf gauge可以引导下颌前后移动，调整翼外肌和颞肌的收缩，使髁突位于关节窝前上位，此时就能进行正中关系记录（b）。

a|b

应用Leaf gauge获取正中关系咬合记录

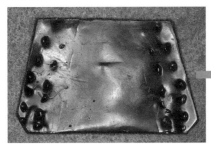
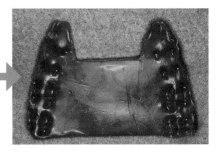

a | b
c | d

图23a～d　本图介绍使用Leaf gauge和蜡片获得正中关系咬合记录的方法。首先将两片蜡加热并融合在一起，之后置于上颌牙列，获得咬合印记。修去蜡片的前牙区，为Leaf gauge留出空间（a,b）。在上下颌前牙间放置Leaf gauge，调整塑料片数目，达到合适的后牙咬合分离。根据后牙咬合分离情况调整蜡片厚度，置于口内让患者咬合，方法详见图28～图36。咬合时蜡片要足够软，不能引导下颌偏移（c,d）。

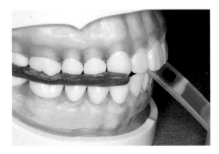
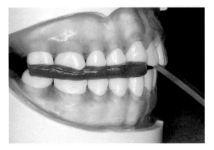

a | b

图24a,b　上图介绍了使用蜡片获取正中关系咬合记录。使用硅橡胶咬合记录材料也可以实现同样效果，本图示使用硅橡胶材料Exabite II（GC公司）完成正中关系记录。

应用Leaf gauge完成正中关系咬合记录

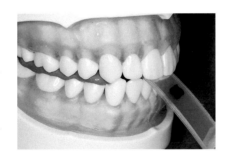
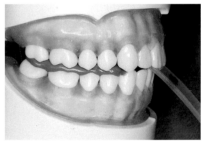

a | b
c | d

图25a～d　本图为图23、图24所获取咬合记录在研究模型上就位的情况。就位前要用锋利的刀修掉咬合记录进入牙列倒凹及和软组织接触的部分。咬合记录应在没有任何阻挡的情况下在模型上就位，并能准确地再现口内牙列的咬合情况。

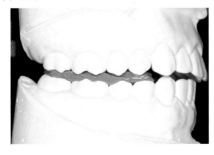
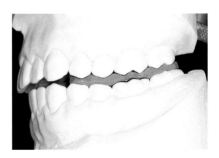
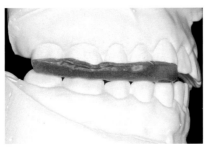
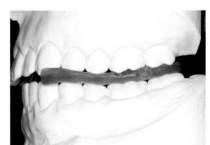

【小贴士】应用Anterior jig或Leaf gauge的要求

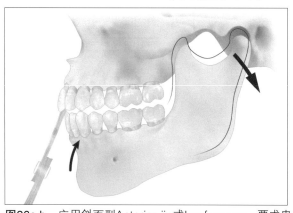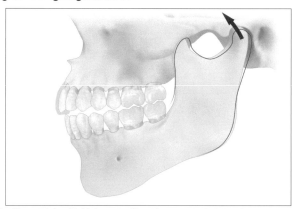

图26a,b 应用斜面型Anterior jig或Leaf gauge，要求患者上颌前牙腭侧要能够与下颌前牙接触，这样才能引导下颌向后和向下（a）。如果患者存在以下情况，则需要使用平面型Anterior jig（b）：①髁突位置不稳定；②垂直距离丧失过多；③颞下颌关节（髁突–关节盘–关节窝之间、关节韧带等）缺少稳定性。当然，尽管平面型Anterior jig对于引导不稳定的下颌回到正中关系具有一定作用，但如果存在肌肉紧张、神经肌肉控制异常等因素导致下颌叩齿位置不能重复（要求jig就位30分钟后，反复叩齿的咬合接触位置没有变化），在记录正中关系之前，需要使用𬌗垫或其他方式进行治疗。

a|b

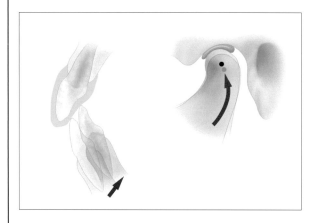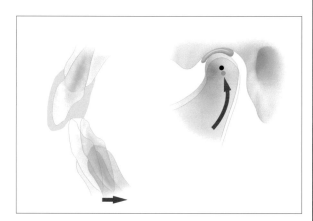

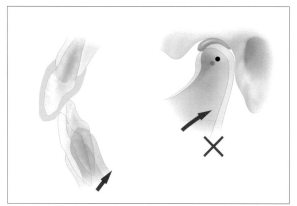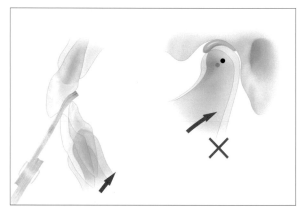

图27a~d 应用不同类型的前牙咬合引导工具后，斜面型Anterior jig（或Leaf gauge）和平面型Anterior jig，髁突运动的示意图。如果患者颞下颌关节及神经肌肉系统健康，用斜面型或平面型Anterior jig均可将下颌引导至正中关系（a,b）。如果髁突能被引导至后下位，同图26所述，则要避免使用斜面型前牙咬合引导工具（c,d）。

a|b
c|d

【小贴士】使用不同咬合记录材料获取正中关系咬合记录的操作步骤与注意事项

①普通蜡片

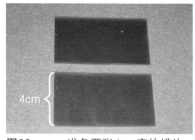
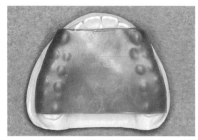
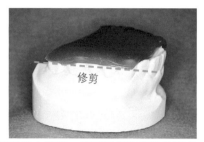

图28a~c 准备两张4cm宽的蜡片，烤软后叠在一起，置于上颌牙列上，根据牙弓形态塑形。沿牙弓颊轮廓修剪掉多余的蜡，去除倒凹。

a|b|c

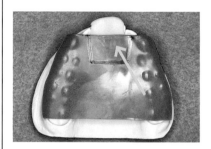
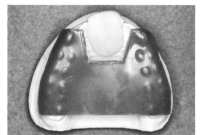
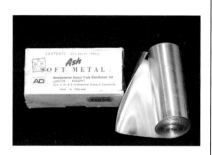

a|b|c
‾d

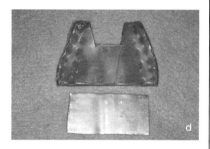

图29a~d 如Anterior jig和蜡片一起使用，需要修剪jig就位区域周围的蜡，为jig留出空间（a,b）。可用于软金属片（Ash公司）增加蜡的强度，避免变形，使用方法如下：首先用剪刀修剪软金属片的形状，以不覆盖咬合接触点为宜（c,d）。

a|b

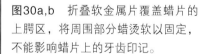

图30a,b 折叠软金属片覆盖蜡片的上腭区，将周围部分蜡烫软以固定，不能影响蜡片上的牙齿印记。

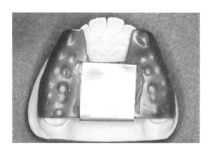
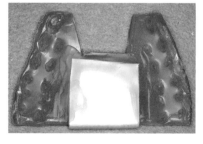

a|b

图31a,b 蜡片和jig口内试戴，检查就位情况。如就位不良，需重新调整。

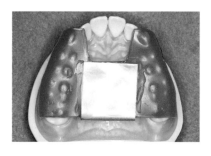
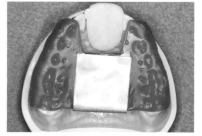

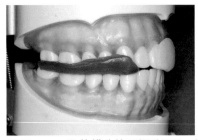 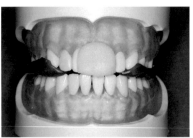 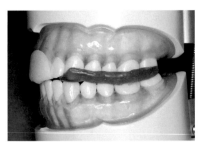

图32a~c 烫软蜡片的下颌后牙区，以应用Anterior jig获得正中关系咬合记录。如在咬合时蜡软化不充分，可能刺激咀嚼肌导致下颌偏斜。正中关系咬合记录由Anterior jig和上下颌后牙之间的咬合记录材料（本例中是蜡）组成。　　a｜b｜c

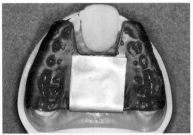 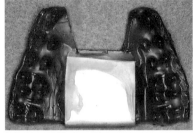 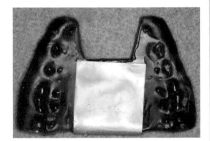

图33a~c 图示为**图32**所获取的正中关系咬合记录的殆面观。　　a｜b｜c

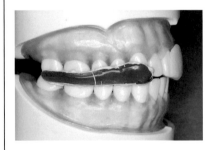 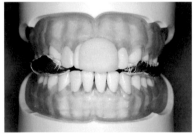 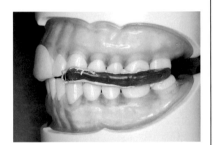

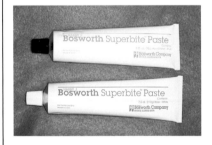

a	b	c
d		

图34a~d 将下颌模型对位于**图33**所示咬合记录，用于上殆架。如需提高对位的准确性，可以在蜡咬合记录的表面附加一层**图34d**所示的糊剂型衬垫材料Superbite Paste（Bosworth公司）。

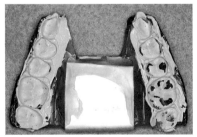 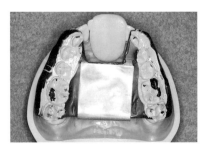 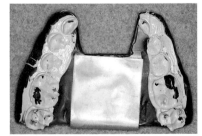

图35a~c 本图中为糊剂型材料重衬后蜡的咬合记录。上颌殆面观（a）；戴入jig后殆面观（b）；下颌殆面观（c）。在将咬合记录复位于模型前应进行修整。防止倒凹区的多余材料影响就位。　　a｜b｜c

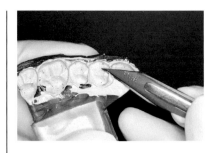
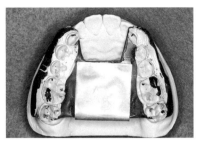
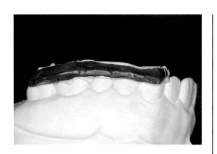

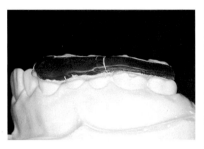

a|b|c
d

图36a ~ d 糊剂型衬垫材料流动性好,可以精确获取咬合的细节。置于殆面后,会逐渐变硬,多余的部分可以用锋利的刀修剪(a,b)。经过修整的咬合记录复位于上颌模型,验证模型与咬合记录的匹配性。如果二者匹配不佳,说明其中至少有一个是不准确的,需要检查后重新制取。**图36c**、**图36d**显示咬合记录在上颌模型复位情况,二者匹配完好,验证了其准确性。

②铝蜡

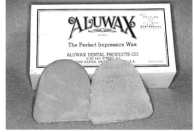
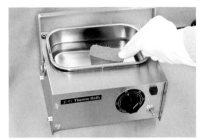
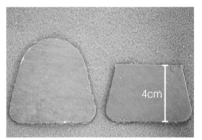

图37a ~ c 纤维增强铝蜡Aluwax(Aluwax牙科材料公司)(a);水浴箱中软化铝蜡(b);整塑为合适的形状(c)。注意,未软化的铝蜡直接塑形会碎裂。 a|b|c

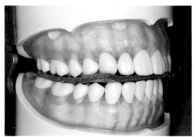
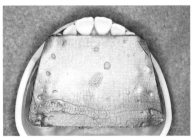
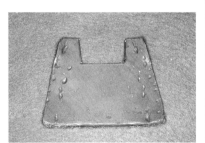

图38a ~ c 重新软化图37c所示的铝蜡,置于上颌牙列以获得咬合印记(a,b)。在铝蜡尚软化时,修剪前牙区域,留出jig的空间(c)。 a|b|c

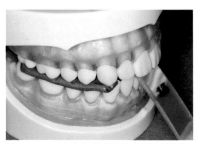
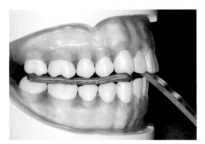
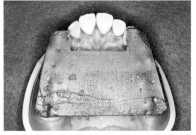

图39a ~ c 本图演示了应用铝蜡和Leaf gauge获取正中关系咬合记录的方法。在铝蜡尚软化时,下颌咬合至Leaf gauge和铝蜡以记录正中关系(a,b)。如咬合时铝蜡不够软,可能刺激咀嚼肌导致下颌偏斜。下颌牙尖的印记不需要很深,能够用于下颌模型对位即可(c)。之后可以用糊剂型衬垫材料进行与图34相同的操作。 a|b|c

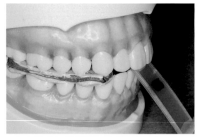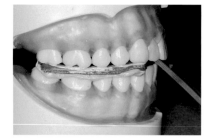

a | b
c | d

图40a~d Leaf gauge获取正中关系咬合记录过程中，使用糊剂型衬垫材料重衬铝蜡咬合记录。由于糊剂型衬垫材料流动性好，下颌闭合时不会干扰下颌运动，可避免下颌出现偏斜（a,b）。糊剂型衬垫材料重衬后咬合记录的殆面观（c,d）。

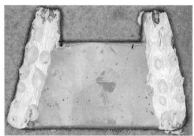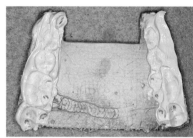

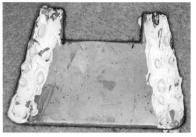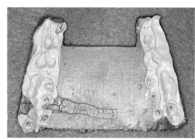

a | b
c | d

图41a~d 咬合记录就位于研究模型前，要修剪多余材料以避免无法准确就位（a,b）。修剪后的咬合记录应完全就位于上颌模型，此方法可用于验证模型和咬合记录的准确性。如二者匹配不良，则说明其中一个或两个不准确。图41c、图41d显示咬合记录在模型就位情况，二者匹配良好，验证了咬合记录和模型的准确性。

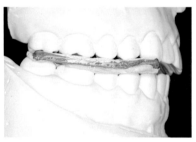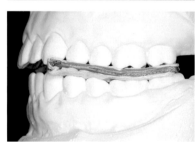

③咬合记录蜡条

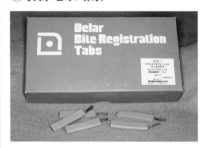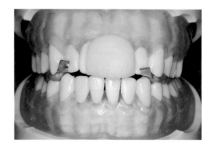

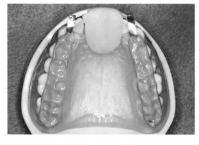

a | b | c
d |

图42a~d 本图演示使用Delar咬合记录蜡条（Delar公司）获取正中关系咬合记录。Anterior jig就位后，蜡条置于上下颌后牙之间的间隙。该蜡条需要先用52℃的水软化，然后要尽快放入口内完成咬合记录。该材料硬度高，上殆架过程中不易变形，但在进行咬合记录时硬度难把握。

获取正中关系咬合记录的基本要求

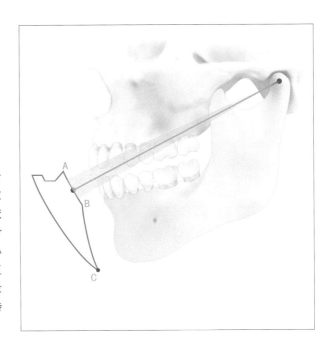

图43 图7～图42介绍了使用Anterior jig获取正中关系咬合记录的方法。在介绍下颌模型上𬭚架的方法之前，本图再次强调获取正中关系咬合记录的基本要求：①获取正中关系咬合记录必须在髁突铰链运动范围内进行，可以采用Anterior jig方法，也可以采用手法引导法；②咬合记录时开口度越小越好，但是要注意，整个过程中上、下颌牙齿不能有任何直接接触。此外，在最小开口时记录正中关系，对于咬合记录材料的性能要求高，而且操作者也要非常熟悉材料的性能特点。

用正中关系咬合记录将下颌模型上𬭚架

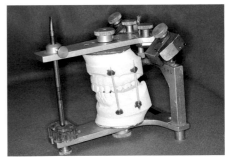

图44 使用正中关系咬合记录将下颌模型上𬭚架，其操作要点为：①清理咬合记录；②将咬合记录置于上、下颌模型之间，确保三者完全贴合，用双手拇指、食指和中指固定上、下颌模型，保持稳定；③用粘蜡和小木条固定上、下颌模型的相对位置关系。蜡固化过程中，必须保持模型间位置关系无变化。使用粘蜡时，模型要干燥，否则蜡不易粘在石膏表面。建议左右两侧各粘4个蜡球；④使用抗膨胀液调拌底座石膏，减少石膏在固化过程中的膨胀，并缩短固化时间。本图简要介绍使用正中关系咬合记录上𬭚架的步骤，具体方法可参考第1卷第7章"用手固定上下颌模型上𬭚架"部分内容。

【小贴士】 获取正中关系咬合记录过程中，要避免让患者做"咬"的动作

无论是用Anterior jig还是用手法引导获取正中关系咬合记录，都不要让患者有意识地去进行"咬"这个动作。正中关系与牙尖交错位无关，是肌肉无张力时髁突稳定的位置。如果患者有意识地进行"咬"这个动作，会认为要去切断或磨碎食物，从而不自主地发生下颌前伸或侧方运动，导致咬合记录不准确。

下颌模型在正中关系上殆架的特点

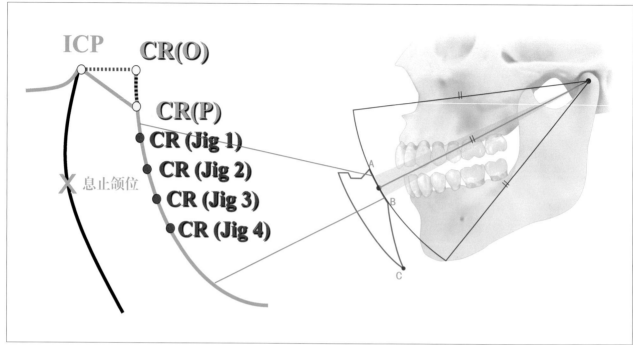

图45 理论来讲，在下颌铰链运动范围内任意点进行的咬合记录都是正中关系咬合记录（图6、图43）。因此，无论咬合记录厚度如何，只要是在下颌铰链运动范围内进行的准确记录，都可用于在殆架上重现下颌的正中关系，图中CR（Jig1）~ CR（Jig4）的位置均可。ICP：牙尖交错位；CR（O）：在正中关系重建的牙尖交错位；CR（P）：正中关系时牙齿发生早接触的位置。

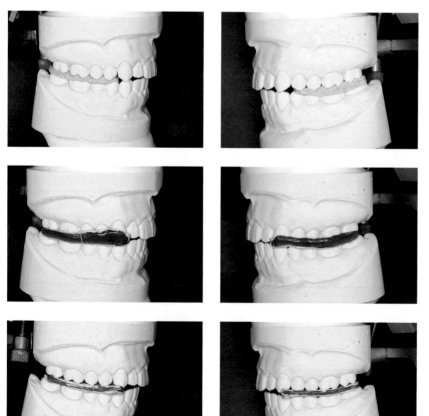

a	b
c	d
e	f

图46a ~ f 无论采用何方法或何种材料获取正中关系咬合记录，上殆架后的上、下颌模型都要与之准确匹配。

用正中关系咬合记录将下颌模型上𬌗架 ②病例演示：使用前牙咬合引导工具获取正中关系咬合记录

使用Anterior jig和硅橡胶咬合记录材料获取正中关系咬合记录 ①引导正中关系

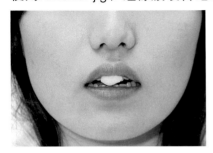 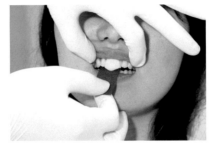 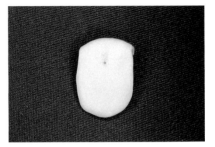

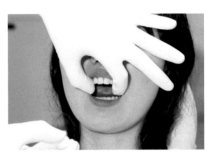

a	b	c
		d

图47a~d 本部分介绍真实病例的操作过程。首先，将Anterior jig就位于患者口内（a），如Anterior jig在牙齿上不稳定，可在其内表面衬一层硅橡胶。之后，嘱患者以恒定的节奏持续叩齿20分钟，使患者的咀嚼肌去程序化。在Anterior jig和下颌前牙之间放置咬合纸（b），确认重复叩齿动作咬合接触点的一致性（c,d）。

使用Anterior jig和硅橡胶咬合记录材料获取正中关系咬合记录 ②放置咬合记录材料

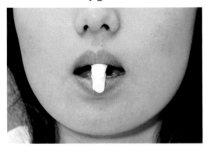 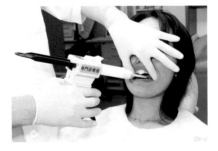 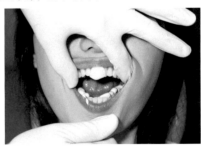

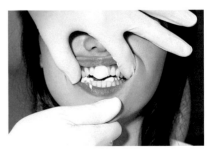

图48a~d Anterior jig就位后，患者咬合状态上、下颌后牙间存在间隙，用咬合记录材料记录该间隙的状况，即获得正中关系咬合记录。在调磨修整Anterior jig过程中，在上、下颌前牙之间要放置棉卷，以免上、下颌前牙发生直接接触，导致神经肌肉系统恢复原牙尖交错位时的记忆（a）。在Anterior jig创造的上、下颌咬合间隙中注入咬合记录材料（b）。本病例选择的是具有良好流动性的硅橡胶材料Exabite II（GC公司）。注入材料后，患者轻轻闭口至下颌前牙接触Anterior jig（c,d）。操作者可轻推患者下颌以引导闭合至Anterior jig的接触点。

a	b	c
		d

使用Anterior jig和硅橡胶咬合记录材料获取正中关系咬合记录 ③操作者的站位

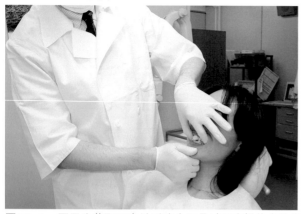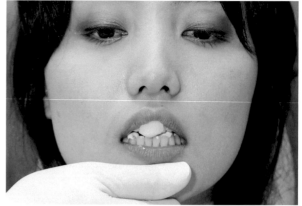

图49a,b　图示为获取正中关系咬合记录过程中操作者的位置。调直椅背，患者坐直，操作者处于患者8~9点钟的位置。无论应用何种咬合记录材料，在材料固化过程中，操作者应使患者下颌位置保持稳定。　　　　　a|b

使用Anterior jig和蜡片获取正中关系咬合记录 ①蜡片就位

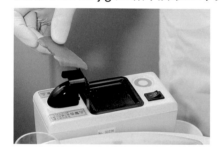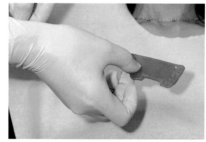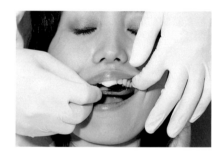

a|b|c
d|

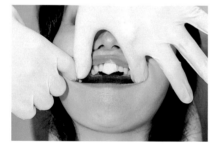

图50a~d　本部分演示使用Anterior jig和蜡片记录正中关系的方法。该方法是最基本的方法，简单易行（在模型上演示的操作步骤见**图23~图36**）。采用**图47**相同的方法引导正中关系。软化蜡片与上颌牙列接触的面（a,b）；将软化的蜡片置于上颌牙列殆面（c）；用左手拇指和食指轻压蜡片使之与上颌牙列贴合，并维持蜡片稳定（d）。

使用Anterior jig和蜡片获取正中关系咬合记录 ②蜡片口内成形

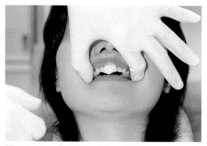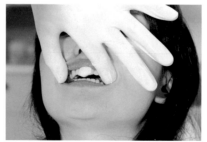

a|b

图51a,b　如**图4**、**图45**所示，Anterior jig方法记录正中关系，要用咬合记录材料填满Anterior jig口内就位后在后牙区形成的咬合间隙。咬合记录在前后方向的曲度应遵循下颌牙列的Spee曲线，因此要根据下颌的Spee曲线适当调整蜡片厚度。在蜡片与下颌牙列的接触面尚软化时，嘱患者闭口至下颌前牙与Anterior jig接触，完成蜡片咬合记录。咬合时，蜡必须充分软化，以避免闭口时下颌发生偏斜。

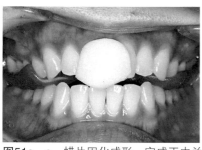
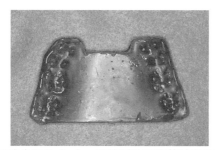
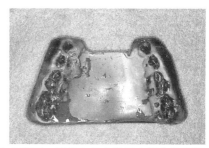

图51c~e　蜡片固化成形，完成正中关系咬合记录（c）。用锋利的刀修整过深的咬合印记，蜡片上仅余留牙尖部位的印记（d,e）。

c | d | e

使用Anterior jig和蜡片获取正中关系咬合记录 ③使用糊剂型材料重衬蜡咬合记录

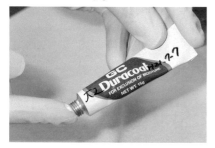
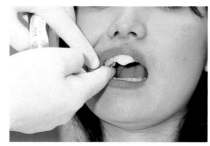
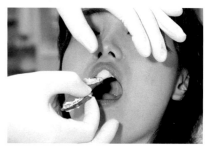

a | b | c
　　　| d

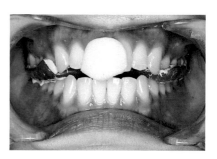

图52a~d　首先将分离剂如Duracoat（GC公司）或凡士林涂抹于牙齿表面，避免咬合记录材料粘在牙齿表面（a,b）。唇部也可涂抹分离剂或凡士林。取适量糊剂型材料Superbite（Bosworth公司）置于蜡片与上、下颌牙列接触的位置，将蜡片复位于上颌牙列（c）。下颌闭口运动，至下颌前牙咬合于Anterior jig对应位置（d）。操作者可用手轻推，引导患者下颌闭口运动。为避免下颌牙列不能完全与咬合记录贴合，记录前一定要充分修整蜡片𬌗面过深的印记。

使用Anterior jig和蜡片获取正中关系咬合记录 ④修剪衬垫材料

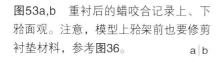
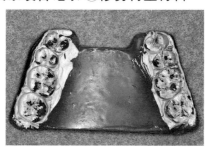
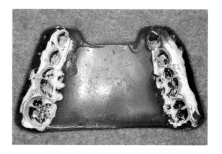

图53a,b　重衬后的蜡咬合记录上、下𬌗面观。注意，模型上𬌗架前也要修剪衬垫材料，参考图36。

a | b

【小贴士】本书为什么要介绍咬合分析？

　　本书在研究模型制作、正中关系记录、咬合调整等章节，都涉及咬合分析问题。了解咬合分析对理解正中关系的概念、学习颌位关系记录与咬合调整的方法都非常重要。详细讲解咬合分析的教材或学习班并不多见，但这些内容在口腔修复（包括美学修复或种植修复等）的临床过程中非常重要。

使用Leaf gauge和蜡片获取正中关系咬合记录 ①引导正中关系

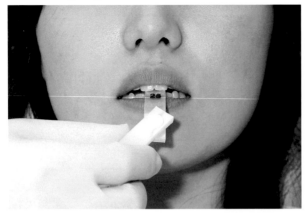

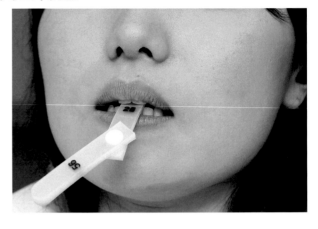

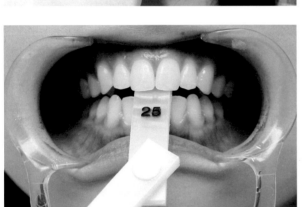

<table>
<tr><td>a</td><td>b</td></tr>
<tr><td>c</td><td></td></tr>
</table>

图54a ~ c 本图介绍使用Leaf gauge和蜡片获取正中关系咬合记录的临床操作。将Leaf gauge放在上下颌前牙间，调整Leaf gauge数量，使后牙区间隙达到1.0 ~ 1.5mm（a）。在Leaf gauge引导下反复进行下颌前伸运动，使翼外肌和颞肌收缩引导髁突退回至关节窝的前上位置，即可进行正中关系咬合记录（b）。**图54c**显示Leaf gauge打开的双侧后牙间隙。

使用Leaf gauge和蜡片获取正中关系咬合记录 ②用蜡片记录

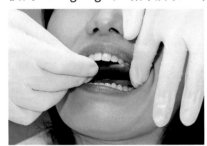

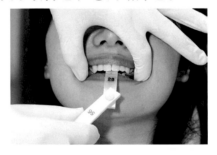

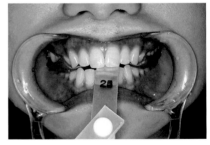

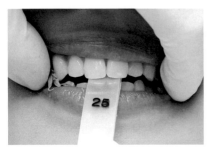

图55a ~ d 根据研究模型准备大小与形状合适的蜡片，并根据后牙间隙情况调整蜡片厚度，将蜡片软化后置于上颌牙列（a）。重新放入Leaf gauge，嘱患者咬合，完成正中关系记录（b）。如果蜡片的厚度合适且软化程度适中，可以直接完成准确的记录，不需要使用糊剂型材料衬垫（c）。咬合过程中蜡片不能过硬，否则会导致下颌偏斜。也可以使用硅橡胶材料进行咬合记录（d）。记录过程中操作者要扶稳患者下颌，避免发生滑动。

<table>
<tr><td>a</td><td>b</td><td>c</td></tr>
<tr><td>d</td><td></td><td></td></tr>
</table>

利用正中关系咬合记录将下颌模型上殆架

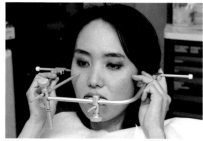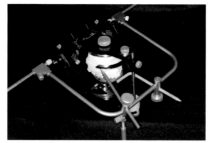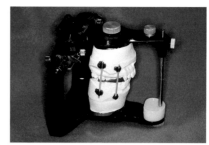

图56a～c　参照第1卷第5章和第6章所述方法，进行Proarch面弓（Shofu公司）转移，将上颌模型上殆架。Proarch面弓可选择两种水平参考平面：①自然头位参考平面；②眶-轴平面（Frankfurt平面）。两个参考平面的参考点不同。本病例选择了自然头位参考平面，前部参考点在上颌中切牙切缘上方45mm处，后部参考点是外耳道支撑球（a）。将Proarch面弓与Proarch ⅢEG殆架（Shofu公司）组合，用支架辅助支撑上颌模型，将上颌模型上殆架（b）。利用正中关系咬合记录对位上、下颌模型，用粘蜡和小木棒固定，之后用石膏将下颌模型固定于殆架（c）。参阅**图44**所述模型上殆架方法。　　　　a|b|c

用不同材料的正中关系咬合记录将下颌模型上殆架

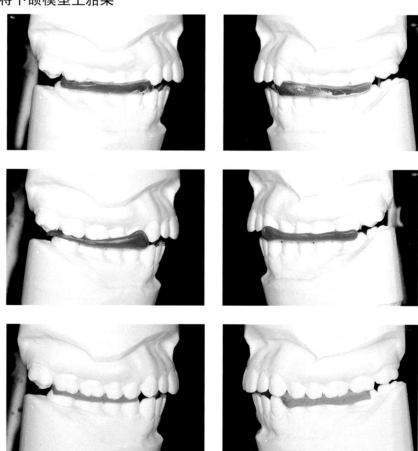

a|b
c|d
e|f

图57a～f　无论使用何种咬合记录方法与记录材料，殆架上的模型都应与咬合记录对位准确且稳定（**图45**）。

5 咬合分析的临床操作：②应用手法引导法获取正中关系咬合记录

准确地获取正中关系，要求下颌以双侧髁突为铰链轴，进行一个重复稳定的铰链运动，此时髁突、关节盘和关节结节的相对位置稳定，相关咀嚼肌群放松。如果下颌被迫发生向后或侧向的水平运动，咀嚼肌会被牵拉，出现对抗性反应。操作者可以用手法引导下颌位于肌肉放松的位置，在此条件下进行正中关系咬合记录。但是手法引导的技术敏感性较高（图58~图78）。

常用于引导正中关系的手法有两类：①单手颏部引导法；②Dawson双手引导法。

手法引导获取正中关系时，要注意患者体位。单手颏部引导法，患者应在放松状态下直坐于椅位（图58）。

如果椅子过于向后倾斜，下颌颏部会有前伸的倾向。将椅背调直，利于操作者在颏部的手法操作，避免患者前伸下颌的趋势（图72）。

本部分也会介绍Dawson双手引导法，以及与该方法相关的工具"正中定位器"（Centric locator）（图79~图81）。

① 颏部引导法简介

采用颏部引导法患者的体位

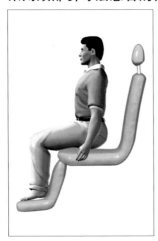

图58 采用颏部引导法时，要求患者完全放松并坐直。

手法引导正中关系的原理和基本要求

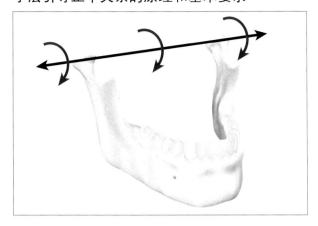
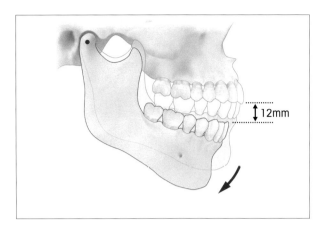
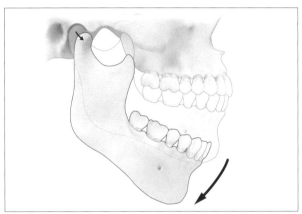

a|b
c

图59a ~ c　下颌开闭口运动由转动和滑动组成。转动的轴心是双侧髁突形成的铰链轴（a）。基于平均值，在前牙开口12mm范围内（b），下颌是绕铰链轴的转动，如果开口程度超过这个范围，下颌的髁突在转动的同时会发生滑动（c）。

颌部引导法的基本过程

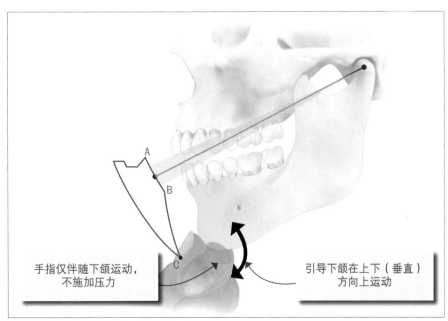

手指仅伴随下颌运动，不施加压力

引导下颌在上下（垂直）方向上运动

图60　使用颌部引导法的前提是患者颞下颌关节健康，髁突、关节盘、关节窝等关节组成部分在解剖结构和生理功能方面都处于正常状态。操作的基本过程包括：①用手指引导患者下颌在前牙开口12 ~ 15mm范围内重复铰链运动，引导髁突处于正中关系；②在手法引导的正中关系，使用咬合记录材料记录上下颌相对位置关系。

防止肌肉紧张非常重要

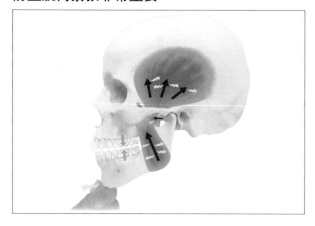

图61　患者在咀嚼肌及周围肌群无异常收缩的情况下，操作者才能用手引导其下颌进行铰链运动。因此整个过程中患者要完全放松。如果患者存在"咬"的意识，会刺激咀嚼肌去控制下颌运动实现牙尖接触。此外，如图62所示，如果用力向后推下颌，会引起咀嚼肌对抗，导致髁突移位而难以获取正中关系。

颏部引导不能将下颌向后推

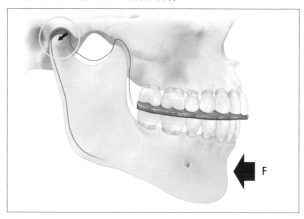

图62　如果向后推下颌，髁突会从原来所处的前上位向后移动。在颏部引导过程中，拇指是用于稳定下颌运动，伴随下颌运动而不施加压力（图60、图61）。

②　颏部引导法的临床操作

放置手指的2种方式

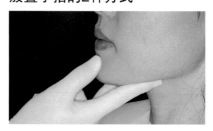
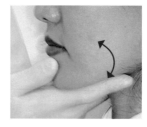
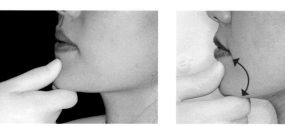

| a | b |
| c | d |

图63a～d　实施颏部引导有2种放置手指的方式。无论采用何种方式，都要引导下颌下缘向前上旋转，使髁突处于关节窝的前上位置。①拇指放在颏部，食指和中指放置在双侧下颌下缘，用食指和中指引导下颌下缘向前上旋转（a,b），使下颌发生绕铰链轴的转动（Ramfjord & Ash推荐的单手颏部引导手法）；②拇指放在颏部，食指成90°弯曲置于下颌下缘，托住下颌下缘向前上旋转（c,d），引导下颌发生绕铰链轴的转动（Lauritzen推荐的无外力颏部引导法）。

患者放松以顺利引导正中关系

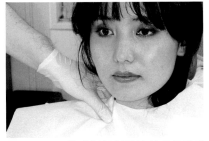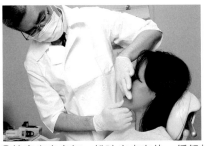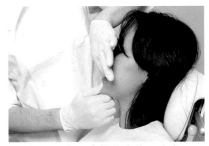

图64a～c 单手颏部引导法的其他建议：①按摩患者肩部，松弛患者身体，缓解其紧张情绪（a）；②操作者位于患者8～9点钟位置引导患者反复练习（b）；③操作者左手拇指和食指置于患者上颌牙列两侧，用于打开口唇检查牙齿是否存在早接触，并辅助固定咬合记录材料（c）。

a|b|c

准备蜡片

a|b

图65a,b 在上颌模型上根据牙弓的大小修剪蜡片。口内进行咬合记录时，蜡片应充分软化以防止导致下颌偏斜。

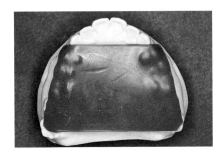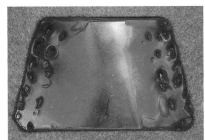

将软化的蜡片置于上颌牙列，注意避免烫伤嘴唇

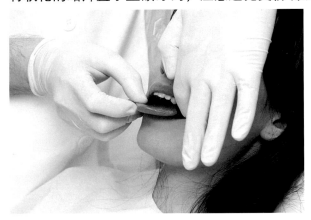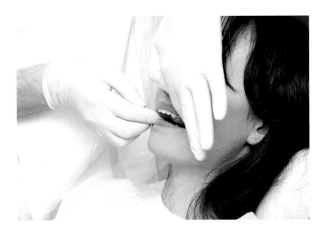

a|b
—
c

图66a～c 软化蜡片上表面，放入口内置于上颌牙列，注意不要烫伤患者嘴唇（a）。向上轻压蜡片，获得上颌牙列的咬合印记（b）。用左手的拇指和食指固定蜡片（c）。

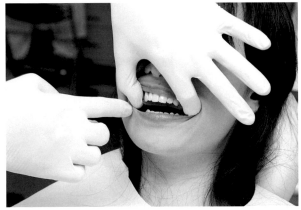

使用蜡片记录下颌牙列咬合印记

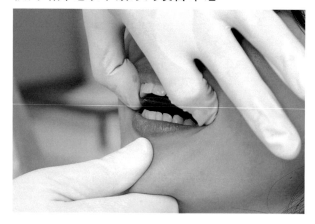

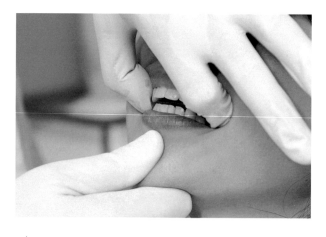

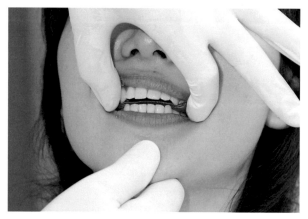

a|b
c

图67a ~ c 取下蜡片，在口外将蜡片与下颌牙列接触的表面软化，重新复位于上颌牙列。手法引导下颌至正中关系，获得下颌牙列的咬合印记。整个过程中咀嚼肌呈放松状态，下颌可重复性地闭合至同一位置，用软化的蜡片获得下颌正中关系咬合记录。在上述步骤中，要注意检查以下情况，并根据实际情况进行调整：①蜡片厚度；②开口度大小；③下颌牙列接触位置的重复性。

上、下颌牙列在蜡片表面形成的咬合印记

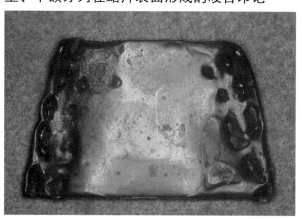

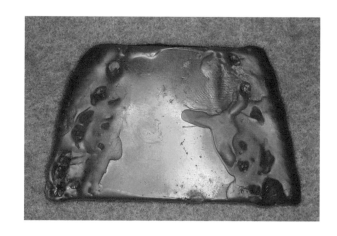

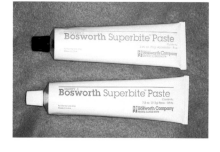

a|b
c

图68a ~ c 本图所示上、下颌牙列在蜡片上形成咬合印记深度比较合适（a,b）。用蜡片获取咬合记录时要注意蜡片一定要充分软化，而且不能太厚，以免形成的印记过深。如果印记太深，会影响在模型上复位，需要用刀进行修整。图68c为用于衬垫的糊剂型材料Superbite Paste（Bosworth公司）。

使用颏部引导法获得正中关系咬合记录

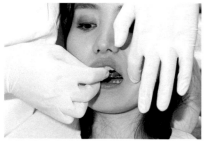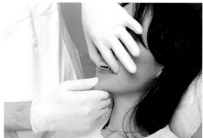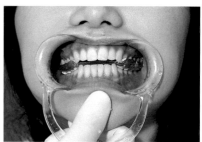

图69a ~ c 用图68c所示的糊剂型材料对蜡咬合记录进行重衬。蜡片上下表面涂布糊剂型材料后快速复位至上颌牙列（a）。左手手指固定蜡片，右手置于颏部，引导下颌闭合至正中关系（b,c）。要获得准确的正中关系，需要对患者进行充分的指导与训练，使其：①放松；②不要刻意进行"咬"的动作；③了解颏部引导的目的与操作手法。 a|b|c

使用糊剂型咬合记录材料进行衬垫

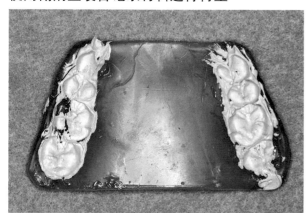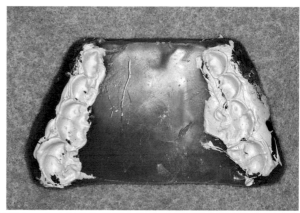

图70a,b 图示为糊剂型材料重衬后的咬合记录。记录咬合关系过程中，患者要保持放松，操作者要将患者下颌扶稳直到材料固化。另外要注意，此类糊剂型材料虽然流动性好，可以准确清晰地复制牙齿解剖结构，但是固化后脆性很高，要用锋利的刀小心修剪进入牙齿倒凹区域的部分。 a|b

③ Dawson法简介

双手引导下颌至正中关系

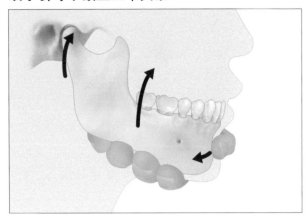

图71　Dawson双手引导法要求患者处于躺平状况，操作者双手的各4根手指放在患者下颌下缘，其中小指位于下颌角稍后方，双手的拇指放在患者颏部，用拇指下压使患者上下颌牙齿分离，使双侧髁突回到前上位，下颌位于正中关系。（图片引自参考文献7，并进行了部分修改）

④ Dawson法的临床操作

患者平躺，操作者位于其12点钟的位置，环抱患者头部

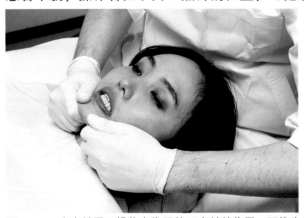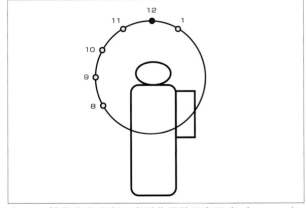

图72a,b　患者躺平，操作者位于其12点钟的位置，环抱患者头部（a）。操作者在患者12点钟位置的示意图（b）。　　　a|b

患者稍抬起颏部，操作者双手各4根手指置于患者下颌下缘两侧

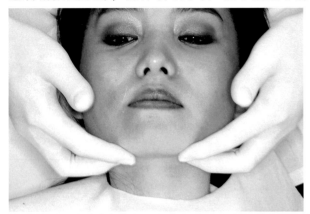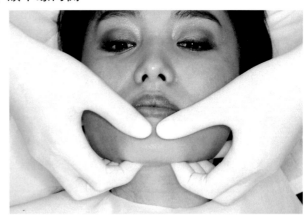

图72c,d　患者稍抬起颏部，操作者双手各4根手指置于患者下颌下缘两侧，其中小指位于下颌角稍后方（c），每只手的拇指与其余手指环成"C"形，两侧拇指相互靠近，位于正中联合上方颏唇沟内（d）。　　　　c|d

双手引导下颌运动

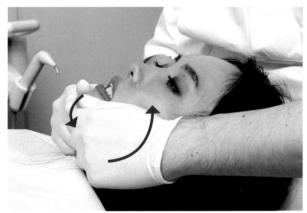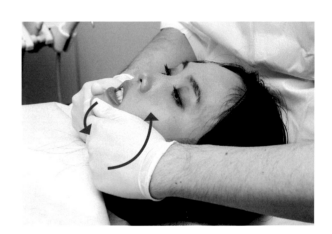

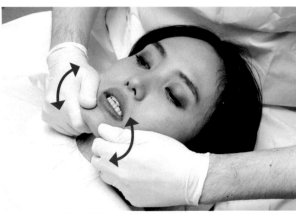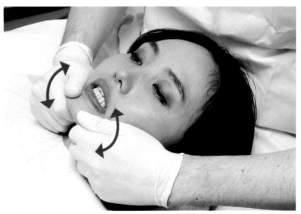

图72e~h　患者放松，操作者双侧拇指下压，其余4根手指轻轻向上提，将髁突和关节盘引导至关节窝最前上位（e,f）。嘱患者一直保持放松状态，操作者双手引导患者下颌在这一位置进行绕铰链轴的转动（g,h）。　　e|f / g|h

准备咬合记录蜡片

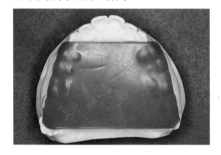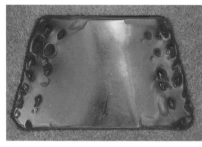

a|b

图73a,b　同图65，两层蜡片烤软后叠在一起，根据上颌模型牙弓的形态和大小进行修剪。记录咬合关系时，蜡片要充分软化，避免下颌偏移。

蜡片口内就位于上颌牙列

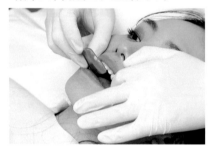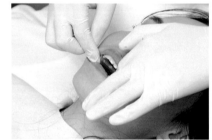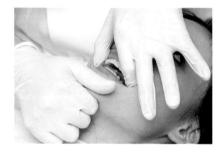

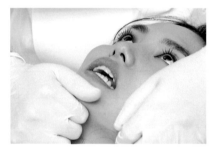

$$\frac{a|b|c}{d|}$$

图74a~d　将蜡片上表面软化后放入口内，置于上颌牙列，轻压以获取上颌牙列的咬合印记（a）。蜡片进入口内的动作要迅速，且注意不要烫伤患者唇部（b）。操作者用左手拇指和食指固定蜡片（c）。注意提前要适当修整蜡片的厚度，使其与Spee曲线适应（d）。

记录下颌牙列咬合印记

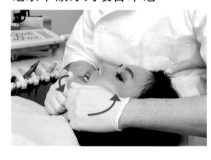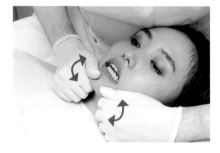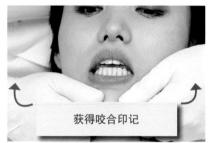

获得咬合印记

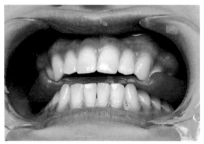

$$\frac{a|b|c}{d|}$$

图75a~d　从口内取出蜡片，重新软化蜡片与下颌牙列接触的表面，再次复位于上颌牙列。双手法引导下颌运动，使下颌位于正中关系，并在软蜡表面形成下颌牙列的咬合印记。上述操作过程中，患者不能主动进行"咬"的动作，要处于咀嚼肌放松状态，被操作者引导进行重复开闭口运动，这样才能记录下颌在铰链运动范围内的咬合印记。本步骤中需要注意检查以下情况，必要时对蜡片进行调整：①蜡片厚度；②完成记录时的开口度；③牙齿接触点的分布及深度。

双手引导法获得正中关系咬合记录

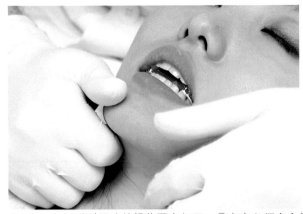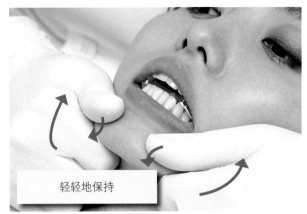

轻轻地保持

图76a,b 双手引导法的操作要点如下：①患者必须完全放松，由操作者双手引导患者下颌运动；②患者的放松状态要持续至咬合记录完成。在本步骤中，用Superbite Paste（Bosworth公司）重衬咬合记录。Superbite Paste涂布于蜡片上下表面，迅速放入患者口内并复位于上颌牙列（a）；操作者双手引导患者下颌至正中关系（b）。下颌必须维持稳定，直到咬合记录材料完全固化。　　　　　　　　　　　　　a|b

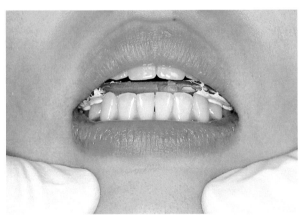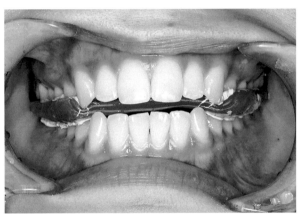

图77a,b 操作过程中，患者必须完全放松，操作者的拇指向下压，其余四指向上抬患者下颌，引导髁突至最上前位（a）。该方法是由操作者来引导患者下颌运动，而不是患者主动运动。　　　　　　　　　　　　　　　　　　a|b

重衬后的咬合记录

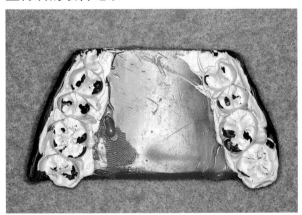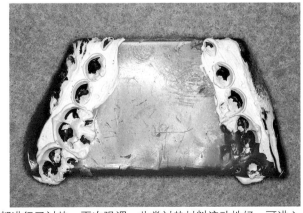

图78a,b 图示为使用糊剂型材料重衬后的咬合记录。蜡片两面都进行了衬垫。再次强调：此类衬垫材料流动性好，可进入牙齿𬌗面的解剖结构及倒凹部位，且固化后变脆，需使用锋利的刀仔细修剪进入倒凹部分的多余材料。　　　　　　　　　　　a|b

正中定位器（Centric locator）简介

借助正中定位器（Centric locator）可简化Dawson法

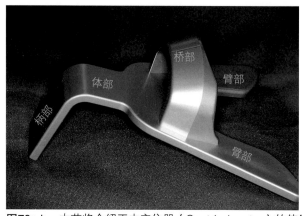 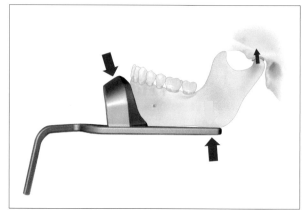

图79a,b 本节将介绍正中定位器（Centric locator）的使用方法，该工具可让Dawson双手引导法的操作变得更容易。该装置由Hiroshi Muraoka博士（1920—2003）发明。

a | b

正中定位器的临床应用

操作手法与Dawson双手引导法相同

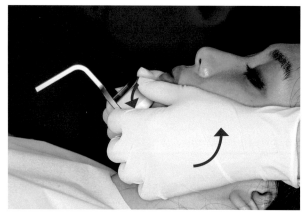

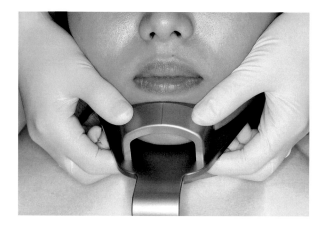

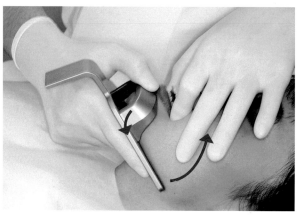

a	b
c

图80a~c 使用正中定位器引导下颌正中关系，要求患者躺平，手法与Dawson双手引导法相同。正中定位器放置的位置与Dawson法双手的位置基本一致，臂部支撑患者下颌下缘，桥部支撑患者颏部（a,b）。借助该工具，初学者也可容易将髁突引导到关节窝最前上位。即使操作者的一只手要用来握持咬合记录材料，仅有一只手可用于引导下颌，利用正中定位器也能很好地控制下颌运动，引导至正中关系。单手握持正中定位器的方法与握持乒乓球拍类似（c）。

借助正中定位器患者可自行练习引导下颌至正中关系

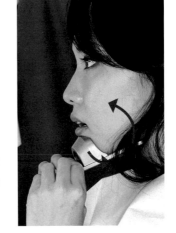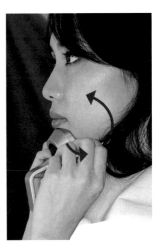

a|b

图81a,b　正中定位器的另一优点是患者可自行练习引导下颌至正中关系。本图中，患者处于直立姿势，可采用两种手法控制正中定位器：握持柄部（a）；握持臂部（b）。多数人认为握住臂部操作更容易。

手法引导获取正中关系咬合记录的原则

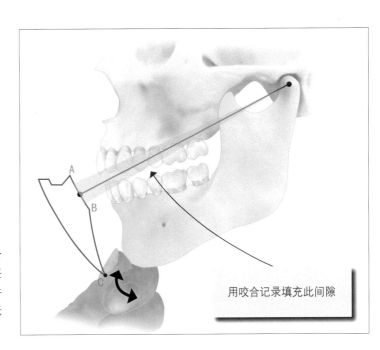

图82　无论采用何种操作手法，获取正中关系咬合记录有两个基本原则：①在下颌铰链运动范围内任意位置记录均可（图6、图43）；②满足前述条件下，开口度越小、牙列间的咬合记录越薄越好。无论如何，上、下颌牙齿不能发生直接接触。

用咬合记录填充此间隙

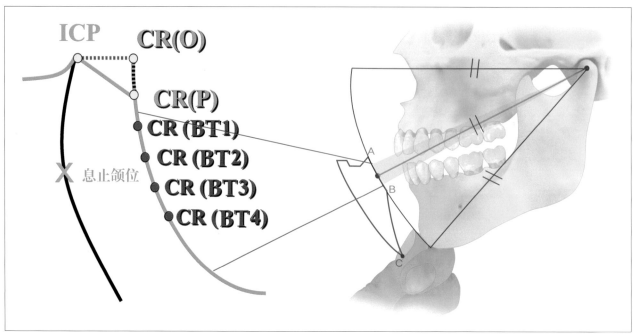

图83 无论用哪种操作方法与何种咬合记录材料，无论咬合记录的厚度如何，只要在下颌铰链运动范围内（图示BT1～BT4之间），准确地完成正中关系咬合记录，都能将模型准确上𬌗架，并能在𬌗架上模拟下颌铰链运动。

6 咬合分析的临床操作：③下颌模型上𬌗架

本章在"应用前牙咬合引导工具获取正中关系咬合记录"的部分已经讲解过利用正中关系咬合记录将下颌模型上𬌗架的方法，也可参考第1卷第7章利用牙尖交错位咬合记录将模型上𬌗架的临床步骤。将下颌模型在正中关系上𬌗架与在牙尖交错位上𬌗架方法虽略有不同，但二者都需要借助一个下颌与上颌间准确的咬合记录，这是非常关键的。第1卷第7章图44、图45来讲解了这两种方法临床操作。

7 咬合分析的临床操作：④利用非正中关系咬合记录确定𬌗架髁突运动参数

要利用𬌗架准确地模拟下颌运动，用于进行咬合分析与修复体制作，𬌗架上髁球的运动轨迹应尽量与患者髁突的运动轨迹一致。对于固定义

齿修复，建议至少选用半可调𬌗架，能够调节前伸和侧方髁导斜度。目前有多种方法可以获取髁突运动参数，例如：咬合记录法、立体记录法（TMJ可调𬌗架）、下颌运动轨迹描记法（全可调𬌗架）等。本部分将介绍使用咬合记录法确定𬌗架前伸和侧方髁导斜度的方法（图81～图138）。咬合记录法有两种调整髁导斜度的方式。

1. 应用下颌左、右侧方咬合记录和前伸咬合记录

利用下颌前伸咬合记录（一片）确定前伸髁导斜度，之后利用下颌侧方咬合记录（左右各一）调整𬌗架侧方运动时非工作侧的Bennett角，即侧方髁导斜度（表5）。

2. 应用下颌前伸咬合记录

利用下颌前伸咬合记录确定前伸髁导斜度，之后通过Hanau公式*计算Bennett角，即侧方髁导斜度（表6）。

---

*Hanau公式：利用前伸髁导斜度计算侧方髁导斜度的公式
L=H/8+12（L：侧方髁导斜度；H：前伸髁导斜度）

下颌侧方运动，利用侧方咬合记录获取𬌗架髁突运动参数（半可调𬌗架）

	下颌髁突运动特点	咬合记录就位后𬌗架髁球运动形式	𬌗架调整	可获取的𬌗架参数
工作侧	向外旋转 运动幅度小	向外旋转 运动幅度很小	因运动幅度太小，𬌗架上无法体现	无可获取参数（部分类型𬌗架除外）
非工作侧	向前、下、内 运动幅度大	矢状面观： 向前、下	使髁球上缘紧贴髁导板	前伸髁导斜度（侧方运动的矢状分量）
		冠状面观： 向内、下	使髁球内缘紧贴髁导板	侧方髁导斜度（侧方运动的水平分量）

表5　下颌侧方运动，利用侧方咬合记录获取𬌗架髁突运动参数（半可调𬌗架）

下颌前伸运动，利用前伸咬合记录获取𬌗架髁突运动参数（半可调𬌗架）

	下颌髁突运动特点	咬合记录就位后𬌗架髁球运动形式	𬌗架调整	可获取的𬌗架参数
右侧	向前、下 运动幅度大	向前、下 运动幅度大	仅有矢状面的运动 使髁球上缘紧贴髁导板	前伸髁导斜度
左侧	向前，下 运动幅度大	向前，下 运动幅度大	仅有矢状面的运动 使髁球上缘紧贴髁导板	前伸髁导斜度

表6　下颌前伸运动，利用前伸咬合记录获取𬌗架髁突运动参数（半可调𬌗架）

侧方咬合记录相关基本概念

Christensen现象

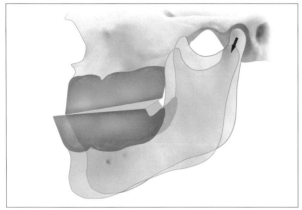
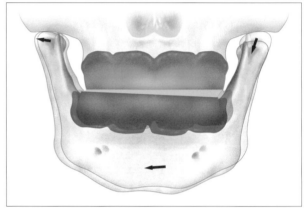

图84a,b 利用咬合记录来获取髁突运动参数是基于前伸与侧方运动状态下的Christensen现象。①前伸Christensen现象（a）是指下颌前伸运动时，髁突向前、下移动，上下颌后牙殆面间存在间隙。Christensen现象最初的定义即指在前伸运动时蜡殆堤之间的楔状间隙；②侧方Christensen现象（b）是指下颌向工作侧运动时，由于非工作侧髁突向前、下、内移动，非工作侧后牙区出现间隙。　　　　　　　　　　　　　　　a|b

下颌侧方运动示意图

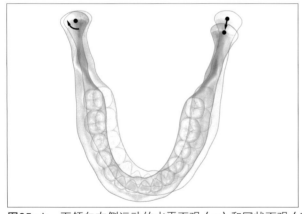
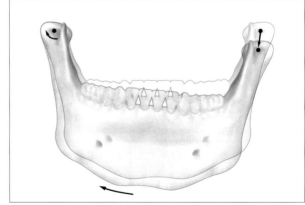

图85a,b 下颌向右侧运动的水平面观（a）和冠状面观（b）。此时非工作侧髁突向前、下、内3个方向移动。利用咬合记录可以在殆架上重现下颌髁突的运动轨迹，对该轨迹进行测量，即可从矢状面和冠状面记录髁突的三维运动特征。　　　a|b

侧方咬合记录的步骤

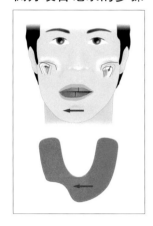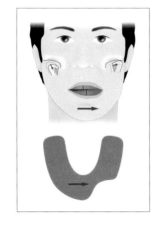

图86a,b　侧方咬合记录的步骤（图88、图89）：①咬合记录蜡置于上颌牙列殆面；②患者大开口，下颌偏向工作侧（图86a右侧为工作侧；图86b左侧为工作侧）；③患者下颌缓慢闭合，至上下颌尖牙牙尖相对，此时非工作侧的髁突发生明显移动，即完成侧方咬合记录。在闭合过程中，下颌可能会从工作侧尖牙牙尖接触的位置滑向牙尖交错位，操作者需要用手引导并稳定下颌运动（图116~图118）。

a|b

② 模型演示：侧方咬合记录的操作步骤

咬合记录蜡

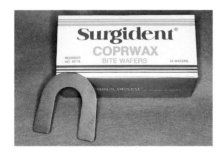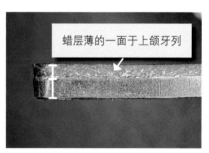

图87a,b　Coprwax Surgident蜡片（Morita公司）适用于获取侧方咬合记录。该蜡片由上下两层蜡组成，两层间有一薄锡片。上下两层蜡的厚度不同。咬合记录过程中，工作侧下颌的咬合印记会深一些（图90），因此厚的那层蜡用于记录下颌印记。

a|b

蜡层薄的一面于上颌牙列

蜡片置于上颌牙列合适位置

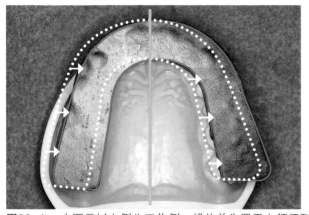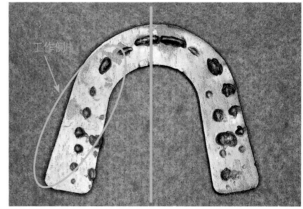

工作侧

图88a,b　本图示以左侧为工作侧。蜡片首先置于上颌牙列，获得上颌牙列咬合印记。要注意将蜡相对薄的那一面置于上颌牙列用于记录上颌牙列印记。由于下颌闭口位置会略偏向工作侧，所以放置蜡片时要稍稍偏左一些（图88a所示绿线位置）。记录侧方咬合记录要求下颌闭口止于工作侧上下颌尖牙牙尖接触的位置，有一种蜡片在工作侧尖牙位置有半月形的缺口，便于操作者检查尖牙接触情况（图86蜡片的形状）。

a|b

下颌向左侧移动并咬合

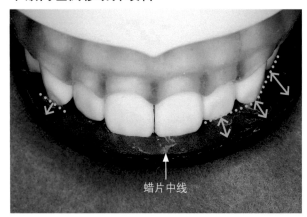

蜡片中线

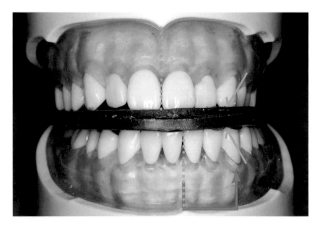

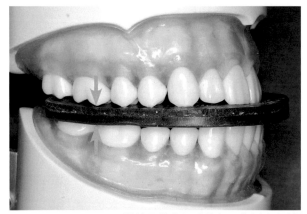

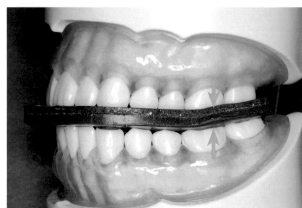

图89a~d 图89a显示蜡放置的位置略偏向工作侧（左侧）。操作步骤：①患者大开口；②操作者引导患者下颌偏向左侧；③下颌闭合，至左侧上下尖牙牙尖接触，如图89b绿线所示。此时，下颌有向牙尖交错位滑动的趋势，操作者需要稳定住患者下颌（参见图116~图118临床实际演示）。图89c显示非工作侧在闭合位置的侧面观。由于该侧存在Christensen现象，上下牙列间咬合接触轻，要注意确保在蜡片上能够形成清晰的咬合印记。图89d显示工作侧在闭合位置的侧面观，工作侧咬合接触紧，要注意引导并维持上下尖牙牙尖接触。

a | b
c | d

完成的侧方咬合记录

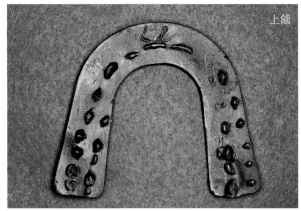

上颌

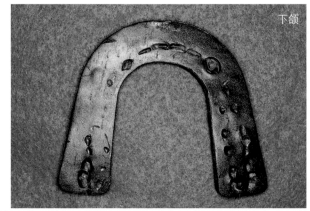

下颌

图90a,b 图示为完成的侧方咬合记录。一般情况下，左、右侧方咬合记录和前伸咬合记录要求在一次就诊过程中完成，为避免将几个咬合记录弄混，建议每个咬合记录完成后进行标记。图中标记L1说明该咬合记录为左侧方咬合记录。图中显示非工作侧的咬合印记较浅，但只要形成印记，就可以用于在𬌗架上调整髁突运动参数。

a | b

3 前伸咬合记录相关基本概念

下颌前伸运动示意图

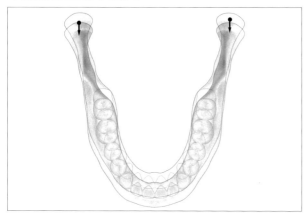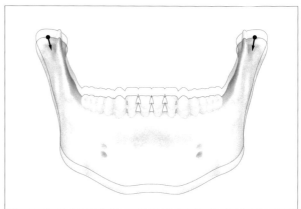

图91a,b　本图为下颌前伸运动中髁突运动轨迹的水平面观（a）和冠状面观（b）。对于正常颞下颌关节，下颌在前伸运动时髁突向前并向下移动。在矢状面，髁突沿关节结节的解剖外形呈曲线向前、向下运动。利用前伸咬合记录在殆架上复制髁突运动轨迹，可以记录髁突在矢状面二维水平的运动特征。　　　　　　a｜b

前伸咬合记录的步骤

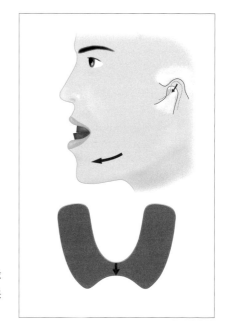

图92　前伸咬合记录的步骤（图93、图94）：①咬合记录蜡置于上颌牙列殆面；②嘱患者大开口，引导下颌向前伸；③当下颌达前伸位，闭口至上下颌前牙切缘相对的位置，获取前伸咬合记录。在获取前伸咬合记录过程中，下颌有滑到牙尖交错位的趋势，操作者需要用手引导并稳定下颌运动（图120）。

4 模型演示：前伸咬合记录的操作步骤

Coprwax蜡片置于上颌牙列

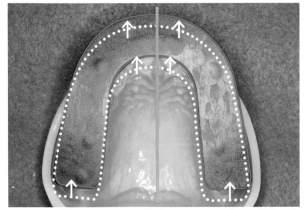 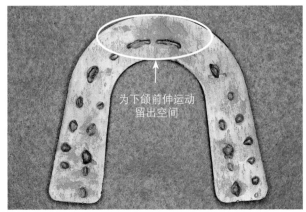

为下颌前伸运动
留出空间

图93a,b 首先将Coprwax蜡片置于上颌牙列，以获得上颌牙列咬合印记。按照**图87**、**图88**的说明，选择蜡层薄的一面用于上颌牙列。由于下颌将进行前伸咬合，放置蜡片时应稍偏向牙弓前方（**图93a**绿线所示位置）。前伸咬合记录时要求上下颌前牙切缘相对，或下颌前牙处于稍稍越过上颌前牙的位置（b）。有些蜡片在前牙区有半月形的缺口，便于操作者在前伸咬合记录时检查上下颌前牙的相对关系（**图92**蜡板形状）。

a|b

下颌前伸并咬合

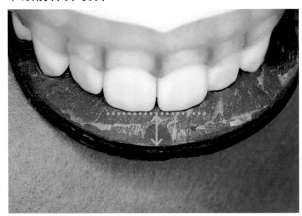 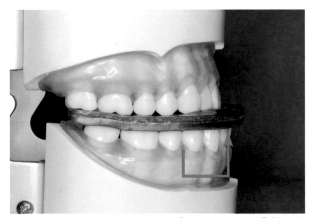

图94a,b **图94a**为Coprwax蜡片与上颌牙列的位置关系，蜡片略靠前放置。咬合记录步骤如下：①患者大开口；②操作者引导患者在开口状态下前伸下颌；③患者下颌闭合，至下颌前牙稍越过上颌前牙切端的位置（**图94b**绿色箭头）前伸咬合记录时，下颌有向后滑向牙尖交错位的趋势，操作者要用手稳定患者下颌位置（参见**图120**临床实际操作演示）。**图94b**为下颌闭合状态下侧面观。后牙区存在Christensen现象，上下牙间有一定间隙，注意蜡片厚度要合适，以确保在表面形成咬合印记。

a|b

完成的前伸咬合记录

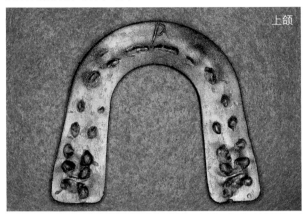 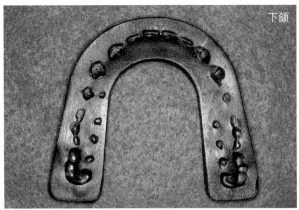

上颌

下颌

图95a,b 图示完成的前伸咬合记录。刻有"P"的标记，以供区分识别。后牙区的咬合印记相对较少且浅。 a | b

⑤ 模型演示：获取拾架髁突运动参数

一般来讲，获取拾架上髁突运动参数需要3个咬合记录

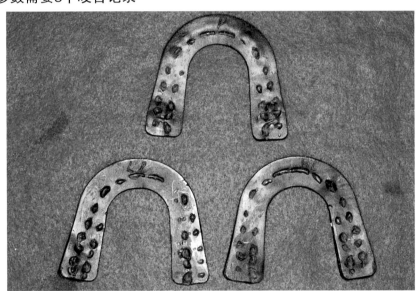

图96 一般情况下，获取拾架上髁突运动参数需要前伸、右侧方、左侧方3个咬合记录。利用侧方咬合记录，可以在拾架上获得髁突的侧方髁导斜度，也可以获得髁突的前伸髁导斜度，这个角度是侧方运动时非工作侧髁突向前、向下运动在矢状面的分量。用侧方咬合记录获取的前伸髁导斜度，与用前伸咬合记录获取的前伸髁导斜度相比，前者数值略大，二者之间的差异为"Fischer角"（参见**图100**关于Fischer角的示意图）。

获取髁导斜度的准备工作

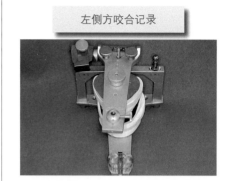
左侧方咬合记录

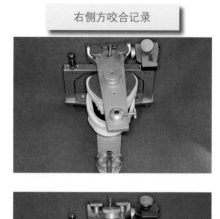
右侧方咬合记录

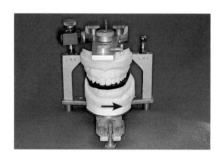

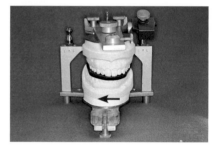

图97　图示左、右侧方咬合记录分别置于𬌗架上下颌模型之间，为获取髁导斜度做好准备。在人体，上颌固定、下颌运动，但在𬌗架上，一般情况是上颌运动，下颌置于工作台或握在操作者手中不动。与实际下颌运动相比，𬌗架上模型的运动方向是相反的。因此，要以上颌牙弓中线为基准，来判断下颌的实际运动方向。

如**表5**所讲，非工作侧的髁导斜度可以利用侧方咬合记录获得。本部分将以Whip-Mix𬌗架为例讲解获取髁导斜度的操作步骤。Whip-Mix𬌗架是一种Arcon型（解剖式）半可调𬌗架，髁导斜度调整方法相对简单，适用于讲授和理解髁导斜度的调整方法。如以该类𬌗架为例，能理解和掌握获取髁导斜度的基本理论与方法，也可以在其他类型的Arcon型（解剖式）𬌗架和Condylar型（非解剖式）𬌗架上应用。要注意的是，虽然工作侧髁突主要发生旋转运动，但也有小幅度的向外、向后运动，使用Whip-Mix𬌗架获取非工作侧的髁导斜度时，工作侧的髁突锁也要松开，避免锁死后影响非工作侧的运动。

初始状态，前伸髁导斜度设为0°

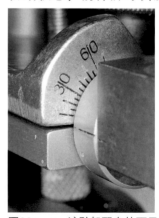

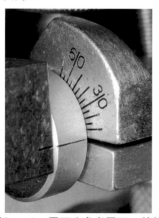

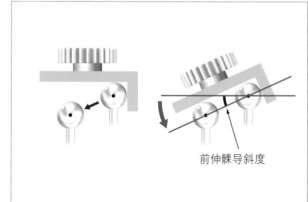
前伸髁导斜度

图98a～c　该𬌗架配套的面弓以Frankfurt平面为参考平面，前伸髁导斜度也以Frankfurt平面以参考平面，即与Frankfurt平面平行时的度数0°。初始状态，𬌗架双侧前伸髁导斜度设为0°。　　　　　a｜b｜c

前伸髁导斜度基本理论

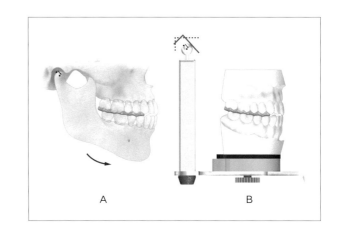

图99　前伸髁导斜度可利用两种类型的咬合记录获取，因此需要了解这两类髁突运动的特征（参见**表5**、**表6**）：①下颌前伸运动时，双侧髁突向前、下移动；②下颌侧方运动时，非工作侧髁突向前、下、内移动。无论利用何种咬合记录，均是通过分析髁突在矢状面向前、下的移动来计算前伸髁导斜度。

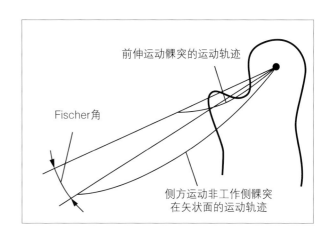

图100　下颌前伸运动或侧方运动时，髁突都存在矢状面的运动。因此，矢状面观，向前、下方向的髁导有两类："前伸运动时的前伸髁导"和"侧方运动时非工作侧的前伸髁导"。一般情况下，"前伸运动时的前伸髁导"比"侧方运动时非工作侧的前伸髁导"路径短、斜坡角度小，二者之间角度的差称为"Fischer角"。

用左侧方咬合记录获取前伸髁导斜度 ①使𬮿架髁突接触髁突窝上壁

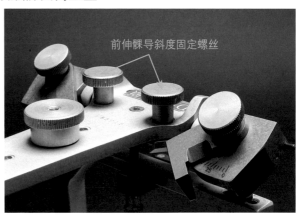

图101　本部分演示用左侧方咬合记录获取前伸髁导斜度。𬮿架初始前伸髁导斜度设为0°，侧方咬合记录在上、下颌模型间完全就位后，非工作侧髁突会向前、下、内移动，在髁突与髁突窝上壁间会出现间隙。此时松开前伸髁导斜度的固定螺丝，调整前伸髁导的角度，使髁突与髁突窝上壁接触。

用左侧方咬合记录获取前伸髁导斜度 ②𬌗架右侧（非工作侧）髁突接触髁突窝上壁即可获得角度值

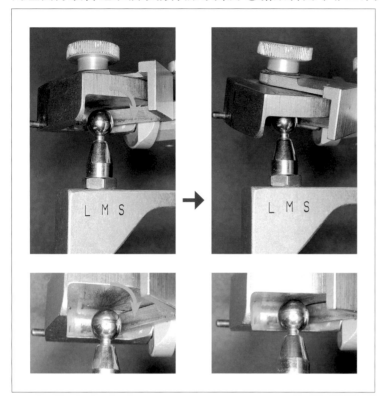

图102　本图为图101的另一视角。咬合记录在上、下颌模型间完全就位后，非工作侧髁突和髁突窝上壁之间出现间隙，调整髁突窝上壁的角度（前伸髁导斜度），使髁突窝上壁与髁突接触，此时角度值即为前伸髁导斜度（侧方运动的矢状面分量）。

侧方髁导斜度基本理论

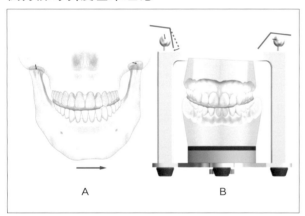

图103　下颌侧方运动时，非工作侧髁突向前、下、内运动，分析髁突侧方运动三维轨迹在冠状面的分量可以得到侧方髁导斜度。髁突向内运动的角度即为侧方髁导斜度（Bennett角）。

用左侧方咬合记录获取侧方髁导斜度 ①使𬌗架髁突接触髁突窝内壁

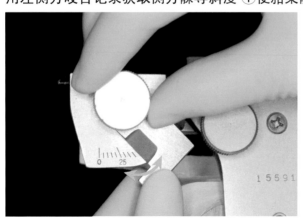

图104　𬌗架初始髁突窝内壁的角度（侧方髁导斜度）设置为50°（不同𬌗架数值有所不同，设为最大角度即可）。侧方咬合记录在上、下颌模型间完全就位后，非工作侧髁突会向前、下、内移动，髁突与髁突窝内壁之间出现间隙。此时松开侧方髁导斜度的固定螺丝，调整侧方髁导的角度，使髁突窝内壁与髁突接触，拧紧固定螺丝，记录角度值。

用左侧方咬合记录获取侧方髁导斜度 ②殆架非工作侧髁突接触髁突窝内壁即可获得角度值

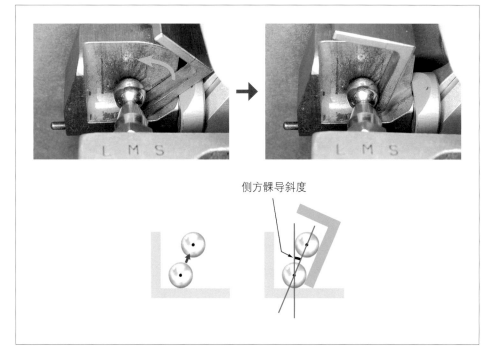

图105　本图为图104殆架底面观。咬合记录在上、下颌模型间完全就位后，非工作侧髁突与髁突窝内壁之间出现间隙，调整髁突窝内壁的角度（侧方髁导斜度），使髁突窝内壁与髁突接触，此时角度值即为侧方髁导斜度，即Bennett角。

用左侧方咬合记录所获取的髁导斜度

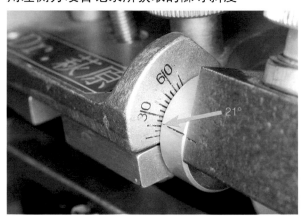 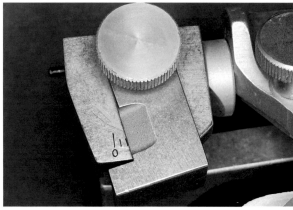

图106a,b　本例中，右侧前伸髁导斜度为21°（侧方运动的矢状面分量），侧方髁导斜度为10°。　　　a|b

用右侧方咬合记录获取前伸髁导斜度 ①𬴃架左侧（非工作侧）髁突接触髁突窝上壁即可获得角度值

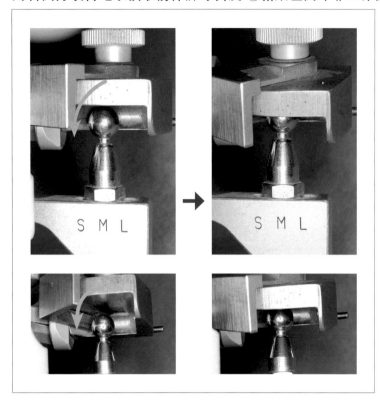

图107　与图102所述方法一致，利用右侧方咬合记录获得左侧前伸髁导斜度（侧方运动的矢状面分量）。

用右侧方咬合记录获取侧方髁导斜度 ②𬴃架非工作侧髁突接触髁突窝内壁即可获得角度值

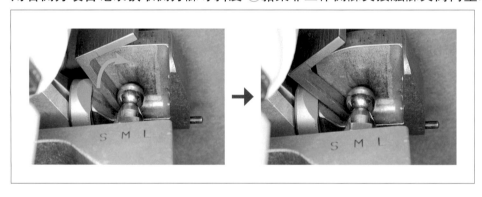

图108　与图105所述方法一致，获取左侧侧方髁导斜度。

用右侧方咬合记录所获取的髁导斜度

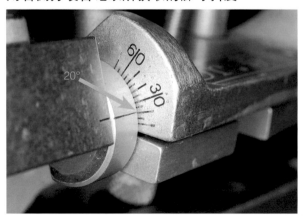
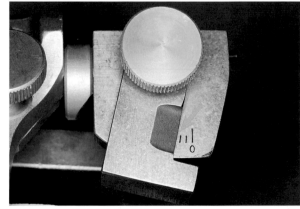

图109a,b　在本例中，左侧前伸髁导斜度为20°（侧方运动的矢状面分量），侧方髁导斜度为13°。　　　　a | b

用前伸咬合记录获取髁导斜度的基本理论

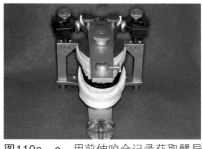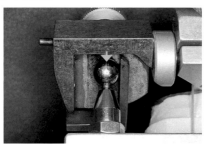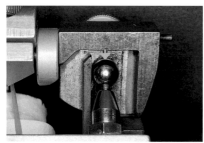

图110a ~ c　用前伸咬合记录获取髁导斜度的基本理论：①用前伸咬合记录，只能获取左、右髁突在矢状面的前伸髁导斜度；②基于Hanau公式，利用前伸髁导斜度可以计算出侧方髁导斜度；③Hanau公式：L（侧方髁导斜度）=H（前伸髁导斜度）/8+12。

当下颌前伸至上下颌前牙切缘相对时，双侧髁突向前、下移动。前伸咬合记录在上下颌模型间完全就位后，可以观察到𬌗架上左、右侧髁突从髁突窝后壁向前、向下移动。

a | b | c

用前伸咬合记录获取前伸髁导斜度

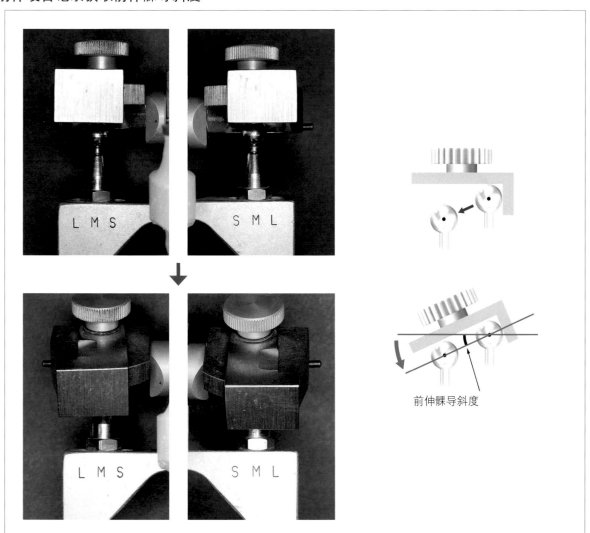

前伸髁导斜度

图111　基于图98 ~ 图102、图107介绍的方法，将前伸咬合记录完全就位在𬌗架上、下颌模型间，调整双侧髁突窝上壁的角度，使双侧髁突均与髁突窝上壁接触，即获得双侧的前伸髁导斜度。

利用前伸髁导斜度计算侧方髁导斜度

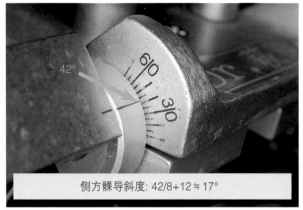
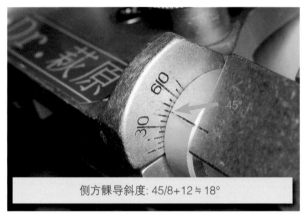

侧方髁导斜度: 42/8+12 ≈ 17°

侧方髁导斜度: 45/8+12 ≈ 18°

图112a,b　本例中，将所测前伸髁导斜度导入Hanau公式（L=H/8+12）计算侧方髁导斜度：左侧前伸髁导斜度42°，求得侧方髁导斜度17°；右侧前伸髁导斜度45°，求得侧方髁导斜度18°。　　　　　a|b

利用下颌运动咬合记录获取髁突运动参数的局限性

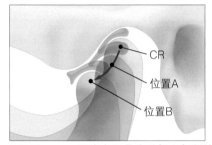
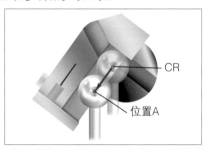
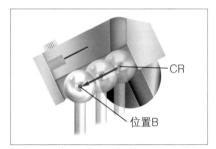

图113a～c　用咬合记录在𬌗架上复制的髁突运动轨迹仅在以下两个位置是准确的：正中关系位和咬合记录时所处的颌位。𬌗架的关节窝是线性的，且大多数半可调𬌗架的关节窝为直线结构，但髁突实际的前伸与侧方运动轨迹均为曲线（a）。因此，针对同一个患者，当咬合记录的位置有差异时，得到的髁导斜度数值很可能是不同的。如图，在A和B两个位置，前伸髁导斜度明显不同（b,c）。（图片引自参考文献8，并进行了部分修改）　　　　　a|b|c

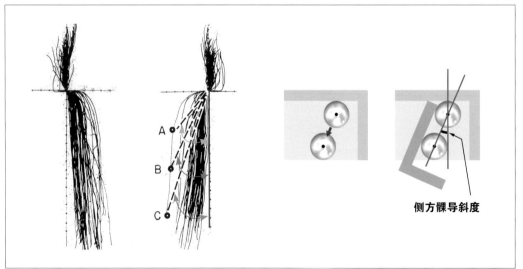

侧方髁导斜度

图114　理论上讲，下颌侧方运动时，髁突运动轨迹上任意点与运动起始点的连线与矢状面的夹角均可视为侧方髁导斜度（Bennett角）。Lundeen曾对50个人的下颌运动轨迹进行描记，发现侧方运动时非工作侧髁突在冠状面的运动路径是曲线。但是，大多数𬌗架，髁突侧方运动轨迹是直的。因此对于同一个人，当髁突运动至不同位置，例如A、B、C点时，𬌗架上所记录的侧方髁导斜度是不同的。（图片引自参考文献9，并进行了部分修改）

临床病例演示：获取咬合记录的操作

右侧方咬合记录：①将Coprwax蜡片置于上颌牙列

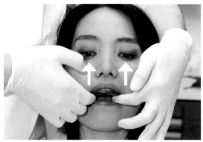 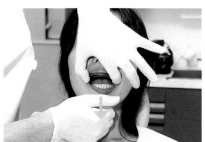 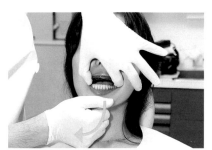

图115a~c　本部分讲述咬合记录的临床操作步骤。首先，将Coprwax蜡片放入口内置于上颌牙列，获得上颌咬合印记。注意将蜡片蜡层薄的一面放在上颌牙列，且蜡片应略偏向工作侧（a）（图87~图89）。之后，让患者大开口（b）；在开口状态下，操作者用手将患者下颌引导至右侧（c）。　　　　a│b│c

右侧方咬合记录：②患者闭口以获得咬合印记

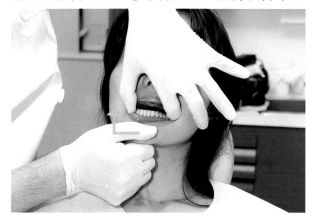

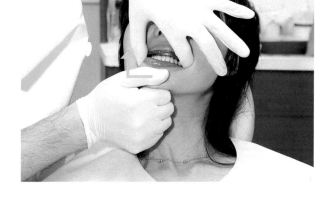

a│b
　c

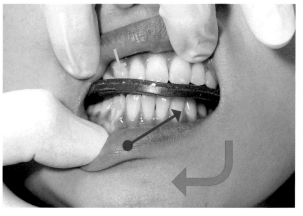

图116a~c　嘱患者闭口（a,b）。由于Christensen现象，非工作侧上下牙列的间隙可能较大，如蜡片厚度不够，可能咬合印记不清，要注意下颌牙尖是否在蜡片上形成清晰的印记。闭口的止点为上、下颌尖牙牙尖接触。此时患者下颌有滑向牙尖交错位的趋势（图116c红色箭头）。操作者应握紧患者下颌，引导到工作侧并稳定住（绿色箭头）。

左侧方咬合记录 ①将Coprwax蜡片置于上颌牙列

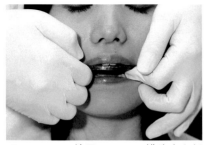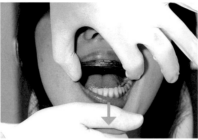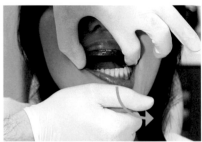

图117a～c　放置Coprwax蜡片在上颌牙列以获得咬合印记（a）（**图87～图89**）；患者大开口（b）；下颌在开口的状态下由操作者引导至左侧（c）。

a|b|c

左侧方咬合记录 ②患者闭口以获得咬合印记

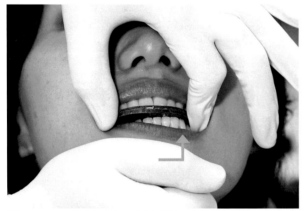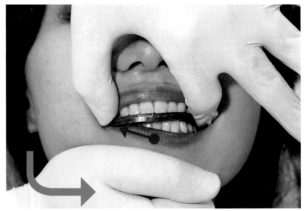

图118a,b　引导患者闭口至左侧上、下颌尖牙牙尖接触（a）；操作者要握紧患者下颌，引导到工作侧（绿色箭头），避免下颌滑至牙尖交错位（红色箭头）（b）。

a|b

前伸咬合记录 ①将Coprwax蜡片置于上颌牙列

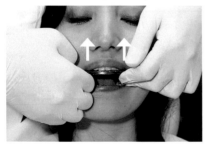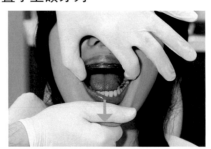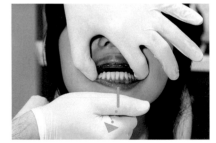

图119a～c　将Coprwax蜡片软化后置于上颌牙列获得上颌牙列的咬合印记，注意稍靠前放置（a）（**图93、图94**）。嘱患者大开口（b）；操作者紧握患者下颌，引导前伸（c）。

a|b|c

前伸咬合记录 ②患者下颌前伸，在下颌前牙比上颌前牙略靠前时闭口

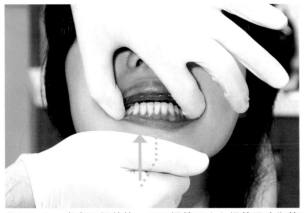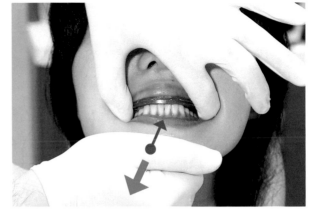

图120a,b　患者下颌前伸，至下颌前牙比上颌前牙略靠前时闭口（a），也可闭口至上下颌前牙切缘相对的位置。此时患者下颌有滑到牙尖交错位的趋势（红色箭头），操作者需施加相反的力（绿色箭头）来维持下颌位置。操作者一般通过握住患者颏部来维持下颌位置（b）。

a|b

获得的3种咬合记录

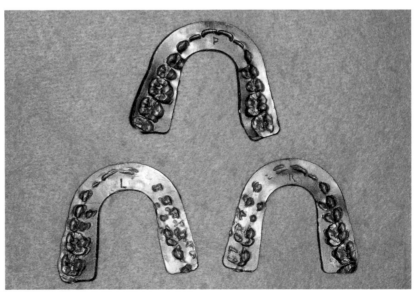

图121　完成3种（前伸、右侧方、左侧方）咬合记录用于获取𬌗架髁突运动参数。

⑦ 临床病例演示：获取𬌗架髁突运动参数

模型上𬌗架

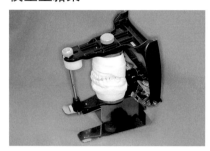

图122　本病例使用Proarch Ⅲ EG𬌗架（Shofu公司）（图139～图143）。该𬌗架操作手册建议在调整髁导斜度时使用髁突固定板，以防止髁突从髁突窝滑出，便于操作，但并不是必须使用。

调整髁导斜度的准备 ①双侧前伸髁导设为0°

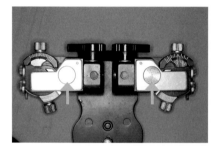
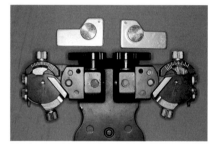
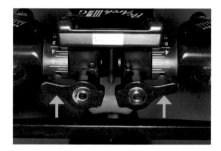
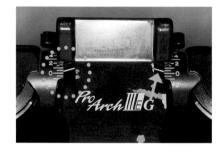

a	b	c
d		

图123a～d　本图示调整髁导斜度前的准备工作。取下双侧髁突固定板（a,b），确认调整前伸髁导斜度的旋钮功能是否正常（c），双侧初始前伸髁导斜度设置为0°（d）。

调整髁导斜度的准备 ②双侧侧方髁导设为40°（最大角度值）

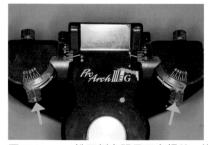
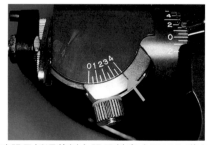
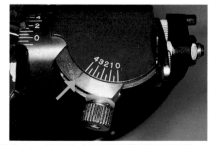

图124a～c　松开侧方髁导固定螺丝，拨动髁导板调整侧方髁导斜度（图124a蓝色箭头）。使用咬合记录调整髁导斜度前，双侧非工作侧侧方髁导斜度设为40°（最大角度）（b,c）。

a | b | c

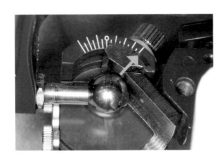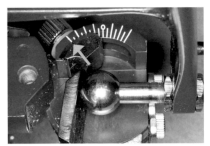

图125a,b 工作侧侧方髁导预设为最大角度 -40° （多数半可调𬒠架不能模拟下颌侧方运动时工作侧髁突的运动轨迹，但Proarch Ⅲ EG𬒠架可调节工作侧侧方髁导斜度。侧方运动时工作侧是小幅度的向外、向后运动，𬒠架上向外侧运动的角度值为负值）。

调整髁导斜度的准备 ③咬合记录放置于上下颌模型间

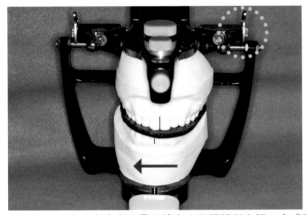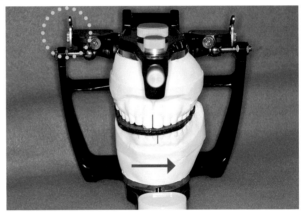

图126a,b 本图中咬合记录已放在上下颌模型之间，完成调整髁导斜度的准备工作。图126a为右侧咬合记录；图126b为左侧咬合记录。真实患者是下颌在运动，而𬒠架是上颌向相反方向运动。因此，要以上颌牙弓中线为基准判断下颌的实际运动方向。利用侧方咬合记录，可以获得非工作侧的侧方髁导斜度（黄色虚线）。此外使用本𬒠架要注意：侧方运动时工作侧髁突不仅有旋转运动，而且有向外、向后的小幅度运动，本𬒠架也可调节工作侧侧方髁导斜度。调整非工作侧髁导斜度时，不用同时松开左右双侧的固定螺丝，避免模拟下颌运动时髁突从髁突窝内脱出。

a b

用左侧方咬合记录获取髁导斜度 ①右侧（非工作侧）前伸髁导斜度

a b

图127a,b 前面已提到，大多数半可调𬒠架不能复制工作侧髁突的运动轨迹。但该型𬒠架可调节参数多一项，即工作侧侧方髁导斜度。图127～图129将讲述在该𬒠架上利用侧方咬合记录获取髁突运动的3个参数：①非工作侧前伸髁导斜度（侧方运动的矢状分量）：当侧方咬合记录在模型上就位后，髁突向前、下、内移动，设为0°的髁突窝上壁会与髁突间出现间隙，松开右侧前伸髁导斜度锁，调整前伸髁导至髁突与髁突窝上壁接触，此时锁定前伸髁导，角度读数即为右侧前伸髁导斜度。

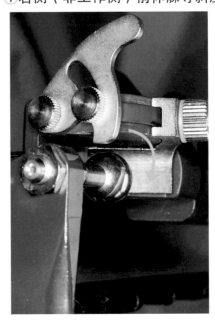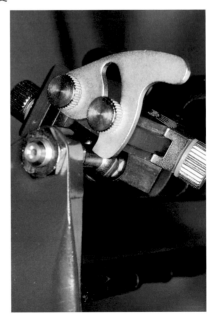

用左侧方咬合记录获取髁导斜度 ②右侧（非工作侧）侧方髁导斜度

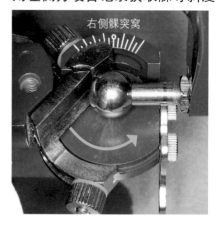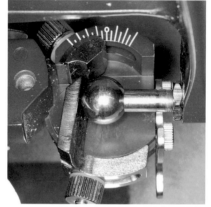

a|b

图128a,b 续图127：②非工作侧侧方髁导斜度：侧方咬合记录在模型上就位后，非工作侧髁突向前、下、内移动，此时髁突与髁突窝内壁之间会出现间隙，松开侧方髁导固定螺丝，调整至髁突与髁突窝内壁接触，锁定固定螺丝，即获得侧方髁导斜度（此图为𬱟架底面观，侧方髁导斜度在髁突窝的顶面，见图124）。

用左侧方咬合记录获取髁导斜度 ③左侧（工作侧）侧方髁导斜度

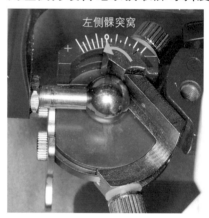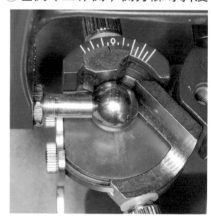

a|b

图129a,b 续图128：③工作侧侧方髁导斜度：侧方咬合记录就位后，调整工作侧侧方髁导板，当其内壁与髁突接触时（黄色箭头），锁定固定螺丝，角度读数即为工作侧侧方髁导斜度。

用右侧方咬合记录获取髁导斜度 ①左侧（非工作侧）前伸髁导斜度

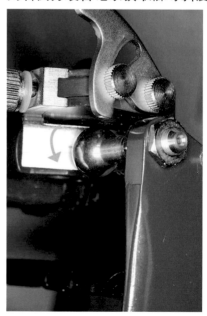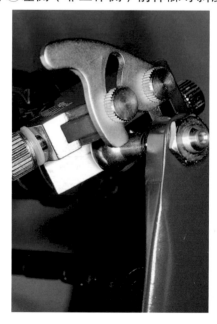

a|b

图130a,b 方法同图127，获取左侧（非工作侧）前伸髁导斜度。

用右侧方咬合记录获取髁导斜度 ②左侧（非工作侧）侧方髁导斜度

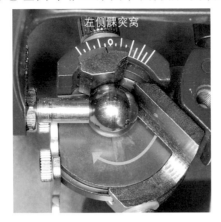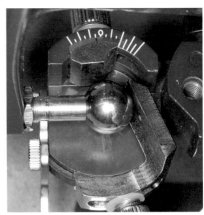

a|b

图131a,b　方法同图128，获取左侧（非工作侧）侧方髁导斜度。

用右侧方咬合记录获取髁导斜度 ③右侧（工作侧）侧方髁导斜度

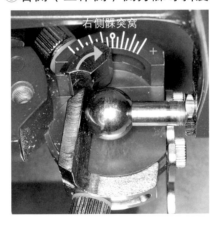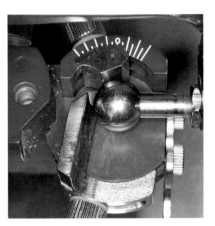

a|b

图132a,b　方法同图129，获取右侧（工作侧）侧方髁导斜度。

左右两侧作为非工作侧时的前伸和侧方髁导斜度

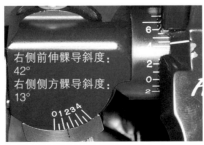

右侧前伸髁导斜度：42°
右侧侧方髁导斜度：13°

左侧前伸髁导斜度：36°
左侧侧方髁导斜度：22°

a|b
c|d

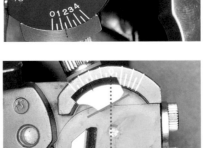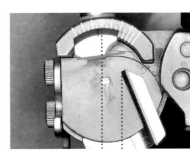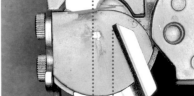

图133a~d　图示为左右两侧分别作为非工作侧时，记录的前伸和侧方髁导斜度（a,b），以及卸下髁突后验架髁突窝的情况（c,d）。图中红色虚线为矢状面的平行线，黄色虚线为非工作侧髁突运动路径，绿色虚线为工作侧髁突路径。

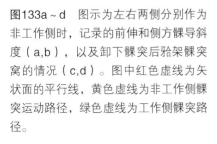

将髁导斜度数值写在模型上

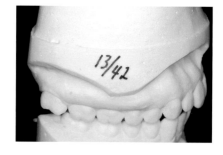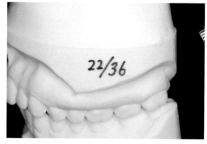

a|b

图134a,b　把获得的髁导斜度数值对应记录在模型两侧，便于其他操作者在𬌗架上复制。

用前伸咬合记录获取前伸髁导斜度

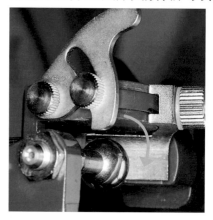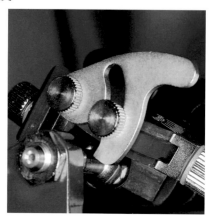

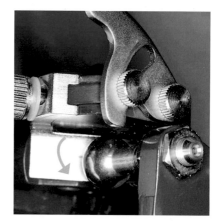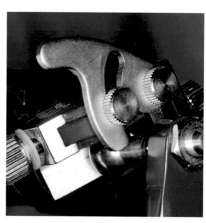

a|b
c|d

图135a ~ d　操作方法与图127 ~ 图132相似，用一个前伸咬合记录可获得双侧前伸髁导斜度。

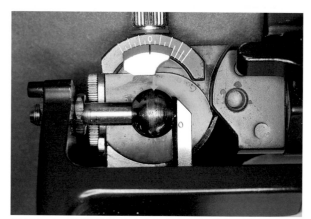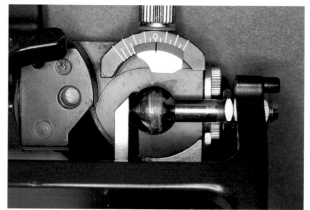

图136a,b　下颌前伸时（上下颌前牙切缘相对），双侧髁突向前、下移动。前伸咬合记录在上下模型间完全就位后，可以观察到𬌗架上左、右髁突相对髁突窝的上壁向前、下移位。

a|b

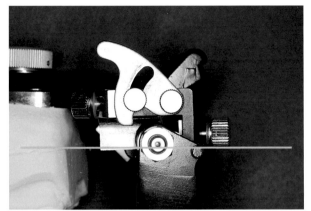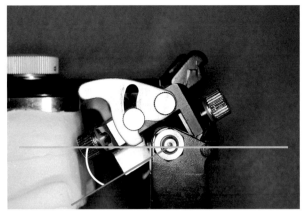

图137a,b　图136的矢状面观，根据髁突移动的位置调节髁突窝上壁，形成一个角度。

a|b

调整完成后，将双侧髁突固定板复位并拧紧

a|b

图138a,b　在完成髁导斜度调整后（a），将图123b所述步骤中取下的髁突固定板复位并拧紧（b）。

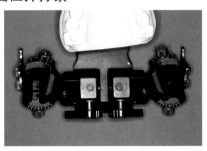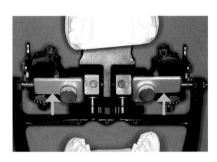

8 咬合分析的临床操作：⑤在𬌗架上进行模型分析和模拟咬合调整

临床进行口内调𬌗之前，需要验证模型上𬌗架的准确性，并在𬌗架上进行模拟调𬌗。本部分将介绍相关内容。

1. 验证模型上𬌗架的准确性

在𬌗架上进行咬合分析和模拟调𬌗的基本要求是患者口内正中关系的早接触点要准确复制在𬌗架的模型上。因此，首先需要验证模型上𬌗架的准确性，是否与口内状况一致（图139～图143）。如果𬌗架上模型与口内情况不一致，可能有以下原因：①正中关系转移至𬌗架不准确；②模型变形；③临床引导正中关系的方法不正确，在患者口内所记录的早接触点不准确。

①　口内标记正中关系早接触点

口内检查并标记正中关系早接触点，用于核对模型的早接触点是否与之一致

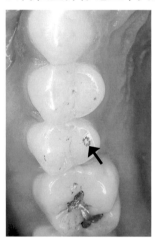
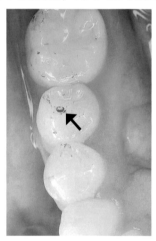

a | b

图139a,b 核对模型与口内早接触点的一致性是非常必要的，这同时可验证模型是否变形以及正中关系转移是否准确。本部分首先检查并标记了口内正中关系的早接触点，后续再检查𬌗架上模型的早接触情况。图中可以看到上颌和下颌右侧第二前磨牙存在早接触点。

②　上下颌模型按正中关系上𬌗架

按照常规方法将模型在正中关系上𬌗架

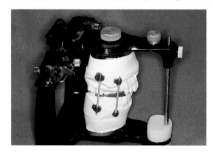

图140 如前述，要验证正中关系转移的准确性，需要检查口内的早接触与𬌗架上模型的早接触是否一致（图139～图143）。本章的前面部分，虽然大篇幅讲述了利用咬合记录调整髁导斜度的内容，但在临床中，首先要完成模型按正中关系上𬌗架。也就是说，首先要验证正中关系记录及下颌模型上𬌗架的准确性，之后才调整𬌗架髁导斜度，最后再进行咬合分析。

3 核对口内正中关系早接触点与𬌗架上模型正中关系早接触点是否一致

首先，用咬合纸在𬌗架上标记早接触情况

a | b

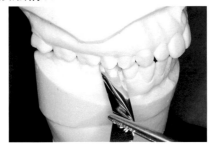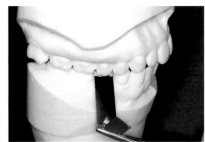

图141a,b 模型正中关系上𬌗架后，检查与口内的早接触是否一致。首先用咬合纸在模型上检查并标记早接触点。

之后，核对模型与口内早接触点的一致性

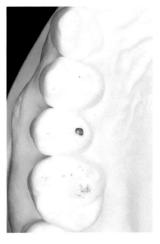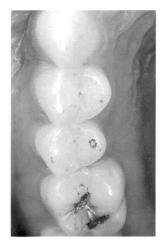

a | b

图142a,b 对比模型和口内的早接触点，在上颌右侧第二前磨牙舌尖近中内侧有早接触。

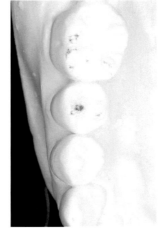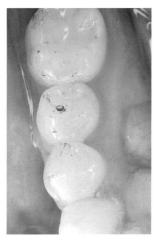

a | b

图143a,b 在下颌右侧第二前磨牙颊尖远中内侧有早接触。模型上和口内的早接触一致，说明按正中关系上𬌗架的模型是准确的。

2. 在模型上进行模拟咬合调整

咬合调整的最终目标是在正中关系建立一个新的牙尖交错位。临床上在口内进行咬合调整，一种情况是对咬合纸着色的早接触点进行打磨，另一种情况是咬合高度不足，需要通过修复方法来恢复不足的咬合高度。不管采用哪种方法，要注意的是，咬合调整是不可逆的治疗，有可能破坏原有的整个咬合。因此，需要先在𬌗架上进行模拟咬合调整（图144～图164），再在口内复制𬌗架上的咬合关系。为实现上述目标，要先进行咬合分析，以明确：①调磨的部位；②调磨的范围；③调磨的程度。

对于初学者来讲，咬合分析是开展咬合治疗前的关键步骤。换言之，应在咬合治疗前进行咬合分析以制订治疗计划。基本步骤如下。

①将上、下颌研究模型在正中关系上𬌗架。

②检查模型在正中关系的早接触，以及正中关系和牙尖交错位之间的位置差异。

③如果需要进行咬合调整，评估需要调磨的量［正中关系早接触与牙尖交错位之间的垂直高度差，参见图150中CR（P）和ICP的垂直高度差］。

④在研究模型上进行模拟调𬌗（也可能需要在研究模型上用诊断蜡型重塑牙齿外形）。完整记录模拟调𬌗的步骤，包括调磨的位置和顺序。咬合调整的方法参见本书第27章。

⑤最终建立的咬合应是在正中关系的牙尖交错位。

⑥基于咬合分析，制订综合治疗计划，可能是简单的调𬌗，也可能要与复杂的修复治疗相结合。有些情况下，咬合分析完成后需要制作诊断蜡型。

⑦完成了咬合分析以及模拟咬合调整的过程，并制订了相应的治疗计划，才能在临床开始口内调𬌗或修复治疗。

① 模拟调𬌗的准备工作

彩色的模型更容易识别需调磨的位置

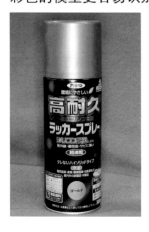
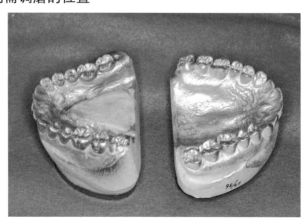

a | b

图144a,b　在模型𬌗面喷一层涂料，以更清晰地标记需调磨的点。本例应用了一种快速凝固的金属涂料，用于白色模型效果非常好。当然，这个步骤在实际操作中不是必需的。

咬合分析及模型调整的工具

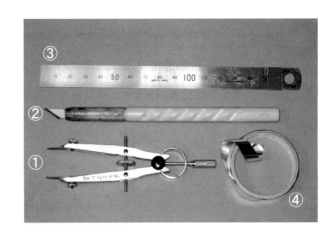

图145　对模型进行咬合分析至少需要以卜工具：①测量垂直距离的卡尺（或圆规）；②锋利的刀；③直尺；④咬合片和咬合纸。

②　标记模型上的早接触点并验证与口内的一致性

首先标记模型上的早接触点

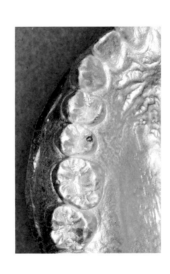 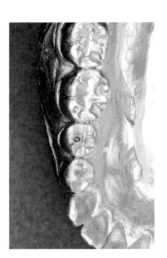

a | b

图146a,b　标记模型上的早接触点，验证是否与口内早接触点一致。

③ 用卡尺测量垂直高度

上下颌模型对位在牙尖交错位，并进行标记

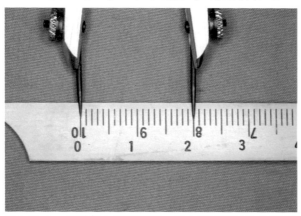
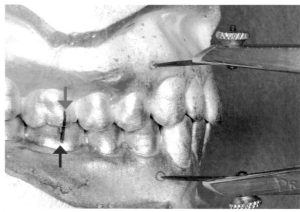

图147a,b 从𬌗架上取下模型，将上下模型对位并稳定在牙尖交错位。卡尺设置为固定的距离（例如20mm，图147a所示）。用铅笔在上颌尖牙牙根远中画一个标记点，卡尺一端置于标记点，另一端在下颌尖牙远中对应处再标记一个点（b）。此外，在上、下颌第一磨牙处连一条直线（其余后牙区也可以，图147b中箭头所示），用于在后续步骤中识别上下颌的前后位置变化。

a|b

在𬌗架上模拟口内的早接触情况，测量垂直高度

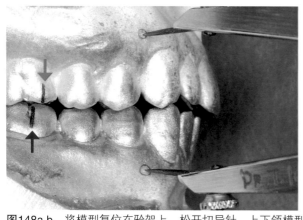
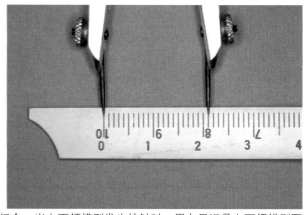

图148a,b 将模型复位在𬌗架上，松开切导针，上下颌模型轻轻闭合。当上下颌模型发生接触时，用卡尺记录上下颌模型两标记点间的距离（图148a），并测量长度（图148b）。图148a红色箭头所示下颌第一磨牙的标记线向后移动，说明下颌相对上颌向后方移位。

a|b

垂直高度在正中关系早接触时和牙尖交错位不一致，这个差异就是咬合调整要去除的部分

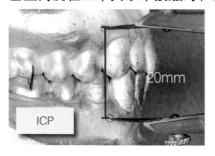
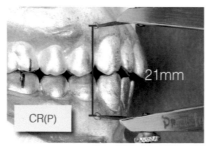

ICP

CR(P)

a|b

图149a,b 结合图147和图148，上、下颌模型标记点间的距离在牙尖交错位（a）和正中关系早接触（b）的差异为1.0mm。这部分差异就是要打磨掉的部分，以实现上、下颌牙列在正中关系重新建立牙尖交错位。

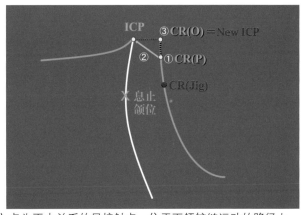

图150 用Posselt运动轨迹示意图来解释图149：①图中CR（P）点为正中关系的早接触点，位于下颌铰链运动的路径上。由于存在早接触，此时的垂直高度（图149b）相对于原有牙尖交错位（图中ICP点）的垂直高度（图149a）有所增加；②本例中，下颌需要从正中关系的早接触点向前滑动，才能咬合至牙尖交错位（图中绿色线段）；③咬合调整治疗的目标是将咬合建立在正中关系的牙尖交错位，图中CR（O）点。为避免咬合垂直高度的变化，新的牙尖交错位[CR（O）点]与原有牙尖交错位（ICP点）在水平方向上的高度应基本一致（图159）。

4 在模型上进行咬合调整

咬合调整的基本要求

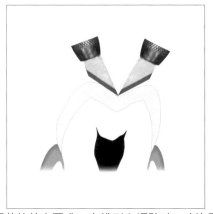 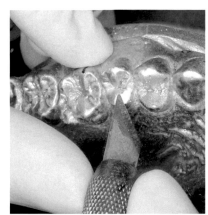

图151a,b 本书第27章图9介绍了咬合调整的基本要求。在模型上调𬌗时，建议用锋利的刀代替涡轮机车针。虽然不用车针，但也要按照第27章图9中车针放置的角度要求来使用刀片（a）。调磨的基本原则是"磨坡不磨尖"：①不打磨牙尖（不降牙尖高度）；②使牙尖更尖锐；③使发育沟和斜面更清晰（修整牙尖斜面）。 a|b

首先调整正中关系的早接触点

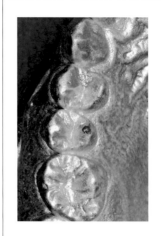 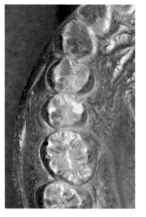 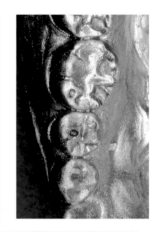 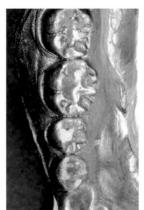

5	舌尖近中内侧
5	颊尖中央内侧

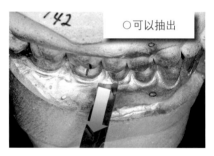

○可以抽出

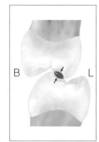

B   L

a	b
c	d

图152a~d 本书第27章（参见"牙尖交错位咬合高点及其调殆方法"章节内容）介绍了咬合调整的基本要求。这里再次重述咬合调整的目标：去除正中关系早接触导致的下颌移位，使下颌重新回到牙尖交错位，而且新的牙尖交错位要在下颌铰链运动路径上。此外，还要注意记录模型上调殆的部位与顺序（参见第28章**表7**），为口内调殆提供参考。

咬合调整首先从正中关系早接触开始。本例中，早接触出现在上颌右侧第二前磨牙和下颌右侧第二前磨牙，**图152a**、**图152b**分别为上、下颌用刀片调整前后的情况。上述早接触点去除后，上下牙列间又可能会出现新的早接触点。**图152c**中咬合片可以无阻力顺利抽出来，说明出现了新的早接触点，该点属于B型接触（**d**）（B型接触的调殆详见本书第27章）。

定位新的早接触点继续调殆

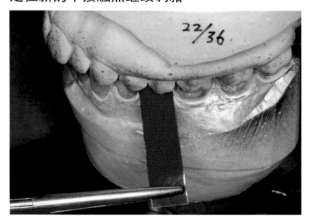

图153 最初的早接触点去除后，重新用咬合纸检查上下牙列咬合接触情况。本例中，原有早接触去除后，左侧的上颌与下颌第二前磨牙间出现了新的早接触点。

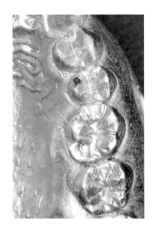
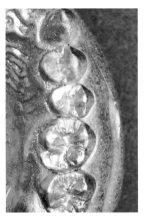
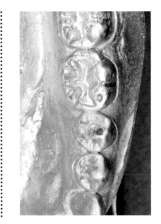
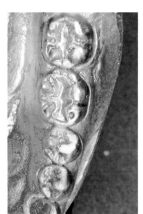

$$\frac{5|}{5|}\ 舌尖近中内侧$$

|5 舌尖近中内侧
|5 颊尖近中内侧

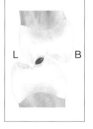

图154a ~ c　经过图153的检查，在左侧上、下颌第二前磨牙间发现新的早接触。上颌左侧第二前磨牙早接触点调磨前后（a）；下颌左侧第二前磨牙早接触点调磨前后（b）。本图中的早接触也属于B型接触（c）。

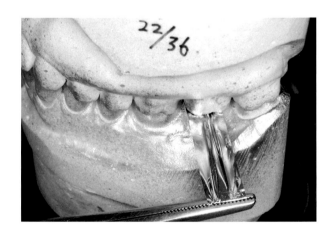

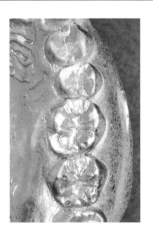

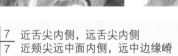

|7 近舌尖内侧，远舌尖内侧
|7 近颊尖远中面内侧，远中边缘嵴

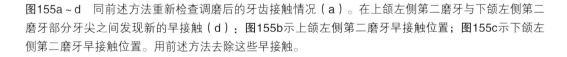

图155a ~ d　同前述方法重新检查调磨后的牙齿接触情况（a）。在上颌左侧第二磨牙与下颌左侧第二磨牙部分牙尖之间发现新的早接触（d）：图155b示上颌左侧第二磨牙早接触位置；图155c示下颌左侧第二磨牙早接触位置。用前述方法去除这些早接触。

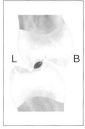

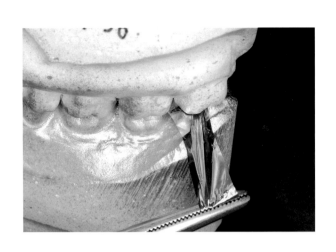

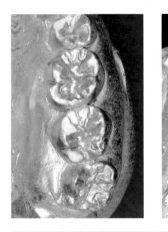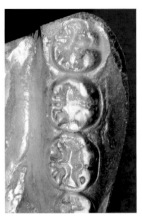

8	近舌尖内侧
8	近颊尖远中面内侧，近中边缘嵴

图156a~c 同前述方法再次进行咬合检查（a），发现在上颌左侧第三磨牙、下颌左侧第三磨牙某些部位又出现新的早接触：图156b示上颌左侧第三磨牙早接触位置；图156c示下颌左侧第三磨牙早接触位置。继续用前述方法调整这些早接触。

a | b | c

记录模型上早接触和调磨的部位，作为口内调殆的参考

① $\frac{5}{5}$	上颌右侧第二前磨牙	舌尖近中内侧
	下颌右侧第二前磨牙	颊尖中央内侧
② $\frac{5}{5}$	上颌左侧第二前磨牙	舌尖近中内侧
	下颌左侧第二前磨牙	颊尖近中内侧
③ $\frac{7}{7}$	上颌左侧第二磨牙	近舌尖内侧，远舌尖内侧
	下颌左侧第二磨牙	近颊尖远中面内侧，远中边缘嵴
④ $\frac{8}{8}$	上颌左侧第三磨牙	近舌尖内侧
	下颌左侧第三磨牙	近颊尖远中面内侧，近中边缘嵴
⑤ $\frac{4}{4}$	上颌左侧第一前磨牙	近舌尖内侧
	下颌左侧第一前磨牙	颊尖远中内侧
⑥ $\frac{7\ 6}{7\ 6}$	上颌右侧第一、二磨牙	近舌尖内侧，远舌尖内侧
	下颌右侧第一、二磨牙	近颊尖、远颊尖内侧，远中尖，远中边缘嵴

⋮

表7 多次反复的咬合检查与调整。注意记录早接触的部位和调整过程，这是口内调殆的重要参考。虽然患者口内咬合情况以及口内调殆过程不可能与模型上完全一致，但是口内调殆刚开始的步骤应尽量与模型上调殆一致

咬合调整完成的标准

完成咬合调整后，理想的情况是后牙均有良好的被动接触

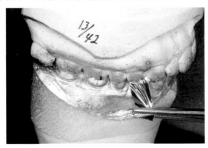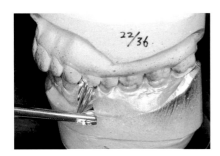

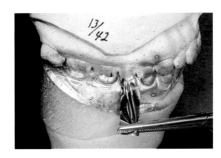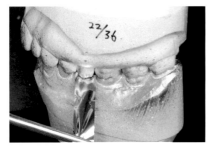

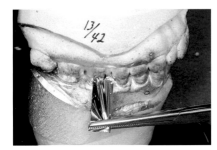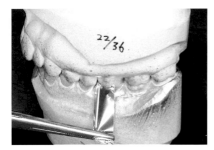

a	b
c	d
e	f
g	h

图157a ~ h 咬合调整的目标是在正中关系建立新的牙尖交错位（图150，③）。理想情况下，所有后牙均具有良好的被动咬合接触，而且咬合时的垂直高度与原始牙尖交错位基本一致，在本病例中为20mm，如图147所示。本图显示，模型调𬌗后用咬合片检查，所有后牙均有良好的咬合接触。

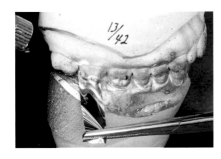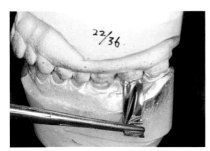

咬合调整后，在正中关系的牙尖交错位，测量上下颌模型标记点之间的距离

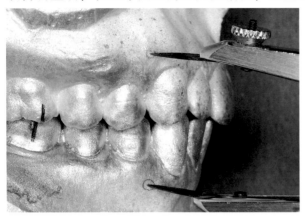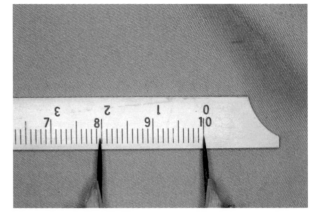

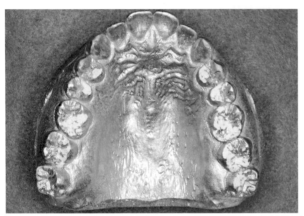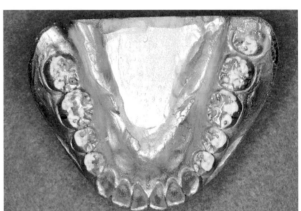

图158a~d　在新的牙尖交错位，上下颌模型标记点的距离约20.3mm（a,b）。与调𬌗的初始位置相比，减少了约0.7mm，但比调𬌗之前在原有牙尖交错位时的测量值多0.3mm。这说明调𬌗并没有降低原垂直距离。**图158c**、**图158d**为咬合调整完成后上下颌模型𬌗面观。

a|b
c|d

调𬌗前后，上下颌在水平与垂直方向的相对位置变化

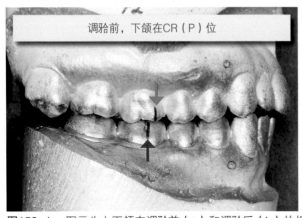
　调𬌗前，下颌在CR（P）位

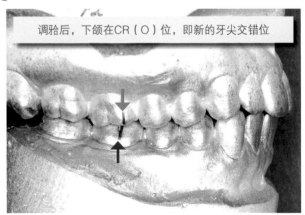
　调𬌗后，下颌在CR（O）位，即新的牙尖交错位

图159a,b　图示为上下颌在调𬌗前（a）和调𬌗后（b）的相对位置变化。比较可见，调𬌗后的垂直高度减小，而且下颌右侧第一磨牙上的标记线（红色箭头）发生移动，与上颌标记线（绿色箭头）基本对齐。这说明，在消除早接触后，下颌向前移位，和原有牙尖交错位时的位置基本一致（**图150**）。

a|b

6 侧方运动咬合调整

牙尖交错位咬合调整完成后，检查侧方运动的咬合情况

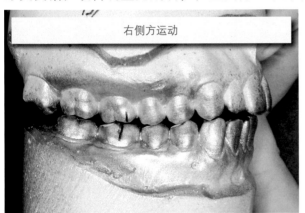 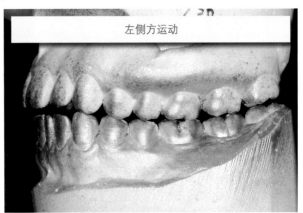

图160a,b 牙尖交错位咬合调整完成后，检查侧方运动的咬合情况。图示为左、右侧方运动中工作侧的咬合接触情况，可观察到侧方运动时，双侧均为上下颌第一前磨牙发挥侧向引导作用，没有发现第二前磨牙和磨牙的接触（具体参见本书第27章"侧方殆干扰及其调殆方法"章节内容）。 a|b

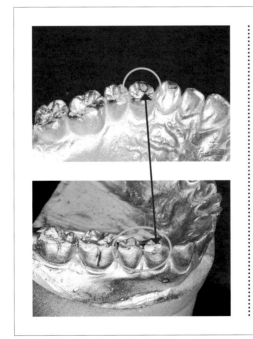 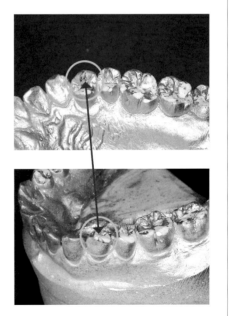

图161 本图为图160模型的殆面观，可见侧方运动时上下颌第一前磨牙的咬合接触情况。黄色圆圈中的蓝色咬合印记为引导面（左图：右侧方运动时的引导面；右图：左侧方运动时的引导面）。

侧方运动中后牙区可能存在殆干扰的部位

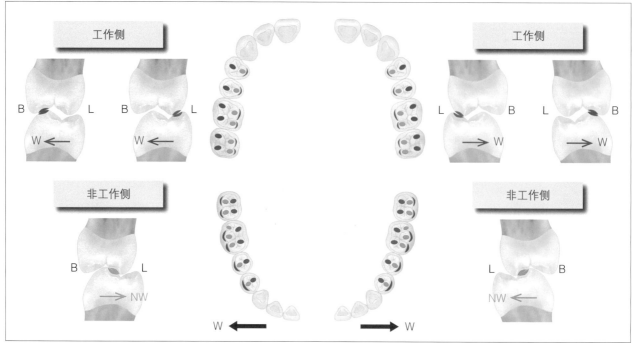

图162 本图用不同颜色标识了侧方运动时后牙可能存在殆干扰的部位。通过了解这些可能存在殆干扰的部位，有助于进行个性化的咬合调整。在工作侧，可能出现A点（蓝色区域）或/和C点（红色区域）的早接触，即工作侧殆干扰；在非工作侧，可能出现B点（绿色区域）的早接触，即非工作侧殆干扰。后天性的咬合习惯，也可能导致发生非生理性、不规则的殆干扰（上下颌相同颜色对应区域发生接触）（参见第27章"侧方殆干扰及其调殆方法"章节内容）。

殆调整以获得新的侧方引导

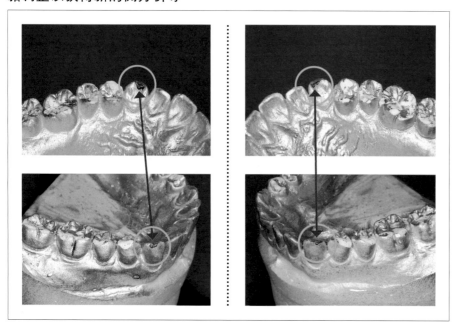

图163 调磨上、下颌第一前磨牙原有的引导面（**图161**），以获得左右侧方运动的尖牙引导，也可以存在轻度的组牙功能。黄色圆圈内蓝色印记是调殆后的引导面：左图为右侧方运动时的尖牙引导面；右图为左侧方运动时的尖牙引导面。本例中，通过调磨上下颌第一前磨牙的牙冠外形，实现了尖牙引导。但对于有些病例，仅调磨后牙不一定能去除侧方运动的殆干扰，需要利用蜡型重新恢复尖牙舌侧形态，最终通过修复方法在口内复制，才能实现尖牙引导或组牙功能。在模型上进行模拟操作的目的，就是要在正式治疗开始前，基于模拟治疗的结果，制订出完善的治疗方案。

咬合调整完成

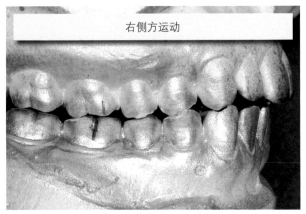
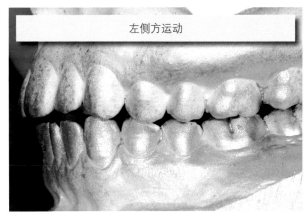

右侧方运动

左侧方运动

图164a,b　咬合调整后左右侧方运动的侧面观，可见尖牙引导，后牙不存在侧方殆干扰。　　　　a | b

Summary

本章小结

　　目前，在大学阶段的口腔修复学基础教育中，并没有重点灌输"咬合分析"的理念。尽管美国口腔修复学教科书《现代固定义齿修复学（第八版）》在咬合基本原则、诊断模型分析、制订治疗计划等章节，对正中关系及咬合分析的相关内容进行了介绍，但是口腔修复临床中对于正中关系的关注仍有不足。此外，日本、美国和欧洲等不同的学派之间，关于正中关系的定义也存在争议，导致许多临床医生很难理解这个概念。在临床中，对于需要改善咬合的患者，将研究模型在正中关系上殆架，并进行咬合分析与模拟咬合调整应该是常规操作。但是，临床中这些问题并没有得到足够重视，因此本书用较大篇幅讲解了相关内容。

　　本章要重点掌握的内容是：①牙尖交错位和正中关系的概念及临床应用；②获得正中关系的方法，以及模型在正中关系上殆架的方法；③咬合调整的治疗目标。咬合分析和咬合调整是口腔修复临床中非常重要的知识与技能，其意义在于：①咬合分析是修复检查和诊断的基本内容；②涵盖了口腔修复的基本技术；③对于学习和掌握全口咬合重建的理论与技术有很大帮助；④在制订综合治疗计划时要具有关注咬合的意识。

第29章

重视基本技能的提升及良师的重要性

1 基础知识与基本技能是提升临床能力的关键

2 良师对于临床能力的提升具有重要意义

3 口腔修复治疗的3条基本原则

本章学习目标 ☞

对于青年牙医：
1. 重视基本技能的提升
2. 修复临床中不能忽视的重要内容

1　基础知识与基本技能是提升临床能力的关键

笔者已从牙科学院毕业25年。这么多年来，在口腔医学领域，尽管口腔材料学发展很快，但口腔临床的基本诊疗流程、基本技术以及治疗理念等并未发生根本性变革。即便是近年来发展较快的美学修复及口腔种植，也是以口腔外科学、口腔修复学、牙周病学等传统学科的知识与技能为基础。

然而，近年来临床医生欠缺基础知识与基本技能的问题逐渐凸显。特别是部分青年医生，对自己真实的理论与技术水平没有清楚的认识，却盲目地去追求和开展高端与复杂的临床业务，引发很多不良后果。更有甚者，虽然意识到个人在基础知识与基本技能方面的不足，却不愿或不能去提升自己的能力与水平。

2　良师对于临床能力的提升具有重要意义

当笔者进入研究生学习阶段时，父亲建议她选择一位指导老师，"他将成为你宝贵的财富"，这个建议开启了她的职业生涯。一位良师

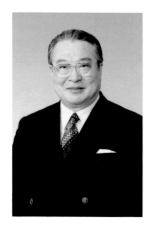

五十岚孝义教授（1938—2007）：日本大学牙科学院教授

是非常重要的财富，不仅为你传授知识、技术与理念，而且能培养你的人生观与价值观。歌德曾说过"才能不是天生的，可以任其自便的，而要钻研艺术请教良师，才会成才。"当有一天你自己成为一名导师的时候，你也会发现，通过教学的过程，对基本理论也会产生更深层次的理解。教学相长，学生和老师都要理解这个概念。

3　口腔修复治疗的3条基本原则

在此与读者分享作者导师五十岚孝义教授和他的导师Julian B Woelfel教授*传授的口腔修复治疗3条基本原则（表1）。笔者建议临床医生在诊疗过程中要践行"以患者为中心"的理念，遵循以下3条基本原则，以恢复患者口颌功能为目标，真诚为患者服务，并与患者建立长期互信关系。

1. 未能预见最终修复效果之前不要开始治疗

治疗之前评估最终治疗效果对于修复医生是非常重要的。如果医生在患者初次就诊时就能预见最终治疗效果，其治疗过程不会困难。但如果在最开始并不能直接预见治疗效果，那这个病例可能就需要复杂的治疗步骤，也可能需要修复医生与其他学科专家共同制订综合诊疗方案。五十岚孝义教授常说："如果你在初诊时能制订出治疗方案，这个病例你就可以独立完成。"当然，具备这样能力需要长期的培训与刻苦的训练。

---

* Julian B Woelfel教授：俄亥俄州立大学牙科学院名誉教授

口腔修复治疗的3条基本原则

1. 未能预见最终修复效果之前不要开始治疗

2. 修复体设计要关注后期修理和重新修复的问题

3. 咬合的长期稳定是保证远期修复效果的最重要因素

表1　五十岚孝义教授和Woelfel教授所传授的口腔修复治疗基本原则

2. 修复体设计要关注后期修理和重新修复的问题

　　口腔修复体是手工或机器制作的，有破损或变形的可能，不是能终生使用的。随着年龄或生理、心理状况的变化，患者的口腔环境也发生变化。修复医生要做好准备，可能随时需要为患者进行修复体修理或重新修复。修复医生要正确认识到这点，并在制订治疗计划时考虑到这些后续的问题，也要具有解决这些问题的能力。这是"以患者为中心"治疗方案的基本要求。

3. 咬合的长期稳定是保证远期修复效果的最重要因素

　　菌斑控制是维持口腔健康的最重要因素之

一。同样，咬合的长期稳定是影响修复体远期预后的重要因素。修复治疗过程在戴牙完成后并没有终结。戴牙后，根据实际情况进行咬合调整，维持咬合的长期稳定对于口腔保持健康和发挥功能具有重要作用。例如，咬合问题可能引起全口义齿戴牙后的疼痛或溃疡；咬合不良也会影响义齿的固位和稳定。五十岚孝义教授常说："如果义齿出现压痛点，先检查咬合。"修复设计、咬合调整、余留牙的保存、习惯性的副功能运动等是相互关联的，共同维持口腔环境的健康。修复体远期存留与正常行使功能有赖于咬合的长期稳定。

总结与附言

　　本书讲述了固定义齿修复的基础知识以及相关的咬合基本概念。无论口腔修复学如何发展，这些内容都是口腔修复临床和教学工作中必不可少的内容。对于任何事物来讲，基础都是最重要的。近年来成为口腔修复临床热点的美学修复和口腔种植，也是以口腔外科学、口腔修复学和牙周病学等学科为基础。要在临床成功开展美学修复和口腔种植，也必须要掌握相关学科的基础知识与基本技能。

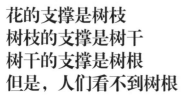

花的支撑是树枝
树枝的支撑是树干
树干的支撑是树根
但是，人们看不到树根

——**Mitsuo Aida**

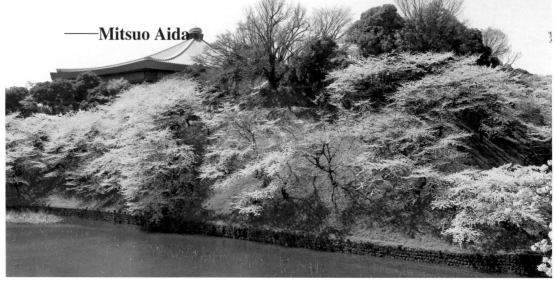

口腔修复治疗和修复教学中笔者所遵循的座右铭

附录

参考文献

参考文献

[1] Rosenstiel SF, Land MF, Fujimoto J. Contemporary fixed prosthodontics. 4th ed. St. Louis: CV Mosby, 2006; 887-908.

[2] Schuyler CH. Fundamental principles in the correction of occlusal disharmony, natural and artificial. J Am Dent Assoc 1935; 22: 1193-1202.

[3] Lauritzen AG. Function, prime object of restorative dentistry; a definite procedure to obtain it. J Am Dent Assoc 1951; 42: 1523-1534.

[4] McHorris WH. Occlusal adjustment via selective cutting of natural teeth. Part I. Int J Periodontics Restorative Dent 1985; 5(5): 8-25.

[5] Lauritzen AG. Atlas of Occlusal Analysis. Colorado: H. A. H. Publications, 1974; 214-226.

[6] The academy of Prosthodontics (eds). Glossary of Prosthodontic Terms (GPT-8). J prosthet Dent 2005; 91(1): 10-92.

[7] Dawson PE. Functional Occlusion: From TMJ to Smile Design. St Louis: CV Mosby, 2007; 85-101.

[8] Rosenstiel SF, Land MF, Fujimoto J. Contemporary fixed prosthodontics. 4th ed. St. Louis: CV Mosby, 2006; 42-81.

[9] Lundeen HC, Wirth CG. Condylar movement patterns engraved in plastic blocks. J Proshet Dent 1973; 30: 866-875.